G. DE ROUVILLE et J. BRAQUEHAYE

Consultations Chirurgicales

à l'usage des Praticiens

Préface par le Professeur S. DUPLAY

PARIS

J.-B. BAILLIÈRE ET FILS

—

1901

CONSULTATIONS
CHIRURGICALES

9634-00 — Corbeil. Imprimerie Crété.

G. DE ROUVILLE

PROFESSEUR AGRÉGÉ A LA FACULTÉ
DE MONTPELLIER
CHARGÉ DU SERVICE DES CONSULTATIONS
EXTERNES DE CHIRURGIE

J. BRAQUEHAYE

PROFESSEUR AGRÉGÉ A LA FACULTÉ
DE BORDEAUX
CHIRURGIEN EN CHEF
DE L'HOPITAL CIVIL FRANÇAIS DE TUNIS

CONSULTATIONS
CHIRURGICALES

à l'usage des Praticiens.

PRÉFACE PAR LE PROFESSEUR S. DUPLAY

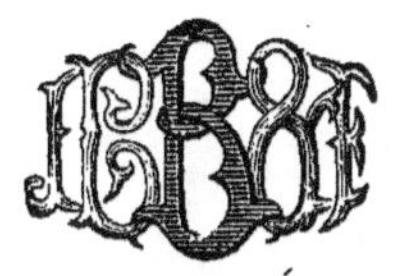

PARIS

LIBRAIRIE J.-B. BAILLIÈRE ET FILS

19, rue Hautefeuille, près du Boulevard Saint-Germain

1901

PRÉFACE

MM. J. Braquehaye et G. de Rouville m'ont demandé de présenter au public médical le livre qu'ils vont publier. Je suis heureux, en accédant à leur désir, de leur donner un témoignage d'estime et d'affection.

Durant l'année d'internat qu'ils ont passée dans mon service, j'ai pu apprécier leur savoir et leurs aptitudes chirurgicales, en sorte que j'étais sûr, avant même d'avoir parcouru leur livre, qu'ils avaient dû remplir à souhait le but visé par eux dans leurs *Consultations chirurgicales.*

Ce but est essentiellement pratique. MM. Braquehaye et de Rouville ont voulu venir en aide aux débutants ou aux praticiens encore novices et auxquels l'expérience fait défaut. Les uns et les autres, en effet, trouveront dans les *Consultations chirurgicales* des règles précises sur la conduite qu'ils doivent tenir dans un cas déterminé. Quoique ce livre soit, avant tout, un manuel pratique de thérapeutique chirurgicale, les auteurs ont présenté, pour chaque cas, un tableau des symptômes qui résume le diagnostic.

Depuis le temps où MM. J. Braquehaye et G. de Rouville étaient mes élèves, ils ont rapidement progressé et sont devenus maîtres à leur tour, en gagnant au concours le titre de professeurs agrégés. Ce serait déjà une garantie suffisante pour admettre, *a priori*, que leur œuvre est sérieuse ; je n'hésite pas à la déclarer excellente et à prédire aux *Consultations chirurgicales* un légitime succès.

S. Duplay.

Paris, juillet 1900

AVANT-PROPOS

Quel est le jeune praticien qui ne s'est trouvé embarrassé, à ses débuts en clientèle, en présence d'un cas de chirurgie courante ? Éloigné de ses maîtres, ne pouvant même souvent recourir à l'expérience d'un confrère, il se voit contraint à prendre une décision. Ses souvenirs, ses notes de cours lui rappellent bien qu'à tel cas spécial convient tel traitement. Mais comment doit-il appliquer ce traitement ? Quelle est la technique exacte qu'il doit suivre pour bien faire ?

Il a recours aux ouvrages de sa bibliothèque; mais ce sont ou bien des manuels trop résumés pour qu'il y trouve la technique opératoire avec des détails suffisants ou bien de gros traités, trop savants, ne décrivant que les grandes opérations qu'il n'aura jamais l'occasion de faire et n'indiquant que d'un mot le traitement courant, simple, presque banal, celui-là même qu'il a le plus besoin de connaître.

Que de jeunes docteurs, que d'étudiants nous ont fait à ce sujet leurs doléances !

C'est à ce besoin d'indications rapides que nous avons essayé de répondre.

Dans un excellent petit livre (1), aujourd'hui entre

(1) *Consultations médicales sur quelques maladies fréquentes*, in-16. Paris, 1898.

les mains de tous, le professeur Grasset (de Montpellier) a comblé cette lacune pour les questions de pathologie interne. Nous avons essayé de faire de même pour les question de pathologie externe.

Le professeur Grasset a bien voulu nous encourager dans cette voie, lorsque nous lui avons soumis notre projet. Il nous a permis de lui emprunter le plan général et presque le titre même de son ouvrage : nous aimons à l'en remercier cordialement.

Notre livre n'est donc pas un traité de thérapeutique chirurgicale ; il n'a d'autre prétention que de servir de guide au praticien, lui indiquant la conduite à tenir, dans les cas les plus fréquents et lui rappelant les procédés usuels de la chirurgie courante.

Tenant compte de la réalité qui nous met en face de docteurs, la plupart éloignés des grandes villes ou insuffisamment outillés, nous avons dû reconnaître pour eux une aire de compétence et les inviter à en respecter les limites. Sous ces réserves, ils trouveront dans notre livre les indications de tous ordres, auxquelles il y aura lieu de satisfaire.

Il ne s'agit point ici d'une œuvre originale ; les méthodes et les procédés indiqués dans ce volume sont ceux que nous ont appris nos maîtres et qui nous ont paru les meilleurs.

Conçu dans cet esprit essentiellement utilitaire et pratique, notre livre semble devoir répondre à un besoin.

Puisse-t-il avoir atteint le but que ses auteurs se sont proposé !

J. Braquehaye — G. de Rouville

CONSULTATIONS CHIRURGICALES

ABCÈS CHAUDS

Éléments étiologiques : Infection (staphylocoques, streptocoques, pneumocoques, bacterium coli, bacille d'Eberth...) ; voies de pénétration : effraction, progression le long des conduits naturels, embolisation (vaisseaux sanguins ou lymphatiques).

Signes cliniques : Douleur, chaleur, tuméfaction, rougeur ; frissons, fièvre, céphalalgie, état gastrique... (période de formation du pus). OEdème, fluctuation plus ou moins nette (suivant le siège plus ou moins profond de l'abcès), coïncidant avec atténuation des phénomènes généraux (abcès collecté). Ouverture spontanée ou chirurgicale : pus crémeux, bien lié, plus rarement séreux, mal lié, bleu (bacille pyocyanique)... Cicatrisation rapide de la cavité par bourgeonnement.

I. — ABCÈS EN FORMATION.

Pansement humide : Envelopper la région enflammée de compresses chaudes de tarlatane bouillies, trempées dans la liqueur de van Swieten (sublimé au millième) ; recouvrir ces compresses d'une lame de taffetas gommé, par dessus laquelle on applique une épaisse couche de ouate ; maintenir le tout par quelques tours de bande.

Balnéation prolongée chaude : Si la région s'y prête (extrémité des membres), préférer cette méthode à la précédente : employer à cet effet la solution phéniquée faible à 2 p. 100, la liqueur de van Swieten dédoublée ou l'eau boriquée à 4 p. 100 ; porter progressivement la température du bain à 45° et l'y maintenir.

Dans l'intervalle des bains, pansement humide.

BRAQUEHAYE et DE ROUVILLE.   1

II. — ABCÈS COLLECTÉ.

A. Évacuer le pus.

Anesthésie locale au chloréthyle ou générale au bromure d'éthyle.

1° Faire au bistouri une incision suffisante pour que l'évacuation du pus soit complète (après antisepsie) ;

2° Faire, s'il est nécessaire, des incisions multiples ;

Faire ces incisions parallèles à la direction des organes importants (gros vaisseaux, nerfs, tendons).

3° *Si l'abcès est profond* : Inciser méthodiquement, couche par couche.

4° *Si l'abcès siège dans une région dangereuse (cou, aine, etc.)* : Inciser d'abord la peau au bistouri ; effondrer ensuite, avec une sonde cannelée solide, les différents tissus jusqu'au pus ; puis dilater largement l'orifice, par où sort le pus, avec le dilatateur-gouttière de Tripier ou une pince introduite fermée et retirée ouverte.

B. Drainage et antisepsie du foyer. Pansement.

a. *Abcès petit, nettement circonscrit* : Nettoyer énergiquement sa cavité avec un tampon de gaze stérilisée, imbibée de la solution phéniquée forte à 5 p. 100 ;

Drainer avec une mince lamelle de gaz iodoformée ;

Pansement humide, légèrement compressif (I).

b. *Abcès volumineux à cavité anfractueuse* : Introduire l'index aseptique dans la cavité et l'unifier le mieux possible ;

Drainer avec un drain en caoutchouc de gros calibre, enfoncé jusqu'au fond de la poche et fixer le drain avec un crin de Florence aux bords de la plaie.

Pansement antiseptique humide comme I.

ABCÈS FROIDS TUBERCULEUX

Éléments étiologiques : Bacille de Koch; idiopathiques et symptomatiques (lésions osseuses, synoviales, articulaires, ganglionnaires); lymphatisme, misère physiologique ; hérédité !...

Signes cliniques : A. *Idiopathiques.* Tumeur sous-cutanée (le plus souvent), indolente, mobile (tuberculome); évolution chronique ; ramollissement (au bout d'un temps variable), fluctuation centrale, zone d'induration périphérique, amincissement et adhérence de la peau (avec
ou sans phénomènes inflammatoires (rougeur, douleur) d'infection
secondaire) ; perforation, évacuation (pus séreux, grisâtre, à flocons
caséeux); ulcérations à bords irréguliers, décollés, violacés, à fond
pulpeux, caséeux; ou bien fistule (abcès froid profond); persistance
indéfinie ou cicatrisation lente par bourgeonnement.

B. *Symptomatiques.* Mêmes symptômes et évolution; signes conco-
mitants des lésions d'origine.

I. — TUBERCULOME LIMITÉ, DUR, SANS TRACE DE CASÉIFICATION, OU CASÉIFICATION CENTRALE AU DÉBUT.

Circonscrire le tuberculome par une incision suffisamment
distante des limites du tuberculome pour porter en plein
tissu sain et l'extirper comme une tumeur.

Réunir par la suture les lèvres de la plaie.

II. — TUBERCULOME CASÉIFIÉ. — ABCÈS FROID PROPREMENT DIT.

Repos et compression pendant une huitaine de jours.

Si l'abcès reste stationnaire, ou surtout, s'il s'accroît,
intervenir comme suit :

A. — Gomme suppurée de petit volume ou située dans une région aisément accessible.

Ouvrir la poche par une large incision, après antisepsie
locale ;

Disséquer et enlever en totalité la membrane qui la limite ;
Tenter la réunion.

Si la membrane pyogénique ne peut être enlevée en totalité : Excision partielle de cette membrane ;

Curettage énergique de la partie restante ;

Cautérisation avec le chlorure de zinc au 10°, la solution phéniquée à 5 p. 100 ou le thermocautère.

Ne pas réunir, ou tout au plus réunion partielle de la plaie (si elle est très étendue);

Tamponnement à la gaze iodoformée ou à la gaze imbibée de naphtol camphré ;

Pansement légèrement compressif.

B. — Abcès froid, volumineux.

a. *Injections d'éther iodoformé à 1 p. 10, ou d'huile de gaïacol iodoformé à 5 p. 100.*

Technique : Ponctionner l'abcès, après antisepsie locale, dans la partie la plus déclive, avec la plus grosse aiguille de l'aspirateur Potain et évacuer le contenu de l'abcès.

Injecter par la canule, laissée en place, une quantité de la solution d'éther iodoformé ou d'huile de gaïacol iodoforme, au dixième, variable avec le volume de l'abcès (jamais plus de 100 grammes).

Oblitérer avec le doigt la canule et surveiller la distension de la poche.

Si la distension est trop forte, enlever le doigt qui bouche la canule (pas de distension avec l'huile de gaïacol iodoformé).

Retirer la canule d'un coup sec et oblitérer l'orifice des téguments avec du collodion iodoformé sur une légère couche d'ouate.

b. *En cas d'échecs successifs de cette méthode* (2 à 5 fois): *Intervention sanglante.*

Technique : (antisepsie) Incision large (unique ou multiple).

Excision aussi complète que possible de la paroi ;

Grattage à la curette, de la cavité, si l'excision de la poche a été incomplète.

Cautérisation au chlorure de zinc au 10°, à la solution phéniquée forte, 5 p. 100 ou au thermocautère.

Drainage avec un ou plusieurs très gros drains en caoutchouc enchemisés de gaze iodoformée.

Pansement antiseptique.

Ultérieurement, faire par le ou les drains des injections modificatrices avec la teinture d'iode, le naphtol camphré ou la glycérine iodoformée.

Toucher de temps en temps la plaie bourgeonnante avec la solution d'acide phénique à 50 p. 1000.

Bien entendu, si l'abcès est symptomatique, joindre, si possible, au traitement de l'abcès, le traitement de la lésion causale (résections, curettage d'os, de fongosités tendineuses, etc.).

Ne pas négliger le traitement général (tuberculose), très important.

S'il n'est pas possible d'unifier suffisamment la poche : drainages multiples par les différentes contr'ouvertures jugées nécessaires et faites sur le doigt ou la sonde cannelée introduits dans la cavité de l'abcès.

Laver par les drains avec la solution phéniquée forte à 5 p. 100 ou la solution de chlorure de zinc à 1 p. 100 ;

Pansement humide.

ABCÈS PÉRI-ANO-RECTAUX ET FISTULES
A L'ANUS

I. — ABCÈS ET FISTULES DE LA MARGE DE L'ANUS.

Éléments étiologiques : Hémorroïdes enflammées, tuberculose, malpropreté, transpiration, irritation et grattage (oxyures).

Signes cliniques : 1° Abcès tubéreux : Petits abcès indolents, très près de l'orifice anal, développés dans les glandes pilo-sébacées ; s'ouvrent et cicatrisent facilement, donnant rarement lieu à des fistules.

2° Abcès de la marge de l'anus proprement dits : Siègent dans le tissu cellulaire sous-cutanéo-muqueux. Signes des phlegmons ; douleurs vives empêchant la station assise ; défécation douloureuse ; rénitence, fluctuation. Après l'ouverture, fréquemment transformation en fistules.

3° Fistules : Borgne interne, borgne externe, complète. D'abord démangeaison et écoulement de pus par la fistule ; exploration au stylet ; toucher rectal. Crises inflammatoires à répétition (abcès) dues à l'oblitération de la fistule.

Chez les tuberculeux, aspect fongueux de l'orifice, bords décollés et déchiquetés.

A. — Abcès tubéreux.

Soins de propreté et antisepsie de l'anus ; incision au bistouri ; pansement sec antiseptique à la gaze iodoformée.

B. — Abcès de la marge proprement dits
franchement inflammatoires.

1° Raser et aseptiser la région ; l'anesthésier au chloréthyle.

2° Inciser très largement, mettre à nu toute la cavité de l'abcès (ne pas laisser de parties décollées) ; tamponner la cavité à la gaze iodoformée.

3° Pansement : gaze iodoformée, ouate hydrophile, bandage en T.

4° Constiper le malade avec trois ou quatre pilules d'extrait thébaïque (d'un centigramme) par jour.

5° Soins de propreté fréquents et minutieux, surtout après chaque selle, jusqu'après cicatrisation complète.

C. — Abcès à marche subaiguë chez les tuberculeux.

Comme pour B, mais gratter à la curette la cavité de l'abcès et la cautériser avec un tampon de ouate imbibé de chlorure de zinc au 10° ou au thermocautère.

Anesthésie générale souvent utile.

D. — Fistule sous-cutanéo-muqueuse.

Incision ou excision de la fistule.

Technique : 1° Raser et aseptiser la région; anesthésie générale ou locale (cocaïne, nirvanine). Le malade a été purgé la veille.

2° Introduire une sonde cannelée dans la fistule (compléter la fistule si elle est borgne).

3° Sur la sonde cannelée, inciser au thermocautère le pont cutanéo-muqueux et cautériser profondément le fond de la gouttière ainsi formée ;

Ou mieux : exciser, au bistouri ou aux ciseaux courbes, la totalité du trajet fistuleux embroché par la sonde cannelée.

4° Tamponner à fond la plaie à la gaze iodoformée ; entourer un gros drain (de 8 à 10 millimètres de diamètre) de gaze iodoformée et l'introduire dans l'anus.

Ouate, gaze iodoformée.

Laisser ce premier pansement en place quatre ou cinq jours. Pendant ce temps, constiper le malade (trois fois par jour une pilule avec 2 centigrammes d'extrait thébaïque) et prescrire un cachet avec 50 centigrammes de naphtol β.

Surveiller avec soin la cicatrisation qui doit se faire par la profondeur.

Purger le malade vers le sixième jour et lui permettre de se lever vers le dixième jour.

Si le fond de la plaie prend un aspect blafard et si la cicatrisation s'arrête, crayonner avec le nitrate d'argent.

II. — ABCÈS ET FISTULES DE LA FOSSE ISCHIO-RECTALE.

Éléments étiologiques : Comme A. En plus : rectite chronique ; rétrécissements du rectum ; inflammations périprostatiques.

Signes cliniques : Douleurs dans le périnée ; difficulté de la défécation, dysurie, phénomènes généraux ; toucher rectal ; tuméfaction large occupant une moitié du périnée ; œdème, peau tendue, violacée. A l'ouverture, élimination d'une grande quantité de pus fétide. Parfois tendance gangréneuse du foyer enflammé (forme très grave) envahissant l'espace pelvi-rectal supérieur à travers le releveur. Ouverture dans le rectum, etc.

Fistules : comme pour A, mais leur orifice est plus éloigné de l'anus (4-6 centimètres) et le stylet introduit passe en dehors du sphincter.

A. — Abcès ischio-rectal.

Le plus tôt possible, inciser l'abcès, sans attendre les signes de suppuration superficielle.

Technique : Préparation du malade : raser l'anus ; antisepsie. Anesthésie générale. Le malade est placé sur le dos, le siège au bord d'une table, les cuisses relevées, écartées et soutenues chacune par un aide ou par des appuie-jambes (position dite de la taille).

Instruments : Bistouri, curette, thermocautère.

Incision longue (6-9 centimètres), parallèle au raphé périnéal ; bien mettre à jour la cavité de l'abcès. Débrider les prolongements (vers le périnée, vers l'espace pelvi-rectal supérieur, etc.), sans intéresser la paroi rectale, afin de ménager le sphincter.

S'il y a lieu, curettage et thermocautérisation des parois de l'abcès (surtout dans les abcès tuberculeux).

Pansement : Tamponner lâchement la plaie à la gaze iodoformée et surveiller la cicatrisation qui doit se faire par la profondeur.

Constiper le malade dans l'intervalle des pansements (1 pilule avec 5 centigrammes d'extrait thébaïque par jour) et, le jour du pansement, lavement laxatif.

B. — Abcès gangréneux.

Comme I, mais larges débridements et cautérisation profonde au thermocautère dans les régions voisines.

Larges irrigations au permanganate ou à l'eau oxygénée.

Drainage (gros drain enrobé de gaze iodoformée).Pansement humide.

C. — Fistules de l'espace ischio-rectal, simples.

Excision du trajet et suture.

Technique : Préparation du malade : Huit jours avant l'opération, purger le malade et, en plus, lui faire prendre chaque jour un cachet avec 50 centigrammes de naphtol β ;

Le purger de nouveau l'avant-veille de l'opération et le mettre dès lors au lait. Continuer le naphtol.

La veille au soir, lavement boriqué et pilule avec extrait thébaïque : 5 centigrammes.

Nouveau lavement boriqué le matin de l'opération.

Position de la taille ; raser l'anus ; antisepsie de la région ; anesthésie générale.

Instruments : Deux pinces de Kocher (ou pinces à griffes ou à verroux), bistouri, ciseaux courbes, forte sonde cannelée, quatre pinces hémostatiques, pince à griffes, aiguilles courbes à suture (de Reverdin ou de Hagedorn), catgut n° 1.

1° Introduire la sonde cannelée dans l'orifice externe de la fistule et la faire pénétrer dans le rectum par l'orifice interne (en perforant la muqueuse si la fistule est borgne externe). Mettre l'index gauche dans le rectum, saisir l'extrémité rectale de la sonde et la ramener au dehors.

2° Inciser au bistouri les parties molles, couche par couche, jusqu'au tissu fibreux qui entoure le trajet fistuleux (sans l'ouvrir).

3° Dissection aux ciseaux courbes du trajet fistuleux (embroché par la sonde cannelée) qui est extirpé complètement, sans avoir été ouvert. Lorsqu'on coupe la muqueuse rectale, au niveau de l'orifice profond de la fistule, on la jalonne avec deux pinces de Kocher pour l'empêcher de remonter.

4° Le trajet excisé, suture au catgut de la brèche ainsi faite (points séparés) : l'aiguille, entrée d'un côté, devra sortir de l'autre, en dépassant dans son trajet les tissus cruentés, afin d'amener un adossement parfait. Commencer par les points supérieurs, dont on laissera les fils longs (comme points d'appui) jusqu'à la fin de la suture.

Pansement : Drain de 8 à 10 millimètres de diamètre entouré de gaze iodoformée, introduit dans le rectum. Pour les soins consécutifs, comme A, IV, 4.

Purger le malade au huitième jour et laisser le premier pansement jusque-là, si tout va bien. Séjour au lit : quinze jours.

D. — Fistules multiples.

Traiter comme A la fistule principale, mais ne pas suturer.

Faire aboutir, dans l'incision ainsi formée, les autres trajets qu'on ouvrira comme A, IV.

E. — Fistules chez les tuberculeux.

Si les lésions pulmonaires sont très avancées, aucun traitement actif, mais soins de propreté.

Dans le cas contraire, traitement chirurgical et y ajouter le traitement général de la tuberculose.

III. — ABCÈS ET FISTULES DE L'ESPACE PELVI-RECTAL SUPÉRIEUR.

Éléments étiologiques : 1º Abcès antérieurs : affections génito-urinaires (prostatites et péri-prostatites, lésions des vésicules séminales, de la vessie, etc.).

2º Abcès postéro-latéraux : Rectite chronique, corps étrangers, opérations chirurgicales, nécrose (sacrum, coccyx).

Signes cliniques : Phénomènes généraux ; garde-robes éloignées et douloureuses ; dysurie et même rétention d'urine. Par le toucher rectal : empâtement, douleur. L'ouverture se fait soit vers le rectum, soit à l'extérieur à 5 ou 6 centimètres de l'anus (fistule de l'espace pelvi-rectal supérieur).

A. — Abcès d'origine génito-urinaire.

Faire l'incision de la taille prérectale et aller à la recherche du pus par cette voie, sans ouvrir le rectum.

B. — Abcès d'origine rectale.

Faire l'incision médiane postérieure, de l'anus au coccyx, sans intéresser les parois rectales. Sectionner le releveur et établir un bon drainage.

C. — Abcès ostéopathiques.

Après l'incision, comme B, traiter, si possible, la lésion osseuse d'origine.

D. — Fistules.

Comme B, mais y joindre le grattage, la cautérisation.

ABCÈS PÉRINÉPHRÉTIQUES

Éléments étiologiques : Pyélonéphrites blennorragique, calculeuse, tuberculeuse, etc. ; contusions et plaies du rein ; cholécystite, perforation du côlon...

Infections générales (fièvres typhoïde, puerpérale, etc.).

Homme adulte surtout.

Signes cliniques : Début par des phénomènes généraux (fièvre, état gastrique, constipation, etc.) ou par une douleur localisée par la pression au niveau du bord externe de la masse sacro-lombaire, entre la douzième côte et la crête iliaque, accrue par les mouvements, la toux, le palper bi-manuel.

Période d'état : Douleur, tuméfaction, état général plus ou moins sérieux.

Terminaison : Suppuration (œdème, rougeur de la peau de la région lombaire) et ouvertures diverses (région lombaire, triangle de J.-L. Petit, plèvre, poumon, côlon, aine, ombilic, péritoine, etc.).

I. — Tout à fait au début.

Repos au lit ; grands bains chauds prolongés ; révulsion sur la région lombaire (teinture d'iode, ventouses scarifiées).

II. — Dès qu'il y a du pus.

(En cas de doute, ponction exploratrice avec l'aspirateur de Dieulafoy ou de Potain.)

Incision précoce par la voie lombaire.

Technique : Instruments : bistouri, ciseaux, sonde cannelée, six pinces à forcipressure, un très gros drain.

Position du malade : Sur le côté sain, légèrement incliné sur le ventre ; afin de faire saillir la région malade, placer un coussin sous le flanc du côté sain.

Antisepsie et préparation du champ opératoire. Anesthésie générale.

Repères à reconnaître : La ligne des apophyses épineuses ; la 12ᵉ côte (si elle est longue) ; la crête iliaque ; le bord externe de la masse sacro-lombaire.

Commencer l'incision sur la 11ᵉ côte, à quatre travers de

doigt de la ligne des apophyses épineuses, c'est-à-dire immédiatement en dehors du bord externe de la masse sacro-lombaire; faire une incision verticale de 6 centimètres, parallèle à ce bord et la recourber ensuite vers l'épine iliaque antérieure et supérieure. Couper la peau et le tissu cellulaire sous-cutané, l'aponévrose superficielle, les muscles grand oblique et grand dorsal, le feuillet postérieur de l'aponévrose du transverse, le petit oblique, le transverse. Dès lors, à la sonde cannelée, se diriger vers le rein, en passant en dehors du carré des lombes, ou à travers lui, s'il est large.

Le pus s'écoule: agrandir l'incision aux ciseaux et, avec le doigt dans la poche de l'abcès, crever les poches secondaires, s'il y a lieu; unifier le foyer. En même temps, explorer le rein refoulé par la main d'un aide placée sur l'abdomen.

Faire un grand lavage de la poche à l'eau bouillie; placer deux gros drains en canons de fusil dans la cavité suppurée; fixer ces drains par un fil à la paroi.

Tamponnement de la plaie à la gaze iodoformée; ouate, bandage de corps avec sous-cuisses.

Laisser les drains en place jusqu'à ce qu'ils soient expulsés par la cicatrisation profonde; en diminuer la longueur au fur et à mesure que la cicatrisation s'opère.

ABCÈS AIGUS DU SEIN

Éléments étiologiques : Infection (staphylocoques, streptocoques) par voie canaliculaire (galactophorite), par voie lymphatique (angioleucite), greffée sur état congestif de la mamelle (puerpéralité, puberté...); fissures, gerçures, crevasses du mamelon et de l'aréole.

Inoculation par l'enfant (ophtalmie purulente, salive...), accoucheur, sage-femme, etc. (mains, objets de toilette septiques...).

Signes cliniques : Frissons, fièvre 38°,5-39° (huitième au quinzième jour après l'accouchement) ; pesanteur, tension du sein, douleurs de plus en plus vives; gonflement et asymétrie de la mamelle ; noyaux durs (uniques ou multiples) intra-mammaires, très sensibles, sans adhérences à la peau ; rénitence, fluctuation ; foyers souvent multiples (d'emblée ou successifs) : ouvertures successives à la peau (fistules cutanées multiples). Abcès en bouton de chemise (foyers parenchymateux et sous-cutanés). Abcès rétro-mammaires. Destruction totale ou partielle de la glande ; déviation, déformation persistante du mamelon...

I. — SUPPURATION LIMITÉE AUX CONDUITS GALACTOPHORES (GALACTOPHORITE SUPPURÉE).

Évacuer le pus par l'expression du sein.

Technique : Laver le sein à l'eau boriquée à 4 p. 100 : « Appliquer sur le sein le pouce et l'index (aseptiques) près de la circonférence de l'aréole ; appuyer d'abord d'avant en arrière, de la surface vers les parties profondes ; puis, tout en continuant à presser, rapprocher les doigts d'arrière en avant jusqu'à la pointe du mamelon. »

Évacuer complètement le pus, à chaque séance.

Recommencer la manœuvre deux fois par jour, si c'est nécessaire.

Continuer le traitement jusqu'à disparition de la sécrétion purulente (deux ou trois jours en moyenne).

Après chaque séance, lavage du mamelon à l'eau boriquée (4 p. 100) et pansement ouaté compressif.

II. — ABCÈS NETTEMENT COLLECTÉ, UNIQUE.

Évacuer le pus par une large incision (antisepsie des mains, de la peau du sein) : faire, au point déclive, une incision radiée suivant une ligne partant de l'aréole et se dirigeant vers la circonférence du sein.

Nettoyer la cavité avec un tampon imbibé de la solution phéniquée forte (5 p. 100).

Conduire jusqu'au fond de la poche un large drain et l'y fixer à l'aide de lanières de gaze iodoformée ou salolée, introduites dans la cavité de l'abcès.

Pansement ouaté légèrement compressif.

III. — ABCÈS NETTEMENT COLLECTÉS, MULTIPLES ET DISTANTS LES UNS DES AUTRES.

Agir pour chaque abcès, isolément, comme pour II.

IV. — ABCÈS MULTIPLES, CONTIGUS.

Incision large comme pour II. Avec le doigt ou la sonde cannelée, effondrer les cloisons qui séparent les foyers purulents, unifier le mieux possible la cavité suppurante.

Drainer largement avec de gros drains assurant une évacuation parfaite et ressortant par des contr'ouvertures pratiquées aux points cardinaux de l'abcès.

Pansement : Gaze iodoformée, ouate, bande de flanelle.

Faire par les drains, à chaque pansement, de larges irrigations avec la solution phéniquée à 3 p. 100.

Raccourcir et supprimer les drains, le plus rapidement possible.

V. — ABCÈS EN BOUTON DE CHEMISE.

Pratiquer, près du mamelon, une incision juste suffisante pour livrer passage à l'index.

Aller avec l'index à la recherche du pus et enfoncer le doigt jusqu'au sillon thoraco-mammaire.

Faire une contr'ouverture au niveau de ce sillon.

Nettoyer soigneusement la cavité purulente et introduire un gros drain par l'orifice inférieur.

Suturer l'incision supérieure.

Pansement et soins consécutifs comme pour II.

VI. — ABCÈS MULTIPLES OUVERTS ET FISTULES INTARISSABLES.

Après échec des injections modificatrices, des cautérisations, du curettage (teinture d'iode pure, nitrate d'argent 1 p. 50) : Recourir à l'*évidement méthodique du sein de Bœckel* :

Technique : Circonscrire les fistules par une incision elliptique.

Disséquer rapidement les deux lèvres de la plaie.

Extirper avec les pinces et le bistouri toutes les parties malades, en allant, au besoin, jusque sur les côtes.

Désinfecter au sublimé.

Réunir la plaie par des sutures profondes alternant avec des sutures superficielles, sans drainage.

Pansement ouato-iodoformé laissé huit jours en place.

ANESTHÉSIE GÉNÉRALE

Parmi les nombreux anesthésiques généraux, nous n'étudierons que les plus employés : CHLOROFORME, ÉTHER, BROMURE D'ÉTHYLE.

Préceptes : Quel que soit l'anesthésique employé, le médecin chargé d'endormir le malade ne doit s'occuper que de sa mission et se désintéresser complètement de l'opération.

Le chirurgien seul peut lui adresser la parole.

Son attention sera sans cesse en éveil ; il doit, tant que dure l'anesthésie et jusqu'au réveil du malade, écouter et voir (poitrine, ventre) la respiration, tenir le pouls (temporale, faciale, radiale), observer la coloration de la face et, de temps en temps, rechercher l'état des réflexes pupillaire et palpébral.

Ne pas laisser assister les membres de la famille à l'anesthésie.

Ne pas commencer l'opération avant l'anesthésie complète.

I. — CHLOROFORMISATION.

1° Instruments et produits nécessaires.

Chloroforme absolument pur (1), récemment préparé, contenu dans un flacon compte-gouttes de 30 ou 60 grammes ou dans des tubes en verre jaune, dont une extrémité effilée à la lampe est destinée à être brisée avec des pinces

---

(1) Un bon chloroforme doit conserver la même odeur pendant toute la durée de son évaporation sur un linge et ne laisser sur celui-ci aucune trace ; il sera parfaitement limpide. Ne jamais user d'un chloroforme pris dans un flacon déjà entamé dans une séance antérieure.

au moment de s'en servir. Si le flacon employé est fermé par un bouchon, faire sur celui-ci, avec un canif, une encoche verticale qui permettra de faire couler le chloroforme goutte à goutte.

Masque à chloroforme et, à son défaut, rouler un mouchoir en cornet dont la base sera assez large pour embrasser la bouche et le nez.

Prescrire: Vaseline boriquée 30 grammes, dont on enduira la face avant de commencer l'anesthésie (afin d'éviter les brûlures de la peau).

Avoir à sa portée : Une pince à langue stérilisée, un ouvre-bouche, une pince à forcipressure longuette armée d'une petite compresse prise solidement entre les mors, pour enlever les mucosités du fond de la gorge, deux serviettes en cas de vomissements.

2° **Anesthésie**.

Avant de commencer, rassurer le malade pour lui donner le calme nécessaire à une bonne anesthésie. Il doit être absolument à jeûn (à moins d'urgence absolue).

Ausculter le cœur (les lésions mitrales et surtout aortiques prédisposent à la syncope), les poumons (emphysème). On se sera assuré quelques jours avant l'opération du bon état des reins (l'albuminurie est aggravée par la chloroformisation). S'enquérir des antécédents du malade (abus du tabac, du café, *de l'alcool*); dans ce dernier cas surtout, avoir à sa disposition deux aides capables de maintenir le malade pendant la période d'excitation.

Cela fait, étendre le malade sur la table d'opération, la tête basse, sans oreiller (tout au plus mettra-t-on sous sa tête un drap plié en 8). Si le malade a de fausses dents, les enlever.

Assurer la liberté de la respiration, défaire *tous* les liens (vêtements, etc.) placés circulairement autour du cou (col, cravate), du thorax (chemise, gilet de flanelle) et de l'abdomen (liens de jupon, ceinture de pantalon).

Verser dans le masque ou sur le mouchoir 3 à 4 gouttes de chloroforme (pas davantage) et l'appliquer sur le visage, en laissant passer un peu d'air (adulte) pour les premières inspirations ou hermétiquement, dès le début (enfants).

Pendant ce temps, parler au malade pour le tranquilliser.

Après une demi-minute, verser de nouveau 4 à 5 gouttes de chloroforme sur l'appareil qui sera désormais appliqué hermétiquement sur la face. Toutes les demi-minutes, nouvelle dose de chloroforme.

Dès que le malade commence à dormir, espacer les doses et diminuer la quantité de chloroforme versé (1 à 2 gouttes).

3° Marche de l'anesthésie.

D'abord le malade éprouve de la surprise respiratoire. Veut-il repousser le masque, on doit le tranquilliser doucement.

Puis survient une période d'obnubilation (il voit des étoiles, entend des bruits de cloche, de chemin de fer, etc.), suivie d'une période d'excitation, pendant laquelle il parle fort et se démène (elle est très marquée chez les alcooliques ; elle manque souvent chez les femmes et les enfants). Pendant cette période, maintenir le malade doucement, sans lui faire violence.

Dès que cesse l'excitation, la période de sommeil commence.

4° Signes qui permettent de reconnaître que l'anesthésie est complète.

Les membres soulevés retombent inertes.

Le pincement de adducteurs ne provoque aucun mouvement.

Absence du réflexe crémastérien (l'ongle, passé rapidement sur le triangle de Scarpa, n'amène pas la projection du testicule vers l'anneau).

Absence du réflexe palpébral (le doigt, passé *légèrement*

sur la cornée, n'amène plus l'occlusion réflexe des paupières).

Retour du regard à l'horizontalité (les yeux étaient portés en haut, sous la paupière supérieure, au début de l'anesthésie).

Perte du mouvement associé des deux yeux (strabisme).

La pupille, large au début de l'anesthésie, se contracte et reste contractée tant que dure le sommeil chirurgical.

Si elle se dilate à cette période :

1° C'est que le malade sent et se réveille ;

2° Ou bien, il va vomir ;

3° Ou il a pris trop de chloroforme et un accident est imminent.

Se méfier aussi si les paupières restent entr'ouvertes.

5° Accidents qui peuvent survenir pendant la chloroformisation.

a. *Asphyxie mécanique par chute de la langue :* Cyanose, gêne de la respiration, tirage.

Soulever le maxillaire inférieur et le projeter en avant. Si cela ne suffit pas, ouvrir la bouche, saisir la langue avec la pince et la projeter hors de la bouche sans traction violente.

b. *Asphyxie mécanique par accumulation de mucosités dans le pharynx :* Cyanose, râles humides :

Ouvrir la bouche et nettoyer le pharynx avec la pince armée d'une compresse de gaze.

c. *Efforts de vomissements pendant l'anesthésie.*

Pour les faire cesser, donner du chloroforme. Si, après un vomissement, le malade asphyxie, c'est qu'il a vomi dans sa trachée : nettoyer la gorge et même, si c'est insuffisant, recourir à la trachéotomie et aux moyens indiqués à 6°.

d. *Syncope réflexe du début par irritation nasale ou laryngée.* Il peut y avoir arrêt primitif du cœur ou de la respiration (Voir 6°).

e. *Syncope de la fin, toxique* : par empoisonnement des centres nerveux (Voir 6°).

6° Moyens de combattre les accidents graves de la chloroformisation.

a. *Respiration artificielle.*

Technique : 1° Rapidement, mais sans précipitation, mettre le malade la tête pendante (dépassant légèrement le lit); un aide fixe solidement les pieds.

2° Se placer vers la tête ; empaumer les deux avant-bras vers les coudes et les rapprocher du thorax en le comprimant (*Expiration*).

3° D'un mouvement régulier et symétrique, conduire les deux bras successivement en abduction, en élévation et en projection en arrière. Chez l'adulte, il est nécessaire de fléchir un genou en terre pour faire exécuter aux bras ces derniers temps (*Inspiration*).

4° Par un mouvement inverse, ramener les coudes sur les côtés du thorax pour le comprimer.

5° Rythmer ces mouvements sur ceux d'une respiration normale et avoir un aide prêt à suppléer l'opérateur dès qu'il est fatigué (la respiration artificielle devant être parfois pratiquée pendant longtemps).

b. *Tractions rythmées de la langue et titillation du larynx.*

c. *Application, sur la région précordiale, d'un mouchoir trempé dans de l'eau très chaude.*

d. *Flageller la face avec une compresse mouillée d'eau fraîche.* Frictions énergiques sur le corps et les membres ; ne jamais flageller l'abdomen ni le creux épigastrique.

e. *Mettre la tête pendante en dehors de la table.*

f. *Ouvrir les fenêtres et faire des inhalations d'oxygène, d'ammoniaque, de nitrite d'amyle,* etc.

g. *Injections hypodermiques de caféine et d'éther.*

h. *Faradisation des phréniques* (le pôle + vers le milieu du bord externe du sterno-cléido-mastoïdien et le pôle — à la base du thorax. Interrompre le courant toutes les cinq secondes environ).

i. *Trachéotomie et insufflation pulmonaire* : dans les cas très graves.

7° Soins à donner après l'anesthésie.

Ne jamais asseoir le malade pour le pansement ; mais, au contraire, le laisser pendant plusieurs heures la tête basse.

Ouvrir les fenêtres pour aérer la chambre.

L'opéré est-il un peu long à réveiller, flageller doucement la face avec des compresses d'eau fraîche.

Pour éviter les vomissements du réveil, faire respirer de l'oxygène dès que l'anesthésie est terminée.

Au réveil, laisser le malade tranquille, ne pas le faire causer, ne pas le bouger et le laisser à jeûn, même de boisson, jusqu'au lendemain matin.

Cependant si, après six heures, il n'y a pas eu de nausées, permettre une des boissons suivantes : citronnade, grogs, champagne, eau de Vichy, le tout glacé. Laisser les boissons gazeuses (champagne, limonade, etc.) perdre leur gaz. Ne donner d'abord qu'une cuillerée à café toutes les demi-heures et, si le liquide est bien toléré, une cuillerée à bouche.

S'il survient des vomissements, aucune boisson.

Tourner la tête du malade de côté et tenir près de lui une serviette épaisse, pour qu'il puisse vomir sans bouger.

8° Indications spéciales du chloroforme pour les opérations nécessitant l'anesthésie générale.

Age (enfance), lésions de l'appareil respiratoire (bronchite chronique, tuberculose pulmonaire).

II. — ÉTHÉRISATION.

1° Instruments et produits nécessaires.

Comme pour la chloroformisation. Le masque seul diffère :

Masque de Julliard, composé d'un squelette en fil de fer

mesurant 15 cent. de long sur 12 cent. de large et 15 cent. de haut, recouvert de gaze ou de flanelle ; en dedans, un tampon de flanelle pour emmagasiner une quantité suffisante d'éther ; en dehors, une couche de mackintosh pour empêcher l'évaporation.

Il faut avoir 200 grammes au moins d'éther pur. Se souvenir que l'éther et ses vapeurs sont très inflammables (flamme, thermocautère, etc.).

2° Anesthésie.

Verser sur le masque une cuillerée à bouche d'éther, l'appliquer sur la face et le retirer après cinq secondes et ainsi de suite (ne pas craindre de forcer la dose au début). Recommander au malade de respirer largement.

Laisser, après quelques minutes, l'appareil sur la figure.

Après deux ou trois minutes, ajouter une nouvelle quantité d'éther, moindre que la première fois (une demi-cuillerée à soupe) et, les fois suivantes, un quart de cuillerée à soupe.

Dès que le malade dort, éloigner le masque pour laisser passer un peu d'air ; quand le sommeil est profond, enlever complètement le masque.

3° Marche de l'anesthésie.

Comme pour la chloroformisation ; mais la cyanose est de règle, ainsi que les ronchus dus à la gêne de la respiration par les mucosités du pharynx.

Il est souvent nécessaire de pincer la langue.

4° Signes de l'anesthésie.

Comme pour la chloroformisation.

5° Accidents.

Semblables à ceux de la chloroformisation, mais les syncopes sont plus rares et les accidents respiratoires, surtout éloignés, sont plus fréquents.

6° Traitement des accidents.

Comme pour la chloroformisation.

7° Indications spéciales de l'éther pour les opérations nécessitant l'anesthésie générale.

Malades affaiblis, lésions du cœur.

Préférer l'éther au chloroforme, si l'on n'a pas à sa disposition un aide habitué à pratiquer l'anesthésie.

III. — ANESTHÉSIE AU BROMURE D'ÉTHYLE.

1° Instruments et produits nécessaires.

Comme pour la chloroformisation.

Avoir du bromure d'éthyle bien pur et fraîchement préparé.

2° Anesthésie.

Le malade peut être assis ou couché.

Verser d'emblée sur le masque 10 à 15 grammes de bromure d'éthyle et appliquer le masque hermétiquement sur la face.

Si la première dose ne suffit pas, ajouter du liquide anesthésique, sans lever le masque.

Très rapidement, souvent en moins d'une minute, le malade dort.

Cesser l'anesthésie dès que le bras soulevé retombe et que la tête ballotte.

Attendre que le malade se réveille pour donner une nouvelle dose, si l'anesthésie produite par la première a été insuffisante.

Ne pas faire durer le sommeil plus de cinq minutes, sinon recourir au chloroforme qui peut se donner à la suite du bromure d'éthyle.

3° Marche de l'anesthésie.

Très rapide. La période d'agitation est à peine marquée.

La face est un peu colorée, quelquefois même vultueuse.

La pupille est dilatée.

Le réveil est très rapide. Il reste pendant un temps plus ou moins long des phénomènes d'ébriété, mais, après une heure ou deux, le malade peut rentrer chez lui et manger.

4° Accidents.

Très rares, si le bromure d'éthyle est bien employé.

On a noté pourtant un peu d'excitation nerveuse, de la migraine.

Se souvenir que l'anesthésie prolongée amène presque fatalement la syncope, car le bromure d'éthyle est un produit toxique.

En cas d'accidents graves, agir comme pour la chloroformisation.

5° Indications.

Opérations sur les dents, le larynx, le pharynx ; incisions d'abcès, ténotomies, amputations de doigts, dilatation de l'anus, redressement d'ankyloses, réduction de fractures, etc., et toutes les opérations de courte durée.

6° Contre-indications.

Sujets âgés, athéromateux.

ANESTHÉSIE LOCALE

Elle s'obtient surtout par réfrigération (glace, éther, chlorure d'éthyle, etc.) ou par des injections interstitielles (cocaïne, nirvanine, etc.).

I. — PROCÉDÉS PAR RÉFRIGÉRATION.

1° Glace.

1° *Technique* : Mêler intimement deux parties de glace pilée et une partie de sel marin ; placer le tout dans un petit sac de gaze dont on entoure la partie à insensibiliser jusqu'à ce que celle-ci devienne blanche.

2° *Indications* : Opérations sur les doigts et les orteils (ongle incarné, amputations ou désarticulations).

3° *Accidents* : Douleurs assez vives au moment du dégel des parties insensibilisées. Gangrène par réfrigération trop prolongée (ne pas laisser le mélange réfrigérant plus de deux ou trois minutes en contact avec les tissus).

2° Éther.

1° *Technique* : Un vaporisateur de Richardson (grand vaporisateur de toilette avec soufflerie composée d'une double poire en caoutchouc, pour régulariser la pression) est rempli aux trois quarts d'éther bien pur. Presser la première poire régulièrement de la main droite, tandis que la gauche, qui tient le flacon, dirige le jet vaporisé sur la partie à insensibiliser, jusqu'à ce que, brusquement, celle-ci devienne d'un blanc neigeux. Projeter le jet d'une distance de 25 à 30 centimètres.

2° *Indications* : Comme la glace, plus : incision des abcès superficiels.

3° *Accidents* : Comme pour la glace. Se souvenir que

les vapeurs d'éther s'enflamment et détonnent (ne pas s'en servir au voisinage d'une flamme du thermocautère, etc.).

3° Chlorure d'éthyle.

1° *Technique* : Casser avec une pince l'extrémité effilée de l'ampoule en verre qui contient le liquide ; prendre l'ampoule à pleine main (surtout si la température ambiante n'est pas au-dessus de 10°), la renverser et diriger le jet sur la partie à insensibiliser.

Certains appareils portent une petite douille en cuivre vissée sur le tube, ce qui permet d'ouvrir le tube en dévissant la douille. L'anesthésie obtenue, revisser la douille pour arrêter le jet. Dès l'apparition de l'aspect blanc neigeux des tissus, l'insensibilité est obtenue. (Il suffit de quelques secondes.)

Le coryl, l'anesthyle, etc., s'emploient de la même façon.

2° *Indications :* Ouvertures de panaris, d'abcès, de phlegmons, d'adénites suppurées ; ablation de kystes sébacés, de loupes, de lipomes superficiels, d'épulis, de corps étrangers superficiels (balles) ; extraction de dents (voir ce mot); ponctions d'abcès froids, d'hydrocèles et même, si l'on opère vite, résection ou désarticulation des doigts ou orteils, etc.

3° *Accidents :* Comme pour l'éther.

II. — PROCÉDÉS D'ANESTHÉSIE LOCALE PAR INJECTIONS INTERSTITIELLES.

1° Cocaïne.

1° *Solution :* Prescrire la solution à 1 p. 100, fraîchement préparée (datant de 3-4 jours au plus). Chaque seringue contient 1 centigramme de cocaïne. *Ne pas dépasser 15 centigrammes.*

2° *Instruments :* Une seringue à injections hypodermiques, stérilisable, armée d'une aiguille assez longue. Stériliser par l'ébullition seringue et aiguille.

3° *Malade :* Il ne sera pas à jeûn et, pendant l'opération, il boira soit du café, soit un peu d'alcool (rhum, etc.) coupé d'eau. Dans tous les cas, *il sera étendu horizontalement* et restera ainsi pendant près de deux heures après l'opération. (Ne jamais injecter de cocaïne sur un malade assis, encore moins debout.) Aucun vêtement ne serrera le patient. Asepsie de la peau (voir ce mot).

4° *Technique :* « Fixer de l'œil la place exacte de la future incision et son étendue ; à l'une de ses extrémités, enfoncer d'un coup net la pointe de l'aiguille de Pravaz ; rester en plein derme et, là, pousser légèrement le piston ; une petite boursouflure blanche se fait sur la peau, et, à partir de ce moment, toute douleur du fait de l'injection doit cesser : si le malade souffre, c'est la faute de l'opérateur. Insinuer lentement l'aiguille dans l'épaisseur de la peau et pousser le piston à mesure que l'aiguille avance ; rester dans la trame serrée du derme, ce que l'on reconnaît à la boursouflure légère, au bourrelet blanc, que laisse derrière elle la traînée du liquide, et à la résistance qu'éprouve l'aiguille. Parfois, l'aiguille est trop courte pour parcourir d'un seul trait toute la ligne de la future incision : la retirer et, après avoir rechargé la seringue, si besoin est, l'enfoncer dans le derme un peu en amont du point où s'arrêtait l'injection, car cette région est déjà anesthésiée, et la piqûre n'y est pas douloureuse. » (Reclus).

Attendre cinq minutes avant d'inciser et faire l'incision exactement sur le trajet qu'a suivi l'aiguille.

Si l'opération doit intéresser les tissus profonds, anesthésier de la même façon les plans anatomiques successifs.

5° *Indications :* Très nombreuses. Toutes les opérations justiciables des méthodes précédentes (procédés par réfrigération) et aussi : anus artificiel, cure radicale de hernies, d'hydrocèles, etc.

Contre-indications : Champ opératoire trop vaste ; opération mal réglée ; tissus très enflammés (la cocaïne agit mal sur les tissus enflammés) ou si le sujet est si pusillanime que l'idée seule de l'opération le fait bouger (enfants, par exemple).

Il y a indication : Chez les gens gros ou à tares pulmonaires, cardiaques, etc., chez lesquels l'anesthésie générale est contre-indiquée.

6° *Accidents :* Employée avec prudence, d'après les préceptes précédents, la cocaïne ne cause jamais d'accidents graves. A peine a-t-on noté parfois quelques fourmillements dans les doigts et un peu d'excitation cérébrale.

Cesser l'injection dès que ces phénomènes apparaissent.

7° *Accidents dus à une faute de technique* : Crises nerveuses, pâleur de la face, sueurs froides, faiblesse générale, refroidissement des extrémités, dilatation pupillaire, pouls fréquent (130, 140 pulsations), embarras de la respiration, syncope mê me la mort.

En cas d'accidents : Inhalations d'ammoniaque, d'acide acétique ou de nitrite d'amyle, aspersion d'eau froide sur le visage ou le thorax, frictions vigoureuses sur tout le corps, inhalations d'éther ou de chloroforme (s'il y a tétanisation du diaphragme), injections sous-cutanées de caféine, absorption d'alcool coupé d'eau et additionné de 5 à 10 gouttes d'éther.

Si les accidents sont graves et se prolongent : respiration artificielle, tractions rythmées de la langue, compresses d'eau très chaude (presque bouillante) sur la région précordiale, etc. (Voir *Anesthésie générale*.)

2° **Nirvanine**.

1° *Solution* : Peu toxique, antiseptique (légèrement) et stérilisable par l'ébullition.

Pour les petites opérations, à champ opératoire peu étendu : solution à 5 p. 100; dans le cas contraire : solution à 2 p. 100. Ne pas dépasser 55 centigrammes de nirvanine (soit 11 seringues de Pravaz de la première solution et 27 de la deuxième).

2° *Instruments* : Comme pour la cocaïne.

3° *Malade* : Il peut être opéré debout, assis ou couché, à jeûn ou après avoir mangé.

4° *Technique* : Asepsie de la peau.

a. Pour les doigts, faire une ligature à la base du doigt avec un tube en caoutchouc (drain) et injecter peu à peu, de la peau au périoste, une seringue de solution à 5 p. 100

sur un des côtés du doigt. Recommencer de l'autre côté, puis en avant et en arrière.

On injecte de 6 à 8 seringues.

b. Pour le tronc, la face, etc., même technique que pour la cocaïne. Si le champ opératoire est vaste, se servir de la solution à 2 p. 100 et attendre dix minutes avant d'inciser.

c. Pour des, tumeurs volumineuses, faire préparer 500 grammes de sérum de Hayem, y ajouter 55 centigrammes de nirvanine et faire, après stérilisation de la solution, une injection de ce sérum, d'après la technique ordinaire.

5° *Indications* : Comme la cocaïne.

6° *Accidents* : Il n'y a jamais d'accidents en ne dépassant pas les doses précédentes. A noter qu'il persiste souvent pendant plusieurs heures un peu de prurit dans la région anesthésiée, parfois une sensation de lourdeur.

Pendant l'opération, la solution de nirvanine amène un suintement sanguin en nappe des tissus sectionnés qui gêne un peu l'opérateur. Pour prévenir cet accident, injecter une séringue de Pravaz d'extrait glycériné de capsules surrénales.

ANTHRAX

Éléments étiologiques : Voy. *Furoncle.*

Signes cliniques : Anthrax circonscrit: Tumeur de volume variable, (noix, œuf), formée par des furoncles agglomérés reposant sur une même plaque rouge rapidement circonscrite (troisième jour) et évoluant chacun pour son propre compte : vésicules, pustules, ulcérations, perforations (furoncle guêpier) ; issue de bourbillons multiples ou d'une grosse masse bourbillonneuse unique (fusion des perforations); peu ou pas de phénomènes généraux ; cicatrisation par bourgeonnement de la cavité (quinzième jour environ).

Anthrax diffus : Phénomènes généraux graves (infection générale); tuméfaction dure, rouge à la périphérie, violacée au centre ; extension périphérique rapide (toute la nuque...); douleurs vives, lancinantes (mort possible, dans cette période, par intoxication); pustules, ulcérations, perforations ; issue de grosses masses sphacélées, écoulement de pus abondant (nappe purulente sous-dermique); mort par suppuration prolongée, ou réparation des tissus, cicatrisation très lente par bourgeonnement (plusieurs mois).

Complications : Infectieuses (abcès à distance, phlébite surtout pour l'anthrax de la face, etc.); tenant au siège de l'anthrax (ouvertures articulaires, splanchniques, etc.).

I. — ANTHRAX BIEN CIRCONSCRIT, A LIMITES STATIONNAIRES; DOULEURS MODÉRÉES; BON ÉTAT GÉNÉRAL.

A. *Enveloppement humide et chaud de la région enflammée :*

Compresses de tarlatane imbibées de la solution phéniquée faible à 2 p. 100 ou de la solution boriquée à 4 p. 100; taffetas gommé, couche de ouate, bande de tarlatane.

B. *Pulvérisations antiseptiques :* 1° Protéger le malade contre l'humidité et le refroidissement en le recouvrant d'une toile imperméable, la région malade restant seule à découvert.

2° Placer à 30 centimètres de la zone enflammée le vaporisateur chargé de la solution phéniquée à 2 p. 100 ou boriquée à 4 p. 100.

Faire par jour trois pulvérisations d'une demi-heure à trois quarts d'heure chacune.

Entre les séances de pulvérisation : Pansements humides.

II. — ANTHRAX PETIT, BIEN CIRCONSCRIT ; BON ÉTAT GÉNÉRAL ; MAIS DOULEURS ATROCES, OU LOCALISATION DANS ZONE DANGEREUSE CERVICO-FACIALE (Lèvres surtout).

1° Débridement large (simple ou crucial), hâtif, au bistouri ou mieux au thermocautère.

2° Pansements humides antiseptiques ou vaporisations phéniquées.

III. — ANTHRAX ENVAHISSANT, DIFFUS ; ÉTAT GÉNÉRAL GRAVE.

Ne pas perdre son temps dans l'emploi des petits moyens. Agir énergiquement de la façon suivante :

Technique : 1° Anesthésier le malade (chloroforme ou éther).

2° Creuser au thermocautère, du centre à la périphérie de la tumeur, des sillons divergents, intéressant toute la peau et pénétrant jusque dans les couches sous-cutanées, sièges fréquents de suppuration profonde.

3° Larder de pointes de feu profondes la périphérie de la zone envahie, sans craindre de dépasser les limites du mal.

4° Pansements humides ou mieux pulvérisations antiseptiques.

Suivre attentivement l'évolution de l'anthrax, et assurer s'il est nécessaire, par des interventions successives, le drainage facile des produits sphacélés et du pus.

A la période de réparation : Pansements à la vaseline boriquée.

IV. — ANTHRAX FIBREUX ÉTENDUS AVEC PHÉNOMÈNES GÉNÉRAUX GRAVES.

1° Débridements larges multiples et profonds au bistouri.

2° Exciser les parties malades aux ciseaux et à la curette tranchante.

3° Pansement humide ou pulvérisation.

Pour le traitement général : Voir *Furoncle*.

ANTISEPSIE. ASEPSIE

Antisepsie : C'est combattre les germes, empêcher leur développement et neutraliser l'effet de leurs toxines.

Asepsie : C'est prévenir l'infection d'une plaie par la suppression préalable des germes propres à la contaminer.

L'asepsie doit être le but du chirurgien ; mais en pratique journalière, en clientèle de ville et surtout de campagne, on sera éclectique et l'on usera des deux méthodes.

Lorsqu'on est appelé à pratiquer une opération quelconque, on devra :

1° Stériliser les instruments et objets de pansement ;

2° Se stériliser les mains ;

3° Stériliser le champ opératoire.

I. — STÉRILISATION DES INSTRUMENTS ET OBJETS DE PANSEMENT.

1° Faire bouillir pendant une demi-heure les instruments dans une solution de carbonate de soude (cristaux des cuisinières) dans un récipient quelconque, mais propre (une poignée de cristaux par litre d'eau). Avoir une grande pince dont les mors tremperont dans la solution bouillante et dont les anneaux sortiront du récipient ; elle servira à pêcher les objets stérilisés. N'y plonger les instruments que quand l'eau est bouillante, pour éviter un séjour trop prolongé qui les rouille ; les désarticuler avant.

Rouler dans la ouate la pointe des bistouris, aiguilles de Reverdin et autres instruments sujets à s'émousser.

Faute de carbonate de soude, se servir de sel de cuisine (une poignée par litre) ou de cendres à lessive ou bien encore, procédé plus rapide, verser de l'alcool (faute d'alcool se servir d'eau-de-vie, de rhum, etc.), dans une cuvette, y placer les instruments et allumer l'alcool avec une allumette, comme si l'on faisait un punch. Ne pas placer dans le punch les bistouris, aiguilles, etc. ; mais les flamber en les passant, tenus entre les mors d'une pince, dans la flamme d'une lampe à alcool.

Ce dernier moyen (flambage à la lampe à alcool), sera utile lorsqu'on veut stériliser peu d'instruments : aiguilles de la seringue de Pravaz, instruments nécessaires pour un pansement, stylet avant une exploration.

2° Dans un second récipient, dans la solution de carbonate de soude ou de sel, mettre à bouillir ensemble pendant une demi-heure six serviettes ou mouchoirs, quantité suffisante de petites compresses-éponges en tarlatane ou tampons de ouate hydrophile, une ou deux brosses à mains en soie de porc et à dos de bois, qui serviront pour le nettoyage final du chirurgien et du malade, les objets qui serviront aux sutures (soie, crins, etc.) et un drain s'il y a lieu.

Les catguts ne supportent pas l'ébullition ; on les vend d'ailleurs prêts à être utilisés.

Les fils d'argent pourront être flambés.

3° Dans deux bouilloires à bec, d'une contenance de 2 à 3 litres, avoir : dans la première, de l'eau simple ayant bouilli à gros bouillons pendant une heure et refroidie ; dans la seconde, de l'eau en pleine ébullition sur le feu. L'eau de ces bouilloires servira aux lavages du chirurgien et du champ opératoire, ainsi qu'à la préparation des solutions antiseptiques.

4° Verser un peu d'alcool dans trois ou quatre cuvettes et y mettre le feu. Pendant que le punch brûle, prendre les cuvettes *avec les deux mains par l'extérieur, sans mettre les pouces en dedans* et incliner chaque cuvette alternativement à droite, à gauche, en avant et en arrière, de façon que la flamme lèche toutes les parois. Il faut quatre cuvettes : n° 1 pour les instruments ; n°ˢ 2 et 3 pour le lavage des mains du chirurgien et du champ opératoire avant l'opération ; n° 4 pour le lavage des mains pendant l'opération.

II. — PREMIER LAVAGE DE L'OPÉRATEUR ET DU MALADE.

L'opérateur, en bras de chemise, les manches retroussées au-dessus des coudes, les reins ceints d'un tablier sortant de la lessive, se lave d'abord les mains au savon (savon de Marseille ordinaire ou mieux encore savon noir) avec une brosse non bouillie. Ce lavage se fera dans une cuvette non flambée et, mieux encore, sous un filet d'eau, versé avec une cruche, un pot à eau ou de préférence sous le robinet.

Cela fait, l'opérateur trempe ses mains dans la cuvette n° 2 remplie aux trois quarts d'eau bouillie chaude, et dans laquelle on aura fait dissoudre un des paquets suivants :

Sublimé...................................	1 gramme.
Acide tartrique........................	4 grammes.
Carmin d'indigo	5 mill. pour colorer.

ou

Cyanure de mercure..................	1 gramme.
Borate de soude.......................	2 grammes.
Chromate de potasse..................	Q. s. pour colorer.

Cette dernière solution a l'avantage de ne pas détériorer les instruments nickelés et de pouvoir s'employer aussi pour les immerger pendant l'opération.

En cas d'urgence absolue et d'isolement complet, se servir comme antiseptique de la solution de sel ou de carbonate bouillie.

Faire ensuite la première *toilette du champ opératoire* :

Laver au savon et à la brosse bien au delà de la zone à opérer ; raser la région s'il y a des poils.

Terminer ce premier lavage en enlevant le savon et les poils provenant du rasage (frotter sous un filet de liquide antiseptique — solution de sublimé ou de cyanure — avec une compresse bouillie, qu'on aura pêchée avec la grande pince du récipient où ont bouilli les objets de pansement).

Placer sur la région nettoyée une serviette ou un mouchoir bouilli, bien étendu, pour l'empêcher d'être de nouveau souillée.

III. — SECOND LAVAGE DE L'OPÉRATEUR ET DU MALADE.

Avec une brosse bouillie, dans une des cuvettes flambées (n° 2) aux trois quarts pleine d'eau bouillie, dans laquelle on aura fait dissoudre un paquet de sublimé ou de cyanure, nouveau brossage des mains de l'opérateur au savon ou mieux à la solution de savon dans l'alcool (à saturation).

Ce second savonnage sera fait avec le plus grand soin ; il devra durer environ un quart d'heure, pendant qu'on endort le malade. Commencer par brosser et savonner les avant-bras jusqu'au delà du coude, puis le dos de la main ; savonner et brosser chaque doigt, l'un après l'autre, en insistant sur les points suivants : plis dorsaux et plis palmaires, contours des ongles, espaces interdigitaux et surtout dessous des ongles. Brosser assez énergiquement pour que la peau rougisse.

Un aide verse sur les mains et les avant-bras, avec la bouilloire, un filet d'eau bouillie pour enlever le savon, puis un filet d'alcool pour dégraisser la peau et permettre au sublimé d'agir et l'opérateur baigne ses mains pendant quelques minutes dans la cuvette n° 3 contenant encore de la solution de sublimé ou de cyanure préparée comme il a été dit précédemment.

Procéder ensuite au second lavage du malade : 1° avec du savon ou mieux solution alcoolique de savon (se servir de la seconde brosse bouillie) ; 2° rinçage à l'alcool ; 3° à la solution de sublimé (cuvette n° 3).

Filet d'eau bouillie sur les mains de l'opérateur, qui baigne de nouveau ses mains pendant quelques minutes dans la cuvette n° 4 (solution chaude de sublimé ou de cyanure).

IV. — DERNIERS PRÉPARATIFS DE L'OPÉRATION.

Quatre serviettes ou mouchoirs bouillis sont placés autour du champ opératoire laissé libre à leur centre. Ces mouchoirs ou serviettes sont retenus et fixés les uns aux autres par quatre pinces à forcipressure, bouillies.

Les instruments sont laissés dans le récipient où ils ont bouilli ou bien placés dans un plateau flambé et recouverts d'une compresse bouillie, pour les mettre à l'abri des poussières.

On peut encore les immerger dans une solution de cyanure de mercure ou de carbonate de soude bouillie.

Tant que durera l'opération, veiller à ne toucher que des objets stérilisés et se tremper de temps en temps les mains dans la cuvette n° 4, dont la solution n'a pas été souillée. La faire renouveler, si c'est nécessaire, mais alors veiller à ce que l'aide qui la vide la prenne en dehors, *sans mettre ses pouces en dedans*. Si elle vient à être souillée, la flamber de nouveau avant de faire la solution.

V. — AIDES.

S'ils ne sont pas habitués aux opérations, *s'en servir le moins possible*.

Leur faire voir avant de commencer : comment on tient une cuvette avec les mains, les doigts en dehors ; comment on ouvre un paquet de ouate ou de gaze.

Leur recommander *de ne pas faire de zèle et de ne faire que ce qu'on leur commande et comme on leur commande*. S'il est indispensable d'y avoir recours, ils devront se laver les mains comme l'opérateur, mais seront l'objet *d'une surveillance incessante*.

VI. — PANSEMENT.

On utilise surtout le pansement sec : gaze stérilisée, iodoformée, salolée.

Si l'on doute de la stérilisation du pansement à mettre au contact de la plaie opératoire, se servir d'une compresse bouillie.

Les pansements ultérieurs nécessitent les mêmes soins que l'opération elle-même.

Les instruments seront stérilisés. Enlever, pendant ce temps, le pansement jusqu'à la compresse ou à la gaze qui est au contact de la plaie, en ne touchant pas à la partie centrale du pansement. Puis, les mains du praticien seront savonnées, brossées, passées à l'alcool et au sublimé.

La dernière couche du pansement est alors enlevée avec une pince stérilisée (et non avec les doigts), surtout si la plaie suppure. Dans ce dernier cas, laver la plaie avec une compresse trempée dans l'eau salée ou bicarbonatée ou dans la solution de sublimé ou de cyanure.

Si la plaie va bien, changer le pansement sans faire de lavages.

VII. — ANTISEPSIE SPÉCIALE A CERTAINES RÉGIONS.

1° Œil.

Ne pas employer les solutions irritantes. Faire d'abord un lavage du bord ciliaire et des paupières à la solution de carbonate de soude, puis lavage de l'œil avec la solution suivant tiède :

<pre>
Biiodure de mercure................... 0,05 centig.
Eau bouillie.......................... 1 litre.
</pre>

L'eau boriquée n'est qu'un moyen d'avoir de l'eau bouillie ; mais la solution est peu antiseptique.

2° Oreille.

Remplir l'oreille de glycérine pour dissoudre le cérumen ; puis grand lavage à l'eau boriquée chaude ; mettre ensuite dans l'oreille 4 à 5 gouttes d'alcool à 90° saturé d'acide borique ou de la glycérine phéniquée :

<pre>
Glycérine............................. 10 grammes.
Acide phénique........................ 1 gramme.
</pre>

3° Bouche et pharynx.

Désinfection complète impossible.

Prescrire solution avec :

Acide thymique..................... 1 gramme.
Eau.............................. 1 litre.

Le malade se gargarisera et se lavera la bouche avec cette solution. Il se brossera les dents, les gencives, le palais, la langue, le plancher de la bouche et la face interne des joues avec une brosse à dents bouillie et trempée dans la solution d'acide thymique.

Renouveler les lavages chaque fois que le malade aura mangé ou bu.

4° Nez.

Irrigations nasales avec le siphon de Weber rempli d'une solution boriquée ou d'eau salée bouillie ; mais s'abstenir si les fosses nasales sont rétrécies ou offrent un obstacle.

Dans ce cas, faire appliquer matin et soir dans le nez, gros comme un pois de vaseline boriquée et maintenir pendant dix minutes le malade couché, regardant le plafond.

5° Rectum.

Purger le malade la veille ; le matin de l'opération, prescrire un lavement à la glycérine suivi d'un second lavement à l'eau boriquée.

Au moment de l'opération, raser et brosser avec soin l'anus, puis nouveau lavage de rectum à l'eau boriquée.

Il vaut mieux raser l'anus dès la veille si c'est possible.

Pendant la semaine qui précède l'opération, faire prendre au malade, chaque jour, un cachet avec 50 centigrammes de naphtol β.

Pendant les deux jours qui précèdent l'opération, régime lacté absolu.

Après l'opération, tamponner le rectum avec un gros drain entouré de gaze iodoformée. Continuer le naphtol et le lait. Constiper le malade pendant les six ou huit jours qui suivent l'intervention avec 1 à 5 pilules de 2 centigrammes d'extrait thébaïque.

6° **Vagin et utérus.**

Purger la malade la veille ; lavement avec deux cuillerées de glycérine le matin de l'opération.

Dès la veille, raser la vulve ; savonnage du vagin ; injection au sublimé (25 centigrammes par litre) ; tamponnement vaginal à la gaze iodoformée.

Au moment de l'opération, lavage et brossage de la vulve et du vagin ; comme pour une opération ordinaire.

7° **Voies urinaires.**

Voir *Rétention d'urine.*

APPENDICITE (COMMUNE)

Éléments étiologiques : Toxi-infection (bactérium coli, staphylo-coque, streptocoque, pneumocoque...). — *Causes locales* : Calculs (autochtones), coudures (transformation en cavité close et exaltation de la virulence des microorganismes). — *Causes générales* : (Grippe, fièvre typhoïde...). État défectueux du tube digestif (atonie intestinale, entérocolite). Hérédité. Appendicites familiales. Enfance et adolescence (surtout).

Signes cliniques : 1° *Appendicite aiguë* : Douleur (en coup de pistolet) dans la fosse iliaque droite, vomissements, fièvre plus ou moins vive, pouls rapide et fort, facies légèrement grippé, langue saburrale, constipation ; douleur exquise à égale distance de l'épine iliaque et de l'ombilic (point de Mac Burney), hyperesthésie et contracture musculaire localisées à la fosse iliaque droite. Guérison (24 ou 48 heures) ou péritonite septique diffuse ou, plus souvent :

Péritonite localisée périappendiculaire : Atténuation des phénomènes réflexes (altération des traits, contracture musculaire, etc...), persistance de la fièvre, apparition du *plastron iliaque*, douloureux à la pression, submat à la percussion superficielle, sonore à la percussion profonde. Guérison par résolution (du 5ᵉ au 10ᵉ jour), ou bien :

Abcès périappendiculaire : Persistance de la fièvre, dissociation fréquente du pouls et de la température, traits tirés, plastron très douloureux à la pression (fluctuation !) : péritonite généralisée (rupture de la poche) ou abcès multiples péritonéaux enkystés, ou bien ouverture cutanée, viscérale (intestin, vessie, etc...).

2° *Appendicite à rechute* : Crises aiguës, d'intensité et de gravité extrêmement variables, se succédant à intervalles indéterminés et séparées par des périodes de calme caractérisées par la disparition absolue ou la simple atténuation des phénomènes locaux (induration persistante dans la fosse iliaque), fonctionnels (le malade sent son ventre).

Recommandations très importantes : Dès que le diagnostic d'appendicite est posé, ou mieux, dès qu'il est soupçonné, s'assurer le concours d'un chirurgien.

Nécessité d'une surveillance de tous les instants, afin d'être en mesure de saisir, dès leur apparition, les moindres modifications de l'état local ou général, susceptibles d'imposer une intervention d'urgence.

En cas de doute sur l'opportunité de l'intervention, opérer :
Ne jamais recourir aux purgatifs ou aux lavements.

I. — APPENDICITE AIGUE.

A. — L'appendicite vient de se déclarer.

a. *Douleur au point de Mac Burney, contracture muscu-laire et hyperesthésie de la fosse iliaque, vomissements, fièvre (38°-39°), pouls rapide, régulier, bien frappé, facies satisfaisant.*

Instituer rigoureusement le *traitement médical* : « *Glace en permanence sur le ventre* ; *diète* absolue (pas même de lait) ; deux ou trois cuillerées d'eau de Vichy toutes les deux heures, si la soif est trop vive ; *immobilisation absolue de l'intestin* par l'opium en pilules de 1 centigramme (5 centigrammes par vingt-quatre heures pour un enfant de quatre à cinq ans ; 10 centigrammes pour un enfant de dix à quinze ans ; 15 centigrammes pour un jeune homme ou un adulte. Surveiller toujours les malades au point de vue des accidents d'intoxication possibles) » (Jalaguier).
Surveiller attentivement le malade. Que devient-il ?

b. *Amélioration progressive : chute de la fièvre et abais-sement parallèle du nombre des pulsations ; peu ou pas de vomissements ; douleur très atténuée ; bon facies.*

« Continuer dans toute sa rigueur le traitement mé-dical. »

c. *Amélioration* (b) *aboutit à la guérison, au bout de quelques jours : apyrexie, pouls normal, plus de douleur, gaz par l'anus, facies excellent.*

« Cesser l'administration de l'opium. Régime lacté et repos absolu pendant les dix jours qui suivent la disparition des phénomènes morbides. Agir ensuite progressivement pour la reprise de la vie ordinaire et de l'alimentation normale. »

d. *Après début comme pour* a : *chute de la fièvre et*

pouls de plus en plus rapide et faible : facies grippé (*2° ou 3° jour de la maladie*).

Intervention chirurgicale immédiate (Péritonite septique diffuse).

e. *Après début comme pour* **a** : *pas d'amélioration progressive; mais, au contraire, fièvre croissante, pouls de plus en plus rapide, respiration accélérée, vomissements persistants, facies péritonéal ; pas de plastron iliaque* (*localisation de la péritonite*).

Laparotomie d'urgence (péritonite diffuse).

f. *Après début comme pour* **a** : *Sensation nette de plastron iliaque, fièvre persistante, pouls rapide et bien frappé ; douleur vive par la pression au niveau de l'empâtement iliaque progressivement croissant.*

Continuer dans toute sa rigueur le traitement médical comme pour *a* et surveiller toujours attentivement le malade.

Que devient-il?

1° Atténuation progressive des phénomènes: fin de la crise (apyrexie, pouls parallèle) arrivant du 6° au 10° jour.

« Après vingt-quatre heures d'apyrexie complète, mais alors seulement, donner la première tasse de lait. N'administrer (s'il y a lieu) un simple laxatif (huile de ricin ou calomel) que vingt-quatre ou trente-six heures après la fin de la crise. Régime lacté exclusif et glace sur le ventre jusque vers le 15° jour après la crise. Régulariser les évacuations intestinales par des suppositoires ou des lavements glycérinés et un laxatif (huile de ricin) donné tous les trois ou quatre jours. Laisser le malade au lit jusqu'à la disparition de tout phénomène local. »

2° Pas d'atténuation des phénomènes ou, après atténuation fugace, reprise aiguë (5° ou 6° jour), fièvre croissante, pouls rapide ou dissociation du pouls et de la température; plastron de plus en plus douloureux spontanément et à la pression.

Intervenir, sans tarder : *Incision large.*

Technique : Antisepsie de la région iliaque droite, des mains, des instruments. Anesthésie générale.

1° Incision cutanée (au siège de l'abcès). Le plus souvent: incision oblique de 10 à 15 centimètres, à 1 centimètre en avant de l'épine iliaque antérieure et supérieure, mi-partie au-dessus, mi-partie au-dessous de cette épine (ouvrir la partie la plus basse de la fosse iliaque). Hémostase.

2° Inciser l'aponévrose du grand oblique ; en repérer les lèvres avec des pinces hémostatiques.

3ᶜ Inciser le petit oblique et le transverse.

4° Inciser au bistouri ou aux ciseaux le tissu cellulaire sous-péritonéal (fascia transversalis), infiltré, jaunâtre.

5° Abandonner le bistouri et user de la sonde cannelée pour érailler le péritoine (intestin adhérent au-dessous).

6° Chercher avec le doigt un point dépressible, au milieu des adhérences péritonéales et l'effondrer pour donner issue au pus.

7° Elargir (à la sonde cannelée, aux ciseaux conduits sur l'index) l'orifice ainsi produit.

8° Déterger la cavité (prudemment explorée avec l'index) avec des tampons montés aseptiques.

9° Drainer avec un ou deux gros drains, si possible, entourés de gaze et portés avec une pince jusqu'au fond de la cavité ; drainer très exactement les prolongements (reconnus à l'exploration digitale) supérieur, rétrocolique et inférieur, pelvien ; fixer les drains à la peau par un point de suture.

10° Ne pas suturer la plaie abdominale ; la recouvrir de gaze iodoformée et par-dessus appliquer un bon pansement ouaté fixé par un bandage de flanelle.

En cas d'absence d'adhérences, si le péritoine libre est interposé entre l'abcès et la paroi abdominale, protéger exactement le péritoine avec des compresses aseptiques, avant d'aller à la recherche de l'abcès et de l'ouvrir ; *ou mieux* (en cas d'éducation chirurgicale insuffisante) *tamponner la plaie*, tout autour de la région cæcale avec de la gaze iodoformée (drainage d'appel : ouverture spontanée de la poche au bout de quelques jours).

Ne jamais chercher à enlever l'appendice, s'il ne se présente pas de lui-même.

Ablation de l'appendice.

Technique : 1° Étaler le méso-appendice en tirant prudemment sur l'appendice.

2° Saisir la base du méso entre les mors d'une pince de

Kocher et sectionner aux ciseaux ce méso entre la pince et l'appendice.

3° Bien isoler l'appendice jusqu'à son point cæcal d'implantation et appliquer à sa base une ligature au catgut (3 nœuds).

4° Sectionner au thermocautère l'appendice au-dessous du fil et détruire au thermo la muqueuse du moignon ainsi produit; réunir, si possible, séreuse à séreuse, les lèvres du moignon, avec un fin surjet de catgut.

5° Enfouir, dans un pli de la paroi cæcale, le moignon appendiculaire, à l'aide de quelques points de Lembert au catgut ou à la soie.

6° Appliquer sur le méso une bonne ligature à la soie ou au catgut.

Suites opératoires : La guérison est la règle.

En cas de récidive : (Fièvre, douleur, etc.), penser à un abcès à distance, à une péritonite à foyers enkystés multiples ; rechercher ces différents foyers et les ouvrir, si possible.

B. — L'appendicite évolue depuis un temps plus ou moins long.

S'informer exactement de la marche des accidents depuis le début.

Diagnostiquer l'état actuel et agir, suivant les circonstances, comme pour A (appendicite légère, avec péritonite localisée plastique, suppurée. (Importance du pouls, de la température, leur dissociation, facies).

a. *Douleurs vives à maximum dans les fosses iliaques, vomissements bilieux, fécaloïdes ; météorisme, pouls rapide, petit, fuyant ; température (38°-39°); pas de plastron iliaque ; facies grippé (péritonite généralisée) :*

Intervenir d'emblée : Laparotomie médiane ; drainage par les fosses iliaques ; lavage du péritoine (eau bouillie).

b. *Péritonite généralisée à la période ultime : agonie (plus de pouls, refroidissement des extrémités) :*

Rejeter toute idée d'intervention.

c. Douleurs abdominales peu vives ; peu ou pas de météo-risme ; diarrhée, fièvre nulle (37°) ; pouls très rapide, faible, irrégulier ; facies grippé ; teint plombé, terreux ; subictère (péritonite septique diffuse) :

S'abstenir de toute intervention.

II. — APPENDICITE A RECHUTES.

« Exposer au malade et à sa famille la situation telle qu'elle est, avec tous ses périls, et conseiller énergiquement l'extirpation à froid de l'appendice, après la première crise. »

BARTHOLINITE

Éléments étiologiques : Vaginite (surtout gonococcique), inflammation d'un kyste de la glande (plus rare).

Signes cliniques : Tuméfaction et œdème de la partie postérieure de la grande lèvre; douleur, rougeur, chaleur, fluctuation. Si l'ouverture est spontanée, il persiste des fistules. Rechutes fréquentes (excès de coït, blennorragie, règles, etc.). Inflammation chronique : glande tuméfiée et hypersécrétion purulente contagieuse (blennorragie).

1° Abcès aigu.

Incision très large, parallèle à la grande lèvre (après soins antiseptiques ordinaires), à l'union de la muqueuse et de la peau.

Lavage à la solution phéniquée forte et tamponnement à la gaze iodoformée. Repos au lit.

2° Bartholinite à répétition.

Extirper la glande totalement, de préférence à froid, avec les ciseaux courbes ; mettre un drain et réunir ; pansement sec.

Enlever le drain après quarante-huit heures.

3° Bartholinite chronique avec fistule persistante.

Traitement comme pour 2°.

BLENNORRAGIE CHEZ L'HOMME

Éléments étiologiques : Coït infectieux (Gonocoque).

Signes cliniques : A. *Blennorragie aiguë :* Début : quatre à cinq jours après le coït infectant, prurit au méat avec humeur opalescente qui en agglutine les lèvres tuméfiées et rouges.

Période d'augment : Méat plus rouge ; douleur à la miction de plus en plus vive ; écoulement purulent, jaune verdâtre, tachant la chemise ; urètre douloureux à la pression.

Période d'état : signes précédents ; pesanteur dans les bourses ; érections douloureuses (parfois chaudepisse cordée) ; l'écoulement peut être teinté de sang. Souvent envahissement de l'urètre profond (pollakiurie avec ténesme, etc.).

Période de déclin : diminution, puis disparition graduelle des signes précédents, ou bien :

B. *Blennorragie chronique :* 1º Localisée à l'urètre antérieur. Gouttelette de pus apparaissant chaque matin au méat (goutte militaire) et pouvant donner naissance à des recrudescences de la blennorragie après un excès ; parfois simple écoulement séreux. Examen avec l'explorateur de Guyon. En faisant uriner le malade dans deux verres, on trouve du pus ou des filaments dans le premier, le matin.

2º Localisée à l'urètre postérieur : Fréquence des mictions. En faisant uriner le malade dans deux verres, on trouve dans le second des filaments blanchâtres et du pus. Quelquefois dans la journée fausses éjaculations (pus de l'urètre postérieur), surtout au moment de la défécation. Diminution et même disparition de la puissance génésique. Examen à l'explorateur de Guyon.

I. — BLENNORRAGIE AIGUË.

A. — Blennorragie aiguë au début.

Avant que l'écoulement ne soit devenu purulent (vingt-quatre à quarante-huit heures après le début) :

Traitement abortif : 1º Faire uriner le malade.

2º Nettoyer le gland et surtout le méat avec un tampon de ouate hydrophile trempé dans l'eau boriquée.

3º Lavage de l'urètre antérieur.

Technique : 1° Mettre dans un bock, muni d'un tube en caoutchouc de 2 mètres, un litre de solution de permanganate à 1 p. 2000 à 38° centigrades ; adapter au tube en caoutchouc une canule en verre de Janet préalablement flambée.

2° Élever le bock à 75 centimètres environ au-dessus de l'urètre (plutôt moins que plus) et laisser passer le liquide, après avoir placé la canule de Janet au méat. La canule est tenue de la main droite ; la verge du malade est prise au-dessous du gland avec la main gauche. Quand l'urètre est plein, le malade éprouve le besoin de contracter les muscles du périnée et l'on sent sous le doigt le canal distendu : arrêter alors le jet de liquide en pinçant le tube en caoutchouc entre le pouce et l'index, retirer la canule, laisser l'urètre se vider et recommencer jusqu'à ce que le bock soit vide.

3° Nettoyer de nouveau le méat avec un tampon de ouate hydrophile propre et coiffer le gland d'un morceau de ouate trempé dans l'eau boriquée.

Conseiller au malade de ne pas uriner avant deux heures.

4° *Cinq heures après*, faire un second lavage, mais avec une solution de permanganate plus concentrée (1 gramme p. 1500). Même manuel opératoire.

5° *Cinq heures après*, troisième lavage (solution à 1 gr. p. 1000). Pas plus de 500 grammes de liquide.

6° *Repos de douze heures* pour laisser reposer le canal irrité, puis quatrième lavage à 1 gramme pour 2.000.

7° Continuer ces lavages toutes les douze heures pendant quatre jours.

Ne pas persister au delà, si l'écoulement n'est pas tari, et agir comme pour II.

II. — BLENNORRAGIE AIGUE CONFIRMÉE.

Écoulement datant de plus de vingt-quatre heures (purulent).

1° *Indications générales* : S'abstenir d'alcool, café, bière, mets épicés, truffes, champagne, vin pur ; de lectures ou de contacts excitants (bals, théâtre), veillées, longues marches.

Dès le début porter un suspensoir.

Prévenir le malade des dangers de l'inoculation aux yeux du pus blennorragique.

Boissons (elles devront être prises abondamment) : lait,

eau de Vichy ou eau avec 10 grammes de bicarbonate de soude par litre.

Prendre chaque jour un grand bain tiède d'une heure et, quatre fois par jour, des bains locaux de la verge dans une solution de permanganate à 1 p. 5000.

2° *Indications locales* : Le gland doit être encapuchonné dans un peu de ouate humide (eau boriquée à 4 p. 100) pour éviter la souillure de la chemise (cause de réinoculation); pour maintenir le pansement, se servir d'un condom, fixé à sa base sur l'orifice du suspensoir.

Une ou deux fois par jour (on peut aller jusqu'à quatre fois, d'après la tolérance de l'urètre) faire des lavages de l'urètre antérieur d'après la technique de I, 1, 2 et 3, mais d'abord avec une solution à 1 p. 5000.

Si l'on ne peut surveiller les lavages de l'urètre, prescrire quatre injections par jour avec une seringue urétrale. Ne pas injecter plus de 3 à 5 grammes de liquide, le laisser un moment dans le canal et malaxer l'urètre.

Si la réaction est extrêmement vive, se borner, comme traitement, aux indications générales. Ne commencer le traitement local qu'après la chûte des phénomènes suraigus.

III. — PÉRIODE D'ÉTAT.

1° Mêmes indications générales.

2° Concentrer la solution pour les lavages (ou les injections) progressivement jusqu'à 1 p. 2000 et même 1 p. 1000, selon tolérance de l'urètre.

3° Si l'inflammation gagne l'urètre postérieur, faire le lavage des deux urètres (antérieur et postérieur).

Technique : Mêmes instruments que pour I, A, mais le bock sera placé à 1^m,30 ou 1^m,50 au-dessus de l'urètre ; la canule sera appliquée hermétiquement sur le méat. Si le sphincter urétral offre de la résistance, faire faire au malade de profondes inspirations ou lui dire de pousser comme pour uriner. Le liquide pénètre dans la vessie jusqu'à l'apparition du besoin d'uriner ;

Injecter un demi-litre en deux ou trois reprises et, après chaque injection, faire uriner le malade, couché pour les premières et debout pour la dernière.

Pas plus d'un lavage par jour : solution à 1 p. 5000 ; ne passer aux solutions plus concentrées que quand l'urètre sera redevenu souple ; augmenter la concentration de la solution jusqu'à 1 p. 2000 et même à 1 p. 1000.

Après le lavage, même pansement local que pour I.

IV. — PÉRIODE DE DÉCLIN.

1° Mêmes indications générales.

2° A l'intérieur prescrire :

Poudre de cubèbe....................	10 grammes.
Copahu................................	5 —
Essence de menthe..................	V gouttes.

A prendre en trois fois, dans la journée, dans du pain azyme, au moment des repas ;

Ou bien :

Capsules de santal jaune..................	N° 50

de 5 à 10 par jour, selon tolérance.

3° *Localement :* Supprimer les lavages au permanganate. Les remplacer par :

Airol......	2 grammes.
Glycérine..........................	15 —
Eau.............................	5 —

Prendre, une ou deux fois par jour, une injection de 10 cent. cubes de cette émulsion, après lavage de l'urètre à l'eau boriquée ;

Ou bien par la formule de Ricord :

Sulfate de zinc......................	1 gramme.
Acétate de plomb...............	2 grammes.
Laudanum de Sydenham...........	
Teinture de cachou...............	ãã 3 —
Eau.......... .... Q. S. pour 250 grammes.	

Après guérison, continuer une bonne hygiène (alimentation peu épicée, pas d'excitants, pas d'alcool, pas de veillées, etc.) et s'abstenir de tout coït pendant un mois.

Pour les complications : orchite, cystite, etc., voyez ces mots.

V. — BLENNORRAGIE CHRONIQUE.

1° L'affection est assez récente.

Commencer par de grands lavages au permanganate de l'urètre antérieur, ou des deux urètres, selon la localisation du mal: d'abord solution à 1 pour 4000, puis concentrer jusqu'à 1 p. 1000; lorsque les urines cessent d'être troubles et qu'il n'y a plus de gonocoques (nécessité d'un examen bactériologique), remplacer le permanganate par la solution de sublimé à 1 p. 20 000 pour les lavages (voir la technique I et III).

2° L'affection est ancienne et les lésions plus profondes.

Faire des *instillations locales*.

Technique : Instruments nécessaires: une seringue à instillations de Guyon, un explorateur perforé à boule, se vissant sur la seringue et une solution de nitrate d'argent (de 1 gramme à 5 grammes pour 100).

Remplir la seringue, y visser l'explorateur, purger le tout.

Faire uriner le malade et laver son canal à l'eau boriquée.

Introduire l'explorateur à boule jusqu'au point reconnu malade (sensibilité spéciale); instiller en ce point, en tournant la manette du piston (un demi-tour fait sourdre une goutte de liquide) très lentement, quelques gouttes, en ramenant la sonde légèrement au dehors ; laisser celle-ci en place une ou deux minutes pour permettre au médicament d'agir au point malade ; retirer l'appareil.

Pour instiller l'urètre postérieur, après avoir *fait uriner* le malade et avoir lavé l'urètre à l'eau boriquée, introduire la boule de l'instrument au delà du sphincter membraneux (sensation spéciale) et instiller, non plus quelques gouttes, mais de 30 à 40 gouttes, car elles tombent dans la vessie.

3° Dans les cas anciens, s'accompagnant d'un rétrécissement (même large).

Avoir recours à la dilatation avec les bougies métalliques

(Béniqué, ou mieux bougies de Guyon ou de Bazy, avec conducteur).

Pousser la dilatation jusqu'au nº 30 de la filière Charrière, en débridant le méat, qui n'admet guère au delà du nº 26.

Souvent, combiner les trois traitements : lavages, instillations et cathétérisme.

Ne pas négliger le traitement général : Hygiène, toniques, hydrothérapie (bains de mer).

Ne permettre le mariage aux malades atteints de blennorragie chronique que lorsque, après plusieurs examens, les mucosités urétrales et les filaments de l'urine ne contiendront plus de gonocoques et lorsque l'examen avec les bougies exploratrices à boule aura démontré que le canal n'offre plus de points spécialement douloureux.

Recommander au malade, même après ce double examen, de ne coïter qu'après avoir uriné et de se laver le gland et le méat après chaque coït avec une solution de sublimé à 1 gramme p. 5000.

Prescrire pour la femme, trois fois par jour, pendant les premiers mois de mariage, des injections vaginales au sublimé :

Sublimé............................	0,50 centigr.
Acide tartrique.....................	2 grammes.
Carmin d'indigo.....................	Q. S. pour colorer.

En un paquet. Un paquet pour une injection de deux litres.

BRULURES

Éléments étiologiques : Liquides, gaz, vapeurs, corps solides, calo-
rique rayonnant, caustiques.

Signes cliniques : A. *Locaux.* — *1er degré :* Rougeur et tuméfaction.
— *2e degré :* Phlyctènes à liquide citrin, gélatineux, opalin, séro-puru-
lent ; au-dessous d'elles (rupture artificielle ou spontanée), derme rouge,
congestionné ; suppuration et cicatrisation ; coexistence d'une zone éry-
thémateuse du 1er degré. — *3e degré :* Mortification du corps muqueux
et de la couche papillaire : phlyctènes à contenu trouble, sanguinolent
et au-dessous, escarres sèches ou molles, jaunâtres ; ou bien escarres
jaunâtres, dures (sans phlyctènes) ; chûte des escarres vers le douzième
jour ; cicatrice déprimée, blanche. — *4e degré :* Mortification de tout
le derme et du tissu cellulaire : escarrification sèche, lenteur et irré-
gularité des phénomènes d'élimination des escarres et de réparation,
cicatrisation souvent vicieuse. — *5e degré :* Mortification des muscles,
vaisseaux et nerfs : escarres dures, épaisses ; leur chûte lente, détermine souvent des hémorragies graves, des ouvertures articulaires, etc ;
cicatrisation difforme. — *6e degré :* Os lui-même atteint ; carbonisa-
tion totale ; segment de membre noir, sec, dur.

B. *Généraux.* — Douleur (en raison inverse de la profondeur des
lésions, en raison directe de leur étendue), choc nerveux, soif vive,
fièvre (infection locale ou phlegmasies viscérales), complications multiples (centre nerveux, appareils pulmonaire, digestif, urinaire...). Évolution variable ; guérison, souvent très lente à obtenir ; mort par complications, suppuration prolongée (fièvre hectique), collapsus.

Règles fondamentales : 1° Considérer toute brûlure comme
infectée primitivement et ne la panser proprement qu'après
l'avoir soigneusement désinfectée.

2° Anesthésie générale (chloroforme, éther) toutes les fois
que le nettoyage, indispensable, détermine de vives douleurs.

3° Surveiller attentivement la cicatrisation : modérer le
bourgeonnement excessif de la plaie par le crayon de nitrate
ou l'application de la pommade soufrée à 10 p. 100. Songer,
pour les éviter, aux difformités par cicatrice (soudure des
doigts, des paupières, du bras au tronc, etc...).

I. — BRULURES TRÈS ÉTENDUES; CHOC NERVEUX; DOULEURS EXCESSIVES.

1° Débarrasser le malade de ses vêtements en les coupant avec des ciseaux; agir avec grande douceur, sans tirer, et en humectant les parties adhérentes avec de l'eau boriquée tiède pour les décoller.

2° Bains tièdes prolongés (plusieurs heures) jusqu'à sédation complète, ou tout au moins atténuation considérable de la douleur. Renouveler les bains autant de fois qu'il est nécessaire (douleur, agitation, etc.).

3° Dans l'intervalle des bains, envelopper le malade dans de la ouate stérilisée tiède et l'entourer de boules d'eau chaude.

4° Injections de sérum artificiel (voir ce mot), de caféine; inhalations d'oxygène; lavements purgatifs; régime lacté.

II. — BRULURES LIMITÉES, DU 1er DEGRÉ.

A. *Nettoyage :* avec une compresse de tarlatane aseptique et la solution alcoolique de savon noir, laver énergiquement les alentours de la zone brûlée, puis, avec une autre compresse, la région brûlée elle-même ; laver à l'éther.

B. *Pansement :* Bandage ouaté modérément compressif.

III. — BRULURES LIMITÉES, DU 2e DEGRÉ, AVEC PHLYCTÈNES INTACTES NON SUPPURÉES.

A. *Nettoyage :* 1° Savonner énergiquement, à la brosse et à la solution alcoolique de savon noir, les parties saines qui entourent la zone brûlée; puis, laver à l'éther et à la solution phéniquée à 2 p. 100.

2° Savonner de même, mais en remplaçant la brosse par des compresses aseptiques de tarlatane fréquemment renouvelées, la région brûlée ; éther, puis sublimé à 1 p. 1000.

3° Vider par ponction aseptique, au point déclive, les plus grosses phlyctènes.

B. *Pansement :* 1° Saupoudrer la brûlure avec : amidon et sous-nitrate de bismuth (parties égales) ;

Ou mieux :

2° Badigeonner la zone brûlée et la zone saine, immédiatement voisine, avec le thiol liquide du commerce (solution aqueuse à 40 p. 100) ;

Ou encore :

3° Envelopper la région brûlée de compresses de tarlatane bouillies imbibées, *sans excès*, de la solution saturée d'acide picrique.

Quel que soit le topique employé, envelopper la surface brûlée dans un pansement ouaté légèrement compressif.

Renouveler le pansement aussi souvent qu'il est nécessaire (douleur, odeur, etc...), ayant bien soin d'en détacher légèrement, et sous irrigation antiseptique tiède, les différentes pièces.

Abandonner à la desquamation spontanée le vernis que forme la couche de thiol concrétée, ou les cellules épidermiques jaunies par l'acide picrique.

S'il persiste une infection légère de la brûlure, modifier temporairement le traitement comme suit : bains locaux ou pansements humides, ou pulvérisations (suivant les régions) avec une solution antiseptique faible (sublimé à 1 p. 20000).

Recourir au pansement B, dès que l'inflammation a disparu (pansement rare, tous les huit ou dix jours).

IV. — BRULURES LIMITÉES, DU 2ᵉ DEGRÉ, INFECTÉES. AVEC PHLYCTÈNES SUPPURÉES.

1° Nettoyer à la brosse et à la solution alcoolique de savon noir les parties saines qui entourent la brûlure.

2° Ouvrir les phlyctènes et enlever l'épiderme.

3° Bains continus ou pulvérisations antiseptiques faibles, (eau phéniquée à 2 p. 100).

4° Pansements humides.

Au bout de quelques jours : nettoyage comme pour III.

Si l'asepsie est suffisante : pansement comme pour III.

Si une infection légère persiste (douleur, odeur) : enlever le pansement, tous les deux ou trois jours et, pendant quelques heures, bains ou pulvérisations antiseptiques faibles (eau phéniquée à 2 p. 100) ; puis pansement comme pour III.

Ne panser que .tous les huit ou dix jours, dès que tout phénomène d'infection a disparu.

V. — BRULURES LIMITÉES, DU 2ᵉ DEGRÉ, AVEC PHLYCTÈNES DÉCHIRÉES.

1° Nettoyage, comme pour III, des parties saines de la brûlure.

2° Enlever l'épiderme.

3° Nettoyer à nouveau, comme pour III.

4° Pansement comme III. B.

VI. — BRULURES AU 3ᵉ DEGRÉ ET AU DELA.

1° Nettoyage, comme pour III.

2° Traiter les phlyctènes intactes (non suppurées ou suppurées) ouvertes, comme pour III, IV, V.

3° Laver les escarres avec des tampons aseptiques imbibés de la solution phéniquée à 5 p. 100, puis à l'éther, et assécher ensuite.

Enlever à la curette les escarres sèches superficielles suppurées.

4° Pansement comme pour III.

S'il y a infection persistante : pansement à la vaseline iodoformée.

Dès que l'épidermisation commence, recourir exclusivement au pansement sec.

VII. — CARBONISATION.

Amputation primitive, dès que le malade est sorti du shock.

VIII. — BRULURES CHIMIQUES.

a. *Acides* : Carbonates alcalins.

b. *Phosphore* : Hydrate de magnésie.

CONJONCTIVITE CATARRHALE

Éléments étiologiques : Contagieuse, inoculable et spécifique : bacille de Weeks ; climats humides et froids ; casernes, usines, écoles ; soufrage de la vigne ; affections palpébrales, lacrymales ; fièvres éruptives.

Signes cliniques : Bilatéralité. Cuisson, sensation de graviers, picotements, douleurs ; clignements fréquents, gonflement palpébral peu marqué ; vascularisation rapidement progressive des conjonctives palpébrales et bulbaires ; sécrétion séreuse puis muco-purulente, glaireuse, surtout accumulée dans le cul-de-sac inférieur à l'angle interne de l'œil ; agglutination des paupières et des cils, le matin, au réveil ; parfois érosions cornéennes. Guérison en une ou deux semaines. Passage à l'état chronique : mêmes signes, mais atténués.

I. — CONJONCTIVITE CATARRHALE AIGUE ; HYPERSÉCRÉTION CONJONCTIVALE ; CORNÉE INDEMNE.

1° *Lavages à l'eau boriquée tiède* (solution à 4 p. 100) : Le malade étant horizontalement couché sur le dos, la tête calée et légèrement inclinée du côté de l'œil traité, le chirurgien se place derrière lui, écarte avec le pouce et l'index gauches les paupières l'une de l'autre, et exprime à différentes reprises sur le globe oculaire des tampons de ouate aseptique trempés dans la solution boriquée tiède.

2° *Cautérisations au nitrate d'argent* (solution à 2 p. 100) : Éverser les paupières (voir corps étrangers de la conjonctive) et promener sur leur face interne un pinceau trempé dans la solution de nitrate d'argent ; neutraliser immédiatement l'excès de nitrate par l'eau salée passée avec un pinceau stérilisé ; sinon, se contenter de lavages à l'eau boriquée tiède comme pour 1°.

Ne jamais faire plus d'une cautérisation en vingt-quatre

heures (une seule suffit le plus souvent à améliorer suffisamment la situation).

Multiplier, au contraire, les lavages boriqués.

II. — MÊME AFFECTION, PARVENUE A LA PÉRIODE DE DÉCROISSANCE.

Instiller matin et soir quelques gouttes du collyre suivant :

Sulfate de zinc......................	10 centigr.
Teinture d'opium....................	X gouttes.
Eau bouillie........................	25 grammes.

III. — AFFECTION COMME I, AVEC LÉSIONS CORNÉENNES.

Recourir aux seuls lavages boriquées tièdes, fréquemment renouvelés.

S'abstenir de nitrate d'argent.

IV. — CONJONCTIVITE CATARRHALE CHRONIQUE.

Vu l'extrême ténacité, faire alterner les moyens thérapeutiques suivants :

Instiller, matin et soir, quelques gouttes de collyre au
sulfate de zinc (II) ;

Attouchements avec le cristal d'alun ;

Multiplier les irrigations des culs-de-sac avec la solution boriquée à 4 p. 100 ou mieux avec une solution de
sulfate de zinc à 1 p. 300; scarifications de la conjonctive,
superficielles et parallèles au rebord palpébral ; massage
palpébral.

Bien entendu, rechercher et traiter les affections de voisinage (voies lacrymales, etc.), susceptibles d'entretenir la
conjonctivite.

Importance du traitement général, hygiénique (vie à la
campagne).

Prévenir les malades et leur entourage des dangers de
contagion.

CONJONCTIVITE PURULENTE
BLENNORRAGIQUE

Éléments étiologiques : Gonocoque. Nouveau-né (2ᵉ ou 3ᵉ jour après la naissance) : leucorrhée vaginale de la mère. — Adulte : blennorragie génitale (transport par les doigts).

Signes cliniques : *1ʳᵉ période* (catarrhale) : rougeur, chaleur, tuméfaction, douleur, sécrétion citrine, riche en filaments muqueux.

2ᵉ période (purulente) : pus très abondant, jaunâtre ou verdâtre, s'accumulant surtout au niveau du grand angle, baignant la conjonctive boursouflée, saignante et formant chémosis saillant sur le bulbe oculaire, tuméfaction énorme des paupières (supérieure surtout) ; guérison complète, spontanée ou thérapeutique ; passage à l'état chronique, ou :

3ᵉ période : retour des douleurs, très vives, lancinantes ; lésions cornéennes : ulcérations, perforations, opacité de la cornée, hernie de l'iris (leucome adhérent) ; infiltration purulentet otale, détachement en bloc de la cornée (chémosis), etc...

Prévenir les malades et leur entourage des dangers de contagion.

I. — AVANT LA SUPPURATION.

1° *Irrigations antiseptiques* avec : Permanganate de potasse à 1/5000 ou bien permanganate de chaux à 1/5000 ou solution de naphtol (α) à 1/5000.

Technique : a. *Attitude du malade :*
S'il s'agit d'un adulte : le placer en position parfaitement horizontale (sans oreiller), la tête légèrement inclinée du côté de l'œil irrigué ;
S'il s'agit d'un nouveau-né : la nourrice, tenant l'enfant, s'assied en face du chirurgien ; celui-ci maintient suffisamment fixe entre ses genoux la tête du malade.

b. Protéger l'autre œil, s'il est sain, avec des rondelles de ouate antiseptique.

c. Nettoyer la région avec un tampon de ouate antiseptique imbibée d'une solution faible de sublimé (1/20000); brûler le tampon immédiatement après emploi).

d. Attirer en haut la paupière supérieure et faire attirer en bas par un aide la paupière inférieure ; diriger entre les paupières, au fur et à mesure de leur écartement, le jet extrêmement faible (pas d'éclaboussures) de la solution antiseptique sortant de la fine canule du bock laveur (tenu à 10 ou 15 centimètres au-dessus du niveau de l'œil).

e. Détacher mécaniquement de la conjonctive, avec un tampon de ouate aseptique, les filaments muqueux qui ont résisté au jet antiseptique.

Faire par jour de deux à quatre irrigations suivant l'intensité de l'inflammation (un litre chaque fois).

2° *Instillations biquotidiennes* (immédiatement après une séance d'irrigation) de nitrate d'argent à 1 p. 100 (2 ou 3 gouttes).

3° *Panser*, entre les séances, avec compresses trempées dans la solution saturée d'acide borique dans laquelle on laisse fondre des morceaux de glace.

II. — SUPPURATION ÉTABLIE.

1° Cautérisations de la conjonctive avec la solution de nitrate d'argent à 3 p. 100.

Technique : a. Attitude du malade : Comme pour I.

b. Nettoyage de la région comme pour I c.

c. Everser et cautériser successivement chaque paupière (en voyant bien ce que l'on fait et « sans timidité ») : se méfier des inoculations et opérer, si possible, avec des lunettes bombées spéciales à cet usage.

Éversion de la paupière inférieure : Dire au malade de regarder en haut et abaisser la paupière inférieure (la cornée étant recouverte par la paupière supérieure).

Éversion de la paupière supérieure : Dire au malade de regarder en bas, saisir entre le pouce et l'index droits le bord ciliaire, déprimer avec le pouce gauche la face cutanée de la paupière et, sur ce pouce, comme point d'appui, faire basculer le tarse de bas en haut (la cornée est maintenue recouverte par la paupière inférieure).

Grande importance de l'éversion totale : en cas de pusillanimité exagérée, recourir au chloroforme ; en cas d'étroitesse des paupières, débrider au niveau de la commissure externe.

d. Cautérisation : Promener sur la conjonctive ainsi

exposée et jusque dans les moindres recoins, le pinceau trempé dans la solution argentique.

Neutraliser immédiatement l'excès de nitrate en promenant sur la conjonctive un second pinceau trempé dans l'eau salée.

Recommencer la manœuvre deux fois dans les vingt-quatre heures.

Dans l'intervalle des séances de cautérisations : irrigations antiseptiques comme pour I.

Panser comme pour (I, 3).

III. — SUPPURATION ATTÉNUÉE ; TRANSFORMATION MUQUEUSE DE LA SÉCRÉTION ; DIMINUTION DU GONFLEMENT PALPÉBRAL.

Employer une solution de nitrate d'argent de plus en plus faible, à 2 p. 100, puis à 1 p. 100.

Enfin se contenter d'instiller, une ou deux fois par jour, 2 ou 3 gouttes du collyre suivant :

<pre>
Nitrate d'argent. ....   10 centigr.
Eau distillée..........................   15 grammes.
</pre>

IV. — CONJONCTIVITE PURULENTE AVEC CHÉMOSIS CONSIDÉRABLE.

Joindre au traitement II des scarifications superficielles du chémosis, parallèles au bord palpébral et pratiquées immédiatement après la cautérisation (scarificateur ou bistouri).

Compresses d'eau boriquée chaudes recouvertes de taffetas gommé en dehors des séances de cautérisation.

V. — PASSAGE A L'ÉTAT CHRONIQUE.

Cesser l'emploi du nitrate d'argent et recourir tous les jours ou tous les deux jours aux cautérisations conjonctivales avec un cristal poli d'alun, ou le crayon de sulfate de cuivre.

VI. — CONJONCTIVITE PURULENTE AVEC COMPLICATIONS DU COTÉ DE LA CORNÉE.

Traiter la conjonctivite comme pour II ; avoir soin de neu‑
traliser largement l'excès de nitrate avec l'eau salée ; rem‑
placer les compresses boriquées glacées par les compresses
boriquées chaudes.

Contre l'infiltration purulente de la cornée : instiller
toutes les quatre ou cinq heures, 1 à 2 gouttes du collyre
suivant :

> Sulfate d'ésérine...................... 5 centigr.
> Eau distillée........ .... 10 grammes.

Contre les ulcérations cornéennes : instillations d'ésérine,
et cautérisations de l'ulcère avec la pointe fine du thermocautère.

S'il y a perforation cornéenne imminente : la réaliser
avec la fine pointe du thermocautère ; puis, instillations
d'ésérine et bandage compressif.

S'il y a hernie de l'iris : excision.

CONTUSIONS DE L'ABDOMEN

Éléments étiologiques : Choc direct : coup de pied de cheval, coup de tête, de timon, etc... (corps appuyé ou non). — *Pression* : tampons de wagon, roues de voitures, etc...

Signes cliniques : phénomènes de shock plus ou moins intenses (pouvant manquer), après lesquels, guérison possible (cas légers); ou bien : hémorragie interne (persistance du shock, pouls de plus en plus faible et petit, matité iliaque, soif vive, sueurs froides, syncopes); rupture intestinale (contracture abdominale, douleur atroce; sonorité périhépatique, tympanisme abdominal; bientôt signes d'infection péritonéale); mort.

Recommandations générales : 1º Dans les cas, si nombreux, de contusions abdominales à pronostic incertain, baser sa détermination thérapeutique sur la recherche du moindre signe de gravité (douleur fixe, contracture abdominale légère), sur les modifications de l'état général (évolution du facies, du pouls...) et sur les commémoratifs, (nature, intensité, siège du traumatisme).

2º Au moindre doute sur la gravité possible des lésions, recourir au chirurgien pour pratiquer la laparotomie.

3º Ne jamais attendre pour faire intervenir, l'apparition des signes d'infection péritonéale commençante.

I. — L'ACCIDENT VIENT DE SE PRODUIRE.

Malade en plein shock.

Face pâle, pupilles dilatées, respiration courte, superficielle, anxieuse, pouls fréquent, petit, dépressible, hypothermie 36º :

Traiter le shock (noter scrupuleusement les moindres modifications dans l'état du blessé (pouls, respiration, facies);

Coucher le malade dans son lit, la tête basse ; le réchauf-

fer par tous les moyens (boules d'eau chaude, ouate) ;
Injections de sérum artificiel (voir ce mot), d'éther, de caféine.

II. — L'ACCIDENT DATE DE QUELQUES HEURES (12-24 heures).

A. — Shock disparu progressivement.

Pouls, température, facies :
Continuer à suivre de très près le malade, afin d'être en mesure de saisir l'apparition du moindre symptôme de quelque gravité (hoquet, vomissement, contracture des muscles abdominaux, sonorité périhépatique, altération des traits, pouls faiblissant, etc.), pour prévenir immédiatement le chirurgien.

B. — Le shock persiste, sans répit.

Pouls de plus en plus misérable, hypothermie croissante, pâleur extrême ; sueurs-froides (matité iliaque) :
Bien que et parce que le shock persiste, faire appel immédiat au chirurgien pour arrêter d'urgence l'hémorragie interne dont l'existence n'est pas douteuse (continuer, pendant l'intervention, les injections du sérum).

C. — Le shock persiste ou disparaît ; douleur vive, localisée par la pression, contracture des muscles de l'abdomen, sonorité périhépatique (rupture intestinale) :

Appel immédiat au chirurgien. Laparotomie d'urgence (chercher la rupture : suture, résection, entérorrhaphie, etc.).

D. — Le shock persiste ou disparaît ; facies angoissé, inquiétude, agitation, respiration anxieuse :

Considérer ces symptômes comme indiquant la nécessité d'une intervention immédiate : *Laparotomie exploratrice.*

E. — Le shock persiste ou disparaît ; hoquet avec ou sans vomissements, douleur vive, localisée ou généralisée, facies altéré, dissociation du pouls et de la température :

Laparatomie exploratrice d'urgence.

III. — L'ACCIDENT EST PLUS ANCIEN (24 heures et au delà).

A. — Signes nets d'infection péritonéale au début.

Pouls à 120-130°, tension abdominale ; vives douleurs ; vomissements, anxiété respiratoire ; facies grippé ; hypothermie, etc. :
L'ouverture du ventre s'impose, sans perdre une minute.

B. — Signes nets d'infection péritonéale confirmée.

Ventre douloureux, ballonnement extrême, vomissements porracés ; pouls fuyant, etc. :
Laparotomie indiquée (résultats douteux).

C. — Infection péritonéale profonde.

Pouls imperceptible, hypothermie considérable (35°), refroidissement des extrémités ; collapsus intense :
Rejeter toute idée d'intervention. Injections de sérum.

IV. — L'ACCIDENT EST ANCIEN (6-8-10 jours).

Apparition brusque, en pleine convalescence, des symptômes de péritonite par perforation (chute d'escarre) :

Laparotomie immédiate. Oblitération de la perforation.

CONTUSIONS DE LA POITRINE

Signes cliniques : A. *Contusion superficielle*: douleur plus ou moins vive dans la région contusionnée (respiration, toux, éternuement), dyspnée parfois intense; ecchymose, hématome ; commotion thoracique rare ; guérison rapide.

B. *Contusion profonde* (déchirure du poumon): shock, douleur plus ou moins vive, persistante, dyspnée plus ou moins considérable, toux sèche et fatigante, hémoptysie d'abondance variable (peut manquer); évolution parfois bénigne, souvent grave ; hémothorax, pneumothorax, empyème, pyopneumothorax, pneumonie traumatique, abcès du poumon, gangrène pulmonaire...; tuberculose pleuro-pulmonaire.

Éléments étiologiques : chûte sur le thorax d'un lieu élevé (sol, eau); choc d'un corps volumineux sur le thorax; compression du thorax entre deux forces opposées.

I. — CONTUSION SUPERFICIELLE.

1° Repos absolu au lit, en position mi-assise (tête et partie supérieure du thorax relevées et soutenues par des oreillers); calme complet.

2° Contre la douleur et la dyspnée : injections hypodermiques de morphine (eupnéique) ; ventouses sèches et scarifiées.

Surveiller étroitement le malade (température, pouls, examen physique du thorax), à cause de l'évolution parfois latente des lésions pleuro-pulmonaires.

En cas de shock : traiter comme pour II, A.

II. — CONTUSION PROFONDE.

A. — Le malade est en plein shock.

Pâleur de la face, pouls rapide et fuyant....

1° Coucher le malade la tête basse, envelopper ses membres de ouate, l'entourer de bouillottes chaudes garnies de flanelle (par crainte des brûlures).

2° Faire respirer de l'oxygène.

3° Injecter sous la peau (lavée à l'alcool et à l'éther) avec une seringue aseptique, et à intervalles variés, un centimètre cube de :

Caféine........................... .... } āā 2^{gr},50
Benzoate de soude......................)
Eau bouillie............................. Q. s. p. 10 c. c.

4° Injections hypodermiques ou intra-veineuses de sérum artificiel, en quantité variable, suivant la gravité des cas (voir : Injections de sérum).

B. — Le malade est sorti du shock :

a. *Contusion légère* (hémoptysie) : traitement comme pour I.

b. *Contusion grave* : 1° *Lésions centrales* (souffle caverneux, gargouillement..) : traitement comme pour I.

Y joindre : antisepsie pulmonaire : vaporiser, par ébullition permanente, de l'eau additionnée de phéno-salyl (une cuillerée à café pour un litre d'eau).

2° *Hémothorax d'abondance moyenne et à niveau fixe* : traitement comme pour I.

En cas de résorption lente : ponction aseptique de la plèvre (Voir *Pleurésie purulente*).

3° *Hémothorax* à niveau lentement, mais progressivement croissant : Essayer le traitement comme pour I.

En cas d'échec et s'il y a des symptômes d'anémie grave et dyspnée progressive : Thoracotomie large.

4° *Hémopneumothorax infecté* : (fièvre, frisson) : incision évacuatrice large ; drainage de la cavité pleurale (Voir *Pleurésie purulente*).

CONTUSIONS DU REIN

Éléments étiologiques. A. *Directe* : Choc sur la paroi abdominale (échancrure iléo-costale), rein écrasé contre paroi lombaire, douzième côte, apophyse transverse de la première vertèbre lombaire; éclatement du rein; déchirure du pédicule vasculaire.

B. *Indirecte* : Rupture par contre-coup? Action musculaire?

Signes cliniques : Symptômes généraux nuls ou shock. Douleurs d'intensité variable (coliques néphrétiques); hématurie (peut manquer), d'abondance et de durée variables, immédiate, tardive, continue, intermittente; oligurie (anurie) suivie de polyurie. Tuméfaction lombaire sans ballottement (palper bimanuel); ecchymoses lombaire, inguinale, scrotale.

Complications : rétention d'urine (caillots); infection ascendante; phlegmon périnéphrétique, abcès du rein, pyélonéphrite (cathétérisme septique).

I. — **Le malade est en plein shock** (*pâleur, sueurs froides, pouls petit, rapide, hypothermie, dilatation pupillaire, etc.*)

Traiter le shock : Piqûres d'éther, de caféine, injections de sérum artificiel (voir ce mot), boissons chaudes; envelopper de ouate les membres inférieurs, bouillottes, etc.

II. — **Le malade ne sort pas du shock, malgré le traitement.**

Symptômes d'anémie progressive (hématurie, tumeur lombaire).

Intervenir chirurgicalement, sans plus tarder comme pour V.

III. — **Le malade est sorti du shock.**

Hématurie d'abondance moyenne (avec ou sans tuméfaction lombaire stationnaire), pouls satisfaisant (bien frappé), température normale; soif nulle ou modérée; bon facies :

Repos absolu en position horizontale ; piqûres de morphine (douleur), d'ergotine ; petits lavements salés laudanisés ; boissons abondantes.

Surveiller attentivement le malade (pouls, température, facies, rétention d'urine) (Voir VII).

IV. — Le malade est sorti du shock ; tuméfaction lombaire à limites fixes (avec ou sans hématurie d'abondance moyenne); bon pouls ; température à 37°; facies satisfaisant.

Traitement comme pour III; entourer de ouate ordinaire la région lombaire et compression avec une bande de flanelle;

Surveillance attentive comme pour III.

V. — Hématurie persistante depuis quelques jours ; hémorragie abondante (quantité, répétitions), anémie progressive : (pouls petit, rapide, fuyant; hypothermie, respiration accélérée, etc.).

Intervenir, sans plus tarder, par l'*incision lombaire* (laparotomie exceptionnellement indiquée).

Technique : Antisepsie rigoureuse. Anesthésie générale (à moins de contre-indications formelles).

Instruments : Bistouri, sonde cannelée, pince à griffes, 15 pinces hémostatiques, pinces de Museux, 2 larges écarteurs, ciseaux droits et courbes, aiguille de Dechamp, aiguilles à sutures, catgut, soies, crins de Florence.

Attitude du malade : Couché sur le flanc du côté sain, la cuisse du côté malade légèrement fléchie ; glisser sous le flanc sain un coussin arrondi.

Attitude du chirurgien et de l'aide : Se placer du côté du dos du malade; l'aide en face du chirurgien.

Points de repère : 12ᵉ côte (longue ou courte), crête iliaque, bord externe de la masse sacro-lombaire.

Commencer au niveau de la 11ᵉ côte, sur le bord externe de la masse sacro-lombaire, une incision, verticale dans une étendue de 4 à 5 centimètres, et recourbée ensuite en avant vers l'épine iliaque antéro-supérieure.

Inciser la peau, le tissu cellulaire sous-cutané, les fibres du muscle grand dorsal, celles du muscle grand oblique, le feuillet postérieur de l'aponévrose du transverse, les fibres du petit oblique et du transverse.

Faire écarter, par de larges écarteurs mousses, les lèvres de l'incision et reconnaître au fond de la plaie les fibres obliques en haut et en dedans du carré des lombes.

Inciser en dehors de ce muscle et récliner en dedans son bord externe.

Reconnaître et récliner en haut le nerf grand abdomino-génital qui croise le champ opératoire de haut en bas et de dedans en dehors.

Dissocier avec les deux index introduits dos à dos dans la plaie et alternativement écartés et rapprochés l'un de l'autre dans une direction parallèle à l'axe de l'incision, la masse graisseuse périrénale.

Isoler le rein jusqu'au pédicule; faire la compression digitale de ce pédicule et agir, suivant les circonstances, par le tamponnement, la ligature, la suture des fragments, la néphrectomie partielle, *exceptionnellement* par la néphrec-tomie totale (rein totalement détruit, uretère rompu, vais-seaux du hile déchirés).

Faire pendant tout le temps de l'intervention et conti-nuer encore après, les injections de sérum artificiel.

VI. — Tuméfaction lombaire augmentant rapide-ment de volume; signes d'anémie progressive comme pour V.

Agir comme pour V : Évacuer l'épanchement sanguin, et drainer à la gaze aseptique.

VII. — Il y a hématurie abondante et rétention d'urine par caillots.

Agir contre l'hémorragie comme pour III ou V.

Traiter la rétention d'urine par l'*aspiration des caillots* (faite avec la grosse sonde aspiratrice de la lithotritie et la seringue de Guyon). Se rappeler la nécessité d'une asepsie absolue (infection ascendante).

CORPS ÉTRANGERS DE LA CONJONCTIVE

Éléments étiologiques : grains de poussière, de sable, de charbon, éclats de meule d'émeri, de verre, de métal (fer), débris de coque de millet, etc... ; le plus souvent dans le cul-de-sac supérieur de la conjonctive.

Signes cliniques : Douleur vive, spasme des paupières, photophobie, injection et hypersécrétion conjonctivale ; élimination spontanée (grand angle de l'œil), souvent suivie de la persistance des symptômes pendant un certain temps ; enkystement possible et tolérance, avec vascularisation anormale localisée et formation de fongosités ; conjonctivite, kérato-conjonctivite...

Extraire le corps étranger le plus tôt possible sans anesthésie ou avec anesthésie locale à la cocaïne (quelques gouttes d'un collyre à 1/50) ; anesthésie générale parfois nécessaire chez l'enfant.

A. — Recherche du corps étranger.

Éverser la paupière supérieure.

Technique : Dire au malade de regarder en bas, saisir entre le pouce et l'index droits le bord ciliaire, déprimer avec le pouce gauche la face cutanée de la paupière et, sur ce pouce comme point d'appui, faire basculer le tarse de bas en haut.

Examiner la conjonctive et en explorer le cul-de-sac avec un instrument mousse.

B. — Extraction du corps étranger.

a. *Il est libre* : L'enlever avec un stylet mousse, pince fine, morceau de papier enroulé en porte-plume ;

b. *Il est adhérent* : le déloger avec une aiguille à cataracte, ou exciser, aux ciseaux courbes, la loge muqueuse et les bourgeons charnus qui l'enkystent.

Laver l'œil à l'eau boriquée pour prévenir les complications infectieuses.

CORPS ÉTRANGERS DE LA CORNÉE

Éléments étiologiques : Grains de charbon, de sable, débris de pierre, de métaux, de végétaux, etc. . Professions : mécaniciens, chauffeurs, forgerons, etc.

Signes cliniques : Douleur vive, blépharospasme, photophobie, larmoiement, injection périkératique... Élimination spontanée par ulcération, ou bien, complications infectieuses, suppuration diffuse, hypopyon, panophtalmie.

Extraire le corps étranger le plus tôt possible.

I. — CORPS ÉTRANGERS REPOSANT SUR LA SURFACE DE LA CORNÉE.

1° Instiller entre les deux paupières écartées avec le pouce et l'index gauches, quelques gouttes de la solution de cocaïne à 1/10.

2° Au bout de deux minutes, après lavage à l'eau boriquée, enlever le corps étranger avec une aiguille à cataracte promenée obliquement à la surface de la cornée et intéressant, s'il est nécessaire, un peu de la couche épithéliale (employer également bistouri, curette, gouge, etc.).

Attitudes du malade et du chirurgien : Malade assis ou mieux horizontalement couché sur une table. Tête bien calée. Se placer derrière la tête.

Si le corps étranger est en fer ou en acier, ordinaire l'aimant employer.

II. — CORPS ÉTRANGERS IMPLANTÉS DANS LA MEMBRANE DE BOWMANN.

1° Anesthésie comme pour I et antisepsie minutieuse, (sublimé à 1/3000) ;

2° Avec la pointe du bistouri ou l'aiguille à cataracte, inciser, en avant du corps étranger, le tissu cornéen qui le recouvre et, avec la pointe de l'instrument, le dégager et l'extraire.

3° Curetter, s'il y a lieu, à la petite curette tranchante pour corps étrangers, les parois de la poche cornéenne occupée par le corps métallique (débris d'oxyde de fer).

III. — CORPS ÉTRANGERS IMPLANTÉS DANS L'ÉPAISSEUR DE LA CORNÉE.

Traitement comme pour II.

Si l'on craint de refouler le corps étranger dans la chambre antérieure : Inciser, lentement et prudemment, avec le couteau de de Graefe, la cornée au voisinage du corps étranger ; introduire par l'incision, dans la chambre antérieure, une curette de Daviel qui soutiendra la face postérieure de la cornée et refoulera même le corps étranger d'arrière en avant ; agir en même temps extérieurement comme pour II.

IV. — CORPS ÉTRANGERS TOMBÉS DANS LA CHAMBRE ANTÉRIEURE.

1° Paracentèse de la chambre antérieure, à la partie inférieure du limbe scléro-cornéen.

2° Extraction du corps étranger par cette voie.

CORPS ÉTRANGERS DU PHARYNX.

Éléments étiologiques : (Voir corps étrangers de l'œsophage).

Signes cliniques : Accès de suffocation ; asphyxie ; mort rapide ou rejet par vomissements (corps volumineux) ; simple gêne de la déglutition, état nauséeux (arête...).

I. — LE CORPS ÉTRANGER SIÈGE DANS LE RHINO-PHARYNX.

Position à donner au malade : Le coucher sur une table, la tête en position déclive, si c'est un enfant ; le faire asseoir sur une chaise, si c'est un adulte ; maintenir la bouche ouverte à l'aide d'un coin de bois, d'un manche de cuiller, d'un ouvre-bouche.

A. — Le corps étranger est mobile.

a. Pousser dans les fosses nasales une forte irrigation boriquée tiède.

b. Porter l'index gauche dans l'arrière-bouche et y saisir le corps étranger délogé.

B. — Il est fixe.

1° Essayer la grande irrigation nasale.

2° En cas d'échec, porter l'index droit en crochet, en arrière et au-dessus du voile ; saisir et déloger le corps étranger et le ramener dans la bouche en inclinant brusquement la tête du malade en avant (mettre l'index gauche, coiffé de la joue du malade, entre les arcades dentaires pour éviter d'être mordu).

3° En cas d'échec, introduire, par le méat inférieur, le long du plancher nasal, une sonde métallique ; mobiliser le corps étranger et le saisir avec l'index gauche en crochet derrière le voile.

Faire suivre ces différentes manœuvres d'irrigations nasales légèrement antiseptiques (eau boriquée à 4 p. 100).

II. — LE CORPS ÉTRANGER SIÈGE DANS LE PHARYNX DIGESTIF.

Position à donner au malade (comme pour I).

A. — Asphyxie menaçante.

1° Enfoncer l'index dans le pharynx, derrière l'épiglotte ; sentir, saisir et extraire rapidement le corps étranger.

2° En cas d'échec, ne pas insister et trachéotomiser, puis extraire à la pince.

B. — Accidents moins pressants.

1° Porter l'index au fond de la gorge, saisir et extraire d'un mouvement brusque le corps étranger.

2° En cas d'échec, employer une pince coudée sur le plat, une pince à polype ou un crochet ; s'aider d'un abaisse-langue de Doyen ; s'il s'agit d'un enfant, faciliter la manœuvre par quelques bouffées de chloroforme ou de bromure d'éthyle (voir *Anesthésie*) ; s'il s'agit d'un adulte, s'aider du laryngoscope.

3° En cas d'échec, pharyngotomie.

CORPS ÉTRANGERS DE L'ŒSOPHAGE

Éléments étiologiques : Introduits pendant le repas (os, arêtes, fragments de viande...); par inadvertance (épingles, pièces de monnaie,
dents artificielles, sangsues); par gageures (clef, fourchette...); vieillards édentés, aliénés, enfants...

Signes cliniques : Arrêt du corps étranger au niveau de l'isthme pha-
ryngo-œsophagien : accès de suffocation, asphyxie (mort ou rejet spontané par vomissement) ou bien arrêt dans l'œsophage proprement dit :
douleur, dysphagie, dyspnée.

Complications : Ulcération de la muqueuse, abcès péri-œsophagien,
perforation des organes voisins, rétrécissement de l'œsophage...

I. — LE CORPS ÉTRANGER VIENT D'ÊTRE INTRODUIT.

A. — Il existe des accidents graves de suffocation.

« Se hâter sans précipitation. » Pratiquer la trachéotomie
d'urgence. S'occuper ensuite du corps étranger.

B. — Corps étranger bien toléré ; pas d'accidents graves.

Prendre son temps et, après diagnostic de présence, siège,
forme et volume (interrogatoire, radiographie, cathétérisme
œsophagien, résonnateur métallique), tenter l'*extraction
par voie buccale.*

Technique : Attitude du malade : Placer le malade
assis sur une chaise en face du jour, devant l'opérateur ;
un aide, placé derrière, immobilise la tête légèrement renversée.

a. *Corps arrondi, cylindrique* (noyau de fruit, pièce den-
taire) : Tenter l'extraction avec la *pince œsophagienne* (de
Collin) ; l'index gauche servant de guide, introduire la pince
jusqu'au contact du corps étranger ; l'ouvrir alors, saisir le
corps étranger, et la fermer quand la prise est bonne ; retirer
la pince fermée, en restant sur la ligne médiane, et rapidement.

b. Corps étranger aplati, mince, à surface lisse (pièce de monnaie) : Tenter l'extraction avec le panier de Graefe : Introduire le panier sur l'index gauche enfoncé dans le pharynx ; sentir le corps étranger et le dépasser ; celui-ci chargé, retirer l'instrument verticalement en haut, sans s'écarter de la ligne médiane et d'un coup de main sûr et rapide.

En cas d'accrochement du cricoïde, décrocher le panier en l'enfonçant dans l'œsophage « en arrière et en bas, vers la colonne vertébrale » et le retirer ensuite.

Chez l'enfant, employer le panier de Graefe, sous chloroforme, après avoir essayé le procédé suivant de Félizet :

« Pratiquer le cathétérisme avec une sonde urétrale à béquille n° 18 ; le contact pris, imprimer à l'extrémité de la sonde des mouvements de rotation qui l'insinuent au delà de l'obstacle jusqu'à l'estomac ; injecter alors, suivant l'âge de l'enfant, 200, 500, 800 grammes d'eau boriquée tiède et retirer doucement la sonde, en continuant l'irrigation ; l'œil de la sonde accroche la pièce de monnaie ; un effort de vomissement survient ; il achève de dégager le corps étranger qui est facilement enlevé, fixé à l'extrémité de la sonde. »

c. Corps allongés (fragments d'os, épingle, aiguille, arête): User de la tige à crins, du parapluie de Fergusson, « voire du vulgaire poireau. »

d. Corps étranger situé près de l'estomac, dur ou mou, mais régulier et résistant aux moyens précédents :

Propulsion dans l'estomac : Nourrir le malade de purées de pomme de terre, de haricots, etc.

En cas d'échec : User d'une sonde œsophagienne, d'un cathéter à boule ; lubrifier l'œsophage avec de l'huile ou du blanc d'œuf ;

Exercer, avec la sonde, des pressions lentes et continues, sans brutalité.

e. Corps étranger très irrégulier et dur : Intervention chirurgicale d'emblée (II) : œsophagotomie externe ou gastrotomie.

II. — L'ACCIDENT DATE DE PLUSIEURS JOURS.

Tenter d'extraire le corps étranger par les différentes manœuvres précédentes, méthodiquement conduites ; mais ne pas persister dans l'emploi de ces moyens et recourir rapidement à l'intervention chirurgicale :

a. *Corps étranger arrêté dans la portion cervicale ou thoracique* (jusqu'à la septième vertèbre dorsale) : OEsophagotomie externe ;

b. *Corps étranger arrêté à la partie inférieure de l'œsophage* (à partir de la septième dorsale) : Gastrotomie.

CORPS ÉTRANGERS DE L'OREILLE.

Éléments étiologiques : Enfants surtout; corps inanimés (durs, mous, ronds, pointus..., susceptibles ou non d'augmenter de volume), corps vivants (insectes...).

Signes cliniques : Absence absolue de symptômes assez fréquente; le plus souvent : bourdonnements, bruits variés, surdité plus ou moins accentuée ; phénomènes réflexes (céphalalgie, vertige, toux, salivation abondante, vomissements, convulsions, épilepsie).

Complications infectieuses : otites aiguës (externe, moyenne), perforation du tympan...

I. — CORPS ÉTRANGER VISIBLE A L'ŒIL NU DANS LE CONDUIT AUDITIF EXTERNE ; ACCIDENT RÉCENT ; PAS DE TENTATIVES D'EXTRACTION ANTÉRIEURES.

A. Faire dans l'oreille des *injections forcées :*

Technique : a. Saisir, entre le pouce et l'index gauches le bord postéro-supérieur du pavillon et le porter en haut et en arrière ;

b. Avec la seringue à hydrocèle, diriger, à courte distance et sous forte pression, un jet d'eau bouillie tiède ou d'huile stérilisée dans le conduit auditif, contre la partie postérieure de ce conduit.

Répéter les injections sans perdre courage ; multiplier les séances.

B. Si les injections longtemps continuées échouent (ce qui est exceptionnel) :

Extraction directe. N'user des instruments qu'avec prudence et douceur, en voyant ce que l'on fait sous bon éclairage ; ne jamais introduire un instrument dans l'oreille avant d'avoir vu nettement le corps étranger (otoscopie : voir *Otorrhée chronique :*

Employer la pince de Duplay ou, à son défaut, une pince fine à griffes très petites, un stylet recourbé, une petite

curette, une épingle coudée, etc...; passer derrière le corps
étranger et essayer de le ramener en avant.

II. — CORPS ÉTRANGER VISIBLE A L'OTOSCOPE, REFOULÉ TOUT AU FOND DU CONDUIT PAR DE MULTIPLES TENTATIVES MALHEUREUSES D'EXTRACTION.

A. Recourir avec persévérance aux injections forcées.

B. En cas d'échec des injections, tenter l'extraction directe.

C. En cas d'échec des tentatives d'extraction directe ou s'il existe des accidents inquiétants d'infection, recourir, sans insister davantage : Au *décollement du pavillon* :

Technique : Instruments : Bistouri, rugine, ciseaux, sonde cannelée, pinces hémostatiques, pince à griffes, aiguilles à sutures.
Chloroformisation.
Coucher le malade sur l'oreille saine ; rabattre le pavillon en avant.
Faire dans le pli rétro-auriculaire une incision demi-circulaire ; rétracter la peau.
Sentir du doigt la paroi cartilagineuse du conduit ; l'isoler à la rugine et la sectionner transversalement dans ses deux tiers postérieurs, la rabattre en avant et cueillir le corps étranger.

III. — CORPS ÉTRANGER VISIBLE A L'OTOSCOPE, REFOULÉ DANS L'OREILLE MOYENNE, A TRAVERS UNE DÉCHIRURE DU TYMPAN.

Après échec des injections longtemps continuées et des manœuvres d'extraction directe méthodiquement conduites, recourir à l'intervention suivante :

Technique : Mèmes instruments que pour II ; plus : ciseau ou gouge et protecteur de *Stacke*. Inciser dans le sillon rétro-auriculaire jusqu'à l'os ; détacher à la rugine le périoste et le conduit cartilagineux ; décoller le périoste sur le conduit osseux jusqu'au tympan ; sectionner la paroi membraneuse du conduit et la rabattre en avant.
Si cela ne suffit pas : Faire sauter prudemment, à la gouge et au maillet, la paroi postérieure du conduit osseux.
Si le corps étranger est dans l'attique : *opération de Stacke.*

CORPS ÉTRANGERS ET CALCULS
DE L'URÈTRE

Éléments étiologiques : 1º Sondes et bougies introduites par le médecin ou le malade dans un but thérapeutique.

2º Objets les plus disparates (une fourchette !) introduits dans un but inavouable.

3º Les calculs viennent de la vessie ou naissent dans l'urètre ; on en trouve autour des corps étrangers anciens.

Signes cliniques : Pesanteur et douleur ; rétention d'urine ; sensation de corps étrangers à la palpation (toucher rectal). Exploration (très légère pour ne pas repousser le corps étranger dans la vessie) donnant la sensation d'un corps rugueux. Après plusieurs jours : accidents inflammatoires (urétrite, œdème de la verge, infiltration d'urine, etc.)..

I. — Fragments de sonde, de bougie et de tous corps réguliers et cylindriques.

1º *Manœuvre d'Amussat :* Pincer le méat entre les doigts, dire au malade d'uriner et, quand la pression est suffisante, lâcher brusquement (moyen infidèle, mais à tenter, car il est inoffensif).

2º Pour un corps nettement perceptible dans l'urètre : Après l'avoir fortement fixé en arrière (pour l'empêcher de refluer vers la vessie), essayer de le faire cheminer en avant par des *pressions successives*, jusqu'à ce qu'il soit possible de le cueillir par le méat avec une pince.

3º *Procédé de l'engainement :* Choisir une sonde d'un calibre un peu supérieur à celui du corps étranger ; la sectionner pour en faire une sonde à bout coupé ; fixer fortement le corps étranger à sa partie postérieure, tandis qu'on essaye de l'engainer avec la sonde à bout coupé ; retirer doucement l'instrument et, par des pressions douces, faciliter la sortie de la sonde engainante et de l'objet engainé.

4° *Extraction instrumentale* : Nombreux instruments que possède rarement le praticien. Type : pince urétrale de Collin ; l'introduire fermée jusqu'au corps étranger (toujours fixé en arrière), l'ouvrir et saisir l'objet le plus solidement possible pour l'extraire.

II. — Corps étrangers plus ou moins cylindriques, mais rugueux (morceaux de bois avec leur écorce, tige de prêle, etc.).

Procédé de l'engainement, I, 3.

III. — Corps pointus (épingles, aiguilles, etc.).

1° *Procédé de l'engainement*, I, 3.

2° Pour les aiguilles : Fixer le corps étranger en arrière, couder la verge de façon à faire saillir la pointe de l'aiguille à travers les téguments et l'extraire avec une pince ou avec les doigts.

3° Pour les épingles à grosse tête: *Manœuvre dite de la version* : faire saillir la pointe à travers les téguments (comme pour III, 2); celle-ci étant fortement saisie, retourner l'épingle sur elle-même de façon à diriger la tête vers le méat ; une longue pince vient la cueillir.

4° Pour les épingles à cheveux : Même technique que pour III. 3 ; mais on peut aussi, après avoir fait saillir les deux pointes, sectionner le plus près possible du milieu de l'anse et extraire chaque moitié comme pour III, 2.

5° Si le corps étranger n'est pas très loin du méat : Se servir du spéculum urétral et, avec une pince ou un crochet mousse, saisir le corps étranger. *Faute de spéculum spécial*, débrider le méat et utiliser un spéculum à oreille (de petit calibre) ; ce moyen sera bon surtout pour les corps étrangers de l'urètre de la femme.

IV. — En cas d'insuccès des moyens précédents, pour les corps irréguliers et rugueux, pour les calculs de l'urètre et lorsqu'il y a des symptômes inflammatoires :

1° Pour les corps profondément situés : On peut les refouler dans la vessie et faire ensuite la taille vésicale.

2° Extraction du corps étranger à ciel ouvert : La faire le plus tôt possible, dès qu'on aura reconnu l'insuffisance des moyens simples.

Technique : *Instruments nécessaires* : Rasoir, bistouri, ciseaux, sonde cannelée, six pinces hémostatiques, cathéter métallique, pince à griffes, aiguille, catgut, six crins de Florence ; gaze antiseptique, ouate hydrophile, bandage en T.

Préparation du malade : Le périnée rasé et rendu aseptique, le malade est mis dans la position de la taille et chloroformé.

Le cathéter introduit dans l'urètre, jusqu'au contact du corps étranger (ne pas aller au delà), est maintenu bien exactement sur la ligne médiane.

1° *Opération* : Incision plan par plan sur la ligne médiane du périnée entre l'anus et le scrotum, jusqu'à l'urètre ; tamponnement à la gaze, contre l'hémorrhagie en nappe assez abondante.

2° L'urètre reconnu est ouvert sur le cathéter, immédiatement en avant du corps étranger: Un fil sur chaque lèvre de l'incision urétrale ; sur la sonde cannelée, l'incision urétrale est agrandie en arrière et le corps étranger est retiré avec des pinces.

3° S'il n'y a pas d'infection des tissus et si l'opération a été aseptique : Suturer la muqueuse au catgut après un bon affrontement ; suturer ensuite au crin de Florence la peau et les plans profonds.

Par précaution, mettre un drain, si l'on n'est pas sûr de l'asepsie.

Si l'urètre est contus ou s'il y a infection, fermer l'urètre au catgut, mais laisser la plaie périnéale largement ouverte.

Pansement sec antiseptique ou aseptique.

Si le corps est situé dans la portion pénienne de l'urètre : Inciser directement sur lui (l'hémorrhagie résultant de l'incision du corps spongieux cédera à une suture bien faite).

3° Pour un calcul de l'urètre, le broiement sur place, qui

est l'opération de choix, nécessite une instrumentation spéciale et présente des dangers pour des mains inexpérimentées ; aussi, en cas d'urgence (calcul oblitérant), recourir à l'extraction à ciel ouvert.

Si le calcul est dans la fosse naviculaire, débrider le méat pour l'extraire, ou broyer le calcul à ciel ouvert.

CORPS ÉTRANGERS ET CALCULS
DE LA VESSIE

Signes cliniques : Pendant plus ou moins longtemps aucun signe, puis : troubles de la miction (fréquents le jour et après fatigue) ; douleur après le dernier jet, souvent accusée au gland, à l'anus, à l'hypogastre, etc., exagérée par la fatigue ; interruption brusque du jet de l'urine (enfant), hématurie (après fatigue) ; symptômes de cystite inconstants et plus ou moins tardifs. Signes tirés de l'exploration instrumentale (sonde métallique, en gomme, lithotriteurs, etc.).

Éléments étiologiques : A. *Corps étrangers :* introduits dans un but thérapeutique (sondes, lithotriteurs, etc.), ou lubrique (porte-plumes, épingles à cheveux, haricots, etc.).

B. *Calculs :* enfants pauvres ; vieillards riches ; conditions géographiques (Angleterre, Hongrie, etc.) ; primitifs, secondaires (infections).

I. — CHEZ L'HOMME.

A. — Corps étrangers récents allongés, et flexibles (sondes molles, etc.).

Instrument de Collin, crochet de Guyon, petit lithotriteur.

B. — Corps rigides ; corps étrangers anciens ; calculs de la vessie.

Faire la taille hypogastrique.

Ajouter à l'instrumentation : ballon de Petersen ; tenettes (pour saisir le calcul) et sonde de Pezzer.

Ne pas fermer la vessie s'il y a cystite.

Pour les calculs friables et de petit volume, la lithotritie à longues séances (litholapaxie) a son indication pour le chirurgien exercé.

II. — CHEZ LA FEMME.

A. — Épingles à cheveux (fréquemment).

1° Reconnaître la situation de l'épingle par le toucher vaginal.

2° L'accrocher par son anse avec le crochet de Collin (la cystoscopie faciliterait la manœuvre).

B. — Corps étrangers petits et réguliers, calculs peu volumineux.

Dilatation de l'urètre et lavage vésical qui entraîne le corps étranger.

C. — Calculs plus volumineux ; corps étrangers rigides, ayant des pointes.

En cas d'insuccès de A et de B, taille vésico-vaginale.

Technique : Anesthésie, asepsie du champ opératoire.
Instruments nécessaires : Cathéter cannelé, bistouri, ciseaux, aiguille, fils à suture, quatre pinces à forcipressure, un écarteur du vagin.
Attitude de la malade : Malade dans la position de la taille, sur le bord de la table.
Attitude des aides : Un aide, avec un écarteur, déprime la paroi vaginale postérieure ; un cathéter passé dans la vessie est maintenu très exactement sur la ligne médiane (pour éviter de blesser les uretères) par un second aide.
Opération : L'aide faisant saillir la gorge du cathéter, inciser au bistouri exactement dans la gouttière ; faire l'incision assez longue pour pouvoir introduire le doigt dans la vessie, explorer la cavité, extraire le calcul ou le corps étranger.
Suturer la paroi vésico-vaginale (crin de Florence ou fil d'argent) ; sonde à demeure pendant deux ou trois jours et pansement vaginal à la gaze iodoformée.
A partir du troisième jour, cathétérisme toutes les quatre heures. Les fils sont enlevés au dixième jour.

CORPS ÉTRANGERS DES VOIES AÉRIENNES

Éléments étiologiques : Liquides, gazeux, solides (venant des bronches, introduits par plaie trachéale, par communication œsophago-trachéale), le plus souvent introduits par la bouche : mouvement brusque d'inspiration (rire, parler en mangeant, etc.); réguliers, irréguliers, altérables ; sus-glottiques, glottiques, sous-glottiques, trachéaux, bronchiques. Enfants, vieillards, aliénés.

Signes cliniques : asphyxie imminente (obstruction complète de la glotte ou simple spasme glottique) : mort rapide ou retour de l'inspiration, toux convulsive, expulsion du corps étranger ou persistance :

a) mobile : accès de toux convulsive, crises intermittentes de suffocation (choc, grelot, soupape); enclavement glottique secondaire et mort rapide ;

b) fixe (palpation, auscultation, toucher laryngien, laryngoscopie, radiographie) : douleur localisée, raucité de la voix, oppression, toux fréquente, suppression unilatérale du murmure respiratoire avec sonorité conservée, suivant siège (larynx, trachée, bronche) ; tolérance plus ou moins longue.

Complications : bronchiques, pulmonaires, pleurales.

I. — L'ACCIDENT VIENT DE SE PRODUIRE : SYMPTOMES D'ASPHYXIE IMMINENTE.

1° Introduire immédiatement l'index droit au fond de la gorge (orifice supérieur du larynx), en immobilisant énergiquement la tête du malade en l'entourant du bras gauche ; charger le corps étranger sur le doigt en crochet et l'extraire promptement.

2° En cas d'échec, ou si le doigt ne sent pas le corps du délit, ne pas recommencer la manœuvre et recourir, sans plus tarder, à l'ouverture de la trachée.

Trachéotomie chez l'enfant.

Technique : Aller très vite et renoncer à l'anesthésie et même à une antisepsie rigoureuse; s'assurer un bon éclairage.

Attitude du malade : Renverser le malade sur une table

et le faire maintenir solidement en position horizontale par un aide qui immobilise ses bras et ses jambes ; un autre aide, placé derrière le malade, maintient énergiquement la tête immobilisée en extension forcée (corps dur cylindrique sous la nuque : alèze roulée, billot, etc.

Attitude du chirurgien : Placé à droite du malade, instruments à sa droite.

Instruments nécessaires : Bistouri, canule à trachéotomie(1), pinces hémostatiques ; en leur absence, canif, épingles à cheveux recourbées en crochets vers leur anse.

Saisir le larynx entre le pouce et le médius de la main gauche et l'énucléer le plus possible ; avec l'index de la même main promené sur la face antérieure du larynx, reconnaître le cricoïde et en repérer définitivement (jusqu'après incision de la trachée) le bord inférieur.

A partir de ce bord inférieur du cricoïde et *exactement sur la ligne médiane,* faire rapidement jusqu'à la trachée exclusivement, une incision de 2 à 3 centimètres (pas d'hémostase) ; ponctionner la trachée avec la pointe du bistouri (1/2 centimètre), dans l'angle supérieur de l'incision, le long de la face unguéale de l'index gauche (repérant toujours le cricoïde) et inciser, toujours sur la ligne médiane, deux ou trois anneaux trachéaux.

Introduire l'index gauche dans la plaie de la trachée pour en écarter les lèvres ; provoquer l'expulsion du corps étranger par la respiration artificielle, l'excitation de la muqueuse trachéale (barbes de plume); si le corps étranger ne sort pas, sur l'index gauche, comme conducteur, insinuer le bec de la canule entre les deux lèvres de la plaie trachéale ; au fur et à mesure de la pénétration de la canule, retirer l'index et ne relever le pavillon qu'après pénétration entre les lèvres de la plaie trachéale; fixer la canule en nouant les deux liens autour du cou.

Ne quitter le malade qu'une fois la respiration bien assurée (bronches vidées, respiration artificielle, etc.).

Remettre à plus tard la recherche du corps étranger si celui-ci ne se présente pas immédiatement.

Si le malade est adolescent, faire, de préférence, la *crico-trachéotomie ;* même technique que pour la trachéotomie

---

(1) Choisir la canule d'un numéro proportionné à l'âge de l'opéré :

Pour l'homme adulte, le diamètre sera de.....	15	millimètres.
Pour la femme......................	13	—
Enfant de 12 à 15 ans.....................	12	—
— 8 à 12 ans....................	10	—
— 4 à 8 ans....................	8	—
— 1 à 4 ans....................	6	—

(inciser le cricoïde sur la ligne médiane, et les deux premiers anneaux de la trachée).

Chez l'adulte : Laryngotomie intercrico-thyroïdienne.

II. — CRISE INITIALE DE SUFFOCATION TERMINÉE; PÉRIODE D'ACCALMIE (DYPSNÉE PLUS OU MOINS INTENSE, TOUX, ETC.)

A. *Diagnostic du siège du corps étranger impossible :*
Faire comme pour I la trachéotomie ou la crico-trachéotomie (après tentative infructueuse d'extraction par voie buccale).

Provoquer l'expulsion spontanée par succussion thoracique, toux provoquée, décubitus abdominal en tête basse (à ne jamais tenter sans trachéotomie préalable).

B. *Diagnostic du siège possible* (palpation, auscultation, laryngoscopie, radiographie) :

Commencer toujours par la trachéotomie ou la crico-trachéotomie (sauf pour corps étranger sus-glottique facile à extraire par voie buccale).

a. *Corps étranger sus ou intraglottique : 1° Extraction par voie buccale :* — Essayer la manœuvre comme pour I, 1°.

En cas d'échec : Recourir au laryngoscope et à la pince laryngée; bien voir ce que l'on fait, ne jamais agir à l'aveuglette; se rendre un compte exact de la situation du corps étranger, le saisir solidement avec la pince, avant d'essayer de l'extraire.

En cas d'échec : Ouvrir la trachée ou la membrane cricothyroïdienne (adulte).

Laryngotomie inter-crico-thyroïdienne.

Technique : Attitude du malade, du chirurgien et des aides, comme pour la trachéotomie (I, 2°). Même instrumentation.

Repérer avec l'index gauche le bord inférieur du cartilage thyroïde.

Inciser de haut en bas, à partir de ce doigt, sur une longueur de 2 à 3 centimètres et, exactement sur la ligne médiane, les téguments jusqu'à la membrane intercrico-thyroïdienne.

Inciser cette membrane au bistouri dans toute son étendue, et débrider, en terminant, à droite et à gauche, son insertion cricoïdienne.

Après trachéotomie, crico-trachéotomie ou laryngotomie intercrico-thyroïdienne : Introduire par la brèche ainsi produite et de bas en haut dans le larynx, une sonde molle ou métallique recourbée (position renversée du malade), pour déloger le corps étranger et le refouler dans la bouche (quinte de toux).

En cas d'échec : Thyrotomie.

Technique : Préliminaires comme pour I, 2°.
Inciser les téguments jusqu'au cartilage, tout le long de son angle antérieur.

Inciser le cartilage, *exactement sur la ligne médiane,* lentement et prudemment (entre les insertions antérieures des deux cordes vocales).

Écarter les deux lames latérales du cartilage avec un instrument quelconque interposé.

Extraire, par la brèche ainsi ouverte, le corps étranger, et laisser s'accoler d'elles-mêmes les deux lames thyroïdiennes.

b. *Corps étranger sous-glottique* : Faire la trachéotomie ou la crico-trachéotomie (I, 2°).

Extraire directement, *de visu*, le corps étranger avec une pince, le doigt, etc. ; canule à demeure ; pansement aseptique.

c. *Corps étranger trachéal* : Trachéotomie ou crico-trachéotomie ; provoquer l'expulsion spontanée (II, A).

En cas d'échec : Canule à demeure ; retirer fréquemment la canule interne et recommencer les manœuvres propres à favoriser l'expulsion spontanée.

En cas d'échec : Tenter l'extraction avec les pinces trachéales (trachéoscopie) ; canule à demeure ; pansement aseptique.

d. *Corps étranger bronchique* : Traitement comme pour c.

COXO-TUBERCULOSE

Éléments étiologiques : Voir *Tumeurs blanches.*

Signes cliniques : Au début : claudication ou douleur (souvent au genou) ; atrophies musculaires (triceps et fessiers) ; contractures (adducteurs); ganglions cruraux ; douleur à la pression directe sur l'articulation (base du triangle de Scarpa — immédiatement en dehors de l'artère fémorale — et pli fessier); douleur à la percussion sur le talon ou le grand trochanter.

2ᵉ période : Flexion, abduction et rotation externe de la cuisse; allongement apparent ; abaissement du pli fessier ; la contracture musculaire immobilise la hanche (mouvement de sonnette); ensellure lombaire.

3ᵉ période : Flexion, adduction et rotation interne; raccourcissement apparent ; élévation du pli fessier. Abcès froids (peuvent apparaître dès la 2ᵉ période).

4ᵉ période : Luxation pathologique de l'extrémité supérieure du fémur dans la fosse iliaque externe (la plus fréquente).

I. — CHEZ L'ENFANT.

A. — Au début.

1° Traitement général de la tuberculose.

2° *Immobilisation au lit et extension continue* (Voir Fracture de cuisse : Appareil de Tillaux). Pour faire la contre-extension, élever les pieds antérieurs du lit, ou bien faire porter au malade un corselet en coutil sans baleine attaché aux barreaux de la tête du lit, par des lacs fixés aux épaules.

Pour permettre à l'enfant le séjour au grand air, faire préparer une planche dépassant la taille du malade de 50 centimètres au moins (25 du côté de la tête, 25 du côté des pieds); cette planche sera recouverte d'un mince matelas; la poulie sera fixée sur son support du côté des pieds; deux tiges de fer du côté de la tête maintiendront les deux lacs du corselet de coutil. Un drain, légèrement tendu entre le pied et une tige métallique fixée sur la planche à la place de la poulie (du côté des pieds), peut remplacer la traction avec la poulie et les poids.

Laisser le malade de six mois à un an dans cet appareil.

3° *Lorsque la douleur à la pression sur la hanche a disparu depuis plusieurs semaines,* permettre au malade de marcher avec *l'appareil plâtré* confectionné de la façon suivante :

Technique : Envelopper de ouate le membre entier, le bassin et le tronc jusqu'à la base du thorax.

Recouvrir la ouate avec une bande en toile, puis avec des bandes en tarlatane plâtrées (huit ou dix épaisseurs de bandes) entre lesquelles on intercalera de grandes lanières de bois de placage ou des bandes de zinc minces.

Laisser sécher en bonne position, puis ouvrir une fenêtre arrondie dans l'appareil, entre le rebord costal et l'ombilic, pour ne pas comprimer l'abdomen.

L'appareil sec, faire adapter au soulier du côté sain (le seul sur lequel marchera le malade) une semelle épaisse de 7 à 8 centimètres et permettre la marche *avec des béquilles.*

Cet appareil de convalescence sera maintenu encore trois mois au moins.

B. — Période des attitudes vicieuses.
(2ᵉ et 3ᵉ période.)

1° *Redresser le membre par l'extension continue* (A, 2°), mais augmenter progressivement les poids ou la traction au caoutchouc jusqu'à produire le maximum d'extension que pourra supporter l'enfant.

2° Si, après un mois, le redressement n'est pas complet, endormir le malade au bromure d'éthyle, *redresser le membre malade et l'immobiliser dans un plâtre* (A, 3°).

Si la flexion ne se laisse pas vaincre complètement à la première séance, *ne rien brusquer,* mais fixer la cuisse, avec l'appareil plâtré, dans l'extension maximum obtenue et faire plusieurs séances successives de redressement, à quinze jours ou trois semaines de distance.

Même traitement général que pour A.

3° *S'il existe des abcès froids*, les évacuer par la ponction aspiratrice et l'injection d'éther iodoformé ou d'huile de gaïacol iodoformée (Pour la technique, voir *Abcès froids*).

4° Lorsque, malgré plusieurs ponctions suivies d'injection, le pus s'est reproduit, *inciser largement*, après chloroformisation du malade et antisepsie du champ opératoire ; *exciser aux ciseaux courbes* les tissus malades (poche de l'abcès froid) ; *gratter à la curette*, ou mieux, *enlever à la gouge* l'os malade aussi largement que possible ; désinfecter la totalité de la plaie avec un tampon de gaze imbibée de chlorure de zinc au 10°. Ne suturer la plaie à ses extrémités que si elle est très étendue, de façon à la laisser largement ouverte.

Bourrer la plaie de gaze trempée dans le naphtol camphré ou de gaze iodoformée. Panser tous les trois ou quatre jours.

Si les bourgeons charnus ne semblent pas bien vivaces et font craindre la récidive, toucher les points douteux au thermocautère.

L'extension continue sera faite pendant toute la durée du traitement.

A cette période, la guérison ne s'obtiendra, même chez les enfants, qu'après de longs mois de traitement et avec ankylose de la hanche.

Ne pas faire de tentatives de redressement forcé tant que la coxalgie suppure ; redresser, s'il y a lieu, par l'extension continue.

5° *En cas de récidive*, renouveler l'intervention, sans se décourager, autant de fois qu'il le faudra.

6° *Lésions très profondes, avec fièvre et mauvais état général* : Résection de la hanche.

C. — Luxations pathologiques.

Résection de la hanche.

II. — CHEZ LES TOUT JEUNES ENFANTS.

L'extension continue étant inapplicable, *faire d'emblée un appareil plâtré* (A, 3°).

Laisser l'appareil en place pendant plusieurs mois, même dans les cas légers.

L'échancrer suffisamment, au niveau du périnée et des fesses, pour éviter sa souillure par les matières fécales et l'urine.

Il sera même bon de le recouvrir d'une couche de collodion, passée au pinceau, pour le rendre imperméable à ce niveau.

Changer l'appareil dès qu'il est devenu gênant, par suite de la croissance de l'enfant.

Étendre le petit malade sur une planche recouverte d'un matelas, afin de pouvoir le laisser toute la journée dehors, au grand air.

III. — CHEZ L'ADULTE.

1° *Dans les cas légers*, extension continue, comme chez l'enfant.

2° *Dès qu'il y a des fongosités manifestes et des lésions osseuses profondes*, ouvrir l'articulation : enlever les fongosités à la curette et les parois de l'abcès aux ciseaux, gratter profondément les lésions osseuses à la curette ou à la gouge ; chlorure de zinc au 10°. Laisser la plaie largement ouverte et tamponner à la gaze imbibée de naphtol camphré.

3° *Si les lésions sont graves* : Résection de la hanche avec immobilisation prolongée pour obtenir l'ankylose en bonne position (extension, abduction et rotation externe légère).

4° *Guérison en attitude vicieuse (flexion et adduction) d'une coxalgie ancienne* : ostéotomie oblique sous-trochantérienne permettant de corriger la flexion, l'adduction et le raccourcissement du membre.

Attendre, pour opérer, que la lésion soit guérie depuis plusieurs années, afin d'éviter le réveil de lésions tuberculeuses mal éteintes.

CYSTITES AIGUES

Éléments étiologiques : Infections microbiennes : blennorrhagie, cathétérisme septique, injections chez les blennorragiques ; causes prédisposantes : congestion, rétention (prostatiques, rétrécis, urétrite postérieure, calculs, corps étrangers) ; infection à travers les parois (foyer
septique périvésical)...

Signes cliniques : Fréquence des mictions, douleur (au début et à la
fin), ténesme (à la fin), pyurie (variable) ; hématurie ; formes légères,
graves, avec tous les intermédiaires ; guérison ; passage à l'état chronique ; infection ascendante (pyélonéphrite).

I. — CYSTITE AIGUE PAR CALCUL, CORPS ÉTRANGER, RÉTRÉCISSEMENT, FOYER SEPTIQUE PÉRIVÉSICAL, ETC.

A. *Traiter la cause :* Extraire le calcul (tailles, lithotritie) ; extraire le corps étranger (voies naturelles ou taille
hypogastrique) ; sectionner le rétrécissement (urétrotomies
interne ou externe, suivies de dilatation urétrale) ; inciser
et drainer les abcès périvésicaux, etc.

B. *Traiter la cystite* comme pour II.

II. — CYSTITE AIGUE (BLENNORRAGIQUE).

Repos au lit ; grands bains chauds d'une heure ; applications chaudes sur le ventre (grands cataplasmes) ; petits lavements d'eau très chaude (50°) avec 10 gouttes de lauda-
num ; piqûres de morphine ; balsamiques à faibles doses
(térébenthine, etc.) ; boire abondamment du lait coupé d'eau
de Vichy, tisane de bourgeons de sapin ; salol (50 centigrammes en un cachet par jour).

Pas de lavages vésicaux (distension vésicale, dangereuse
et douloureuse).

Instillations (nitrate d'argent, protargol, sublimé sans
alcool ni acide tartrique) ; augmenter progressivement le

titre des solutions (nitrate d'argent et protargol de 1 à 4 p. 100 ; sublimé de 1/8000 à 1/500).

Technique : Faire l'instillation immédiatement après que le malade a uriné.

1° Introduire l'instillateur à bout olivaire dans l'urètre prostatique ou jusque dans la vessie.

2° Adapter la seringue à l'instillateur et instiller 30 ou 40 gouttes (nitrate d'argent, protargol), ou injecter lentement 1 centimètre cube (sublimé à 1/5000).

Continuer longtemps ce traitement, même après améliorations considérables.

Si la cystite est rebelle et ne s'améliore pas : Ne pas insister et s'en tenir au traitement médical.

CYSTITES CHRONIQUES

Éléments étiologiques : Infections microbiennes ; cystites aiguës (et ses causes : blennorragie, cathétérismes) ; importance des causes prédisposantes à la chronicité (vieillesse, sexe féminin, arthritisme, etc...).

Signes cliniques : Fréquence des mictions, ténesme, douleur, pyurie (d'intensité très variable). Cystites douloureuses (douleurs atroces, sub·intrantes, fréquence des mictions excessive).

I. — CYSTITE CHRONIQUE PAR CALCULS, CORPS ÉTRANGERS, RÉTRÉCISSEMENTS, TUMEURS, ETC.

Traiter *la cause* (Voir *Cystites aigues I*). Assurer l'évacuation vésicale chez le prostatique rétentionniste (cathétérismes, sonde à demeure), puis *la cystite* comme pour II.

II. — CYSTITE CHRONIQUE DONT ON NE PEUT SUPPRIMER LA CAUSE.

A. *Lavages de la vessie* (bien s'assurer, avant d'y recourir, que la vessie est susceptible de supporter la distension).

Technique : Instruments nécessaires : Seringue de Guyon, sonde en gomme à lumière large et à deux yeux terminaux. Eau boriquée tiède à 3 p. 100.

Attitude du malade : Couché sur le dos ;

Attitude du chirurgien : A droite du malade.

Saisir la verge de la main gauche ; avec un tampon imbibé de la solution boriquée, bien nettoyer le méat.

Faire pénétrer la sonde jusque dans la vessie et, de la main gauche qui tient la verge, la fixer au niveau du méat.

Saisir de la main droite la seringue de Guyon remplie de la solution boriquée et l'ajuster au pavillon de la sonde ; injecter d'un coup de piston sec une cinquantaine de grammes dans la vessie et retirer immédiatement la seringue, en

abaissant la verge entre les cuisses, pour favoriser la sortie
du liquide.

Avant que la totalité des 50 grammes ne soit évacuée,
réajuster la seringue à la sonde et injecter de nouveau dans
la vessie cinquante grammes du liquide ; retirer la seringue,
laisser sortir le liquide et, avant que l'évacuation ne soit
totale, injecter de même une nouvelle quantité d'eau boriquée, et ainsi de suite jusqu'à ce que le liquide sorte à
peu près clair.

Abandonner dans la vessie, à la fin de la séance, quelques
grammes de liquide.

Faire une séance de lavages, matin et soir.

2° *En cas d'insuccès* des lavages boriqués : Lavages de la
vessie à la *solution de nitrate d'argent :* Employer d'abord
la solution à 1/1000 et en élever progressivement le titre
jusqu'à 1/300. — Technique comme pour les lavages à l'eau
boriquée.

B. *En cas d'échec des lavages ou si la vessie réagit dou-
loureusement : Instillations* avec nitrate d'argent, protargol
ou sublimé (Voir. *Cystites aiguës II*).

C. *Traitement général :* Hygiène alimentaire (pas d'alcool,
de mets épicés, de gibier, etc.). Eaux de Vittel, Contrexé-
ville, Vals, Vichy ; tisanes de bourgeons de sapin ; capsules
de térébenthine ; Salol (1 gramme par jour) ; laxatifs
fréquents.

III. — CYSTITES DOULOUREUSES.

Traitement général comme pour II.

Traitement local : Jamais de lavages.

Instillations (Voir *Cystites aiguës II*).

En cas d'échec (fréquent) : Sonde à demeure.

En cas d'échec : a. *chez l'homme :* Cystostomie sus-pubienne ou boutonnière périnéale.

b. *Chez la femme :* Cystostomie sus-pubienne ou mieux
colpo-cystostomie (Voir *Cystite tuberculeuse*).

IV. — CYSTITE CHRONIQUE DE LA FEMME.

Traitement comme II.

En cas d'échec : Curettage de la vessie par l'urètre :

Technique : Anesthésie générale.

1° *Dilatation de l'urètre* (bougies d'Hégar, Béniqué, index).

2° *Curettage :* Avec une curette fenêtrée (curette utérine), curetter rapidement et sans trop appuyer : en arrière, en avant et sur les côtés du col.

Faire suivre le curettage d'un grand lavage à l'eau boriquée à 4 p. 100.

Repos au lit pendant trois ou quatre jours.

CYSTITE TUBERCULEUSE

Éléments étiologiques : Bacille de Koch ; hérédité ; cystite blennorragique ; de quinze à quarante ans.

Signes cliniques : Tuberculose vésicale : Pollakiurie (surtout nocturne, polyurie, hématurie précoce, prémonitoire, spontanée, diminuant (durée, fréquence) pour disparaître complètement avec les progrès de l'affection.

Cystite tuberculeuse : Douleur, fréquence, pyurie. Évolution très lente ; alternatives d'améliorations et d'aggravations. Guérison. Cachexie urinaire (infection ascendante). Toucher rectal, vaginal ; examen des épididymes, des poumons, etc.

I. — TUBERCULOSE VÉSICALE (POLLAKIURIE, POLYURIE, HÉMATURIE).

Traitement général de la tuberculose (Voir *Orchite tuberculeuse*) ; pas d'alcools, d'épices, de gibier, etc. Stations thermales. Hygiène. Suralimentation, etc.

En cas d'insuffisance : Traitement comme pour II.

II. — CYSTITE TUBERCULEUSE (FRÉQUENCE, DOULEUR, PYURIE).

1° Traitement médical, comme pour I.

2° *Instillations : a) de sublimé* (de 1/5000 à 1/1000), de 20 à 30 gouttes : déposer la moitié des gouttes dans l'urètre postérieur et l'autre moitié dans le bas-fond de la vessie.

Technique (Voir *Cystites aiguës II*).

b) D'huile gaïacolée de 3 à 5 p. 100, injecter de 1 à 5 grammes.

3° *Pansement permanent de la vessie* (Bazy-Pousson) : injecter et laisser dans la vessie 20 à 30 c.c. de vaseline iodoformée à 1 p. 20.

III. — CYSTITE TUBERCULEUSE : FORME TRÈS DOULOUREUSE.

Après échec du traitement II, recourir, sans tarder, à *l'intervention opératoire* :

A. *Chez l'homme :* a) *Cystostomie sus-pubienne* suivie de la cautérisation au thermocautère des ulcérations, du curettage de la muqueuse ou de son extirpation partielle, si les lésions sont étendues.

Si la vessie est trop petite pour être ouverte à l'hypogastre : b) *Taille périnéale* et sonde à demeure (Malécot, Pezzer).

S'il y a lieu, faire *le curettage de la vessie par le périnée.*

Technique : Anesthésie générale. Position de la taille.
Introduire dans le rectum l'index gauche, la pulpe tournée vers la cloison recto-urétro-vésicale ; avec une curette de Volkmann, de dimension appropriée, curetter la région du trigone et du col, d'arrière en avant, et de droite à gauche, en soutenant toujours avec l'index rectal la portion de vessie que gratte la curette.
Curetter de même la partie antérieure du col vésical (la face postérieure du pubis remplit l'office de l'index), retirer de temps en temps la curette pour ramener au dehors les produits du râclage ; terminer l'opération par un lavage de la vessie à la solution boriquée tiède (4 p. 100) et mettre la sonde à demeure.

Il sera utile de faire précéder l'opération de l'examen cystoscopique de la vessie (s'il est possible).

B. *Chez la femme : Dilatation de l'urètre,* suivie du curettage vésical.

Technique : Anesthésie générale. Position de la taille. Lavage de la cavité vésicale à l'eau boriquée (4 p. 100) (Voir *Cystites chroniques*).
a) *Dilatation de l'urètre :* bougies d'Hégar, Béniqué, dilatateur de Guyon.

b)' *Curettage vésical :* Introduire l'index gauche dans le vagin, pulpe en avant. Technique comme pour (A,*b*) ; ne pas négliger de curetter l'urètre lui-même (temps spécial).

En cas d'échec ou d'insuffisance du curettage : *Cystos-tomie sus-pubienne* comme pour (A, III) ou *taille vésico-vaginale*.

Technique : Anesthésie générale ou locale (cocaïne à 1 p. 100 injectée dans la cloison vésico-vaginale exactement sur la ligne médiane) ; la pratiquer après mise en position médiane du cathéter. Position de la taille.

1° Introduire par l'urètre le cathéter cannelé et le faire maintenir par un aide bien exactement sur la ligne médiane et de telle façon (manche vers l'hypogastre) que la partie médiane de la cloison vésico-vaginale bombe vers le vagin,

2° Entre les deux lèvres du cathéter bien repérées, ponctionner au bistouri la cloison vésico-vaginale jusqu'au fond de la gouttière métallique et l'inciser sur une étendue de 3 ou 4 centimètres,

3° Saisir avec une pince à griffes une des lèvres de l'incision de la muqueuse vésicale et l'affronter exactement avec la lèvre correspondante de la muqueuse vaginale; suturer au catgut (nombre de points variable avec la longueur de l'incision), les deux muqueuses, avec une aiguille bien courbe. *Idem* sur l'autre lèvre.

4° Mèche de gaze iodoformée dans le vagin enrobant un tube de caoutchouc de gros calibre.

5° Bandage en T.

ECTOPIE TESTICULAIRE

Éléments étiologiques : Arrêt du testicule dans sa migration (ectopie abdominale ou inguinale) ou adhérences secondaires en un point anormal après sa sortie de l'anneau (ectopie cruro-scrotale, scrotale, périnéale) ; celles-ci sont exceptionnelles.

Signes cliniques : Absence du ou des testicules dans le scrotum ; présence d'un corps ayant les signes anatomiques du testicule dans le point où s'est produite l'ectopie. Au moment de l'adolescence, accidents douloureux : orchite, torsion du cordon ; infantilisme. Coexistence presque constante d'une hernie ou au moins d'un trajet herniaire par persistance du conduit vagino-péritonéal).

I. — ECTOPIE ABDOMINALE.

Pas de traitement.

II. — ECTOPIE INGUINALE.

1° A la naissance.

Commencer, aussitôt que possible, par des massages et des tractions douces mais journalières, à faciliter la descente de l'organe dans les bourses : Pressions lentes, régulières, exercées de haut en bas.

2° Vers six ou sept ans.

Si la migration ne s'est pas produite par les moyens simples, faire l'incision de la cure radicale de la hernie, traiter celle-ci, qui existe presque toujours, au moins à l'état de diverticule péritonéal et aller à la recherche du testicule.

a. La glande est fixée au point anormal par des adhérences et le cordon est long :

Détruire les adhérences, dérouler le cordon et laisser le testicule dans le scrotum, en le recouvrant de vaginale.

b. *Le testicule est fixé dans son siège anormal par un cordon trop court :*

Libérer celui-ci aussi haut que possible, de façon à abaisser le testicule aussi bas que possible; fixer la glande au fond de la bourse correspondante par un point au catgut; suturer le trajet inguinal (ouvert au début de l'opération) assez bas pour empêcher l'organe de revenir dans le canal inguinal. Après guérison de la plaie, massages pour faciliter la migration comme pour II, 1°.

3° Chez l'adulte.

Enlever l'organe (orchites à répétition, dégénérescence maligne).

ENTORSE

Éléments étiologiques : Tout traumatisme direct ou indirect, occasionnant une exagération brusque des mouvements normaux d'une articulation. Contraction musculaire. Surtout fréquente chez l'homme adulte. Entorse juxtaépiphysaire des enfants. Articulations serrées (cou-de-pied, médiotarse, genou, etc...).

Signes cliniques : Douleur très vive, parfois syncopale, au moment de l'accident, diminuant ensuite et localisée, à la pression, au niveau de l'interligne et des insertions ligamenteuses ; gonflement variable, parfois très rapide (épanchement sanguin extra et intra-articulaire) ou tardif (hydarthrose, infiltration séreuse périarticulaire); impotence fonctionnelle ; ecchymoses inconstantes, mais généralement tardives (deuxième ou troisième jour), siégeant au niveau de la jointure et parfois à distance.

I. — ENTORSE LÉGÈRE, DOULEURS MODÉRÉES, GONFLEMENT PÉRIARTICULAIRE MINIME (SIMPLE DISTENSION LIGAMENTEUSE).

Faire, matin et soir, une séance de *massage* de dix minutes (effleurage pendant une minute, puis pression méthodique).

Dans l'intervalle, entourer l'articulation d'une bande de flanelle, modérément serrée, permettant un certain degré de mobilité articulaire.

Continuer ce traitement jusqu'à disparition complète de la douleur.

II. — ENTORSE DE GRAVITÉ MOYENNE, DOULEURS VIVES, GONFLEMENT PÉRIARTICULAIRE CONSIDÉRABLE, PEU OU PAS D'ÉPANCHEMENT INTRA-ARTICULAIRE (DÉCHIRURES LIGAMENTEUSES ET MUSCULAIRES).

A moins de douleurs particulièrement intenses, nécessitant l'immobilisation temporaire (deux ou trois jours) dans une gouttière bien matelassée, commencer le traitement suivant le plus tôt possible :

1° *Compression élastique.*

Technique : Dérouler, dans le sens du courant veineux, sans traction, autour du membre, et dans toute l'étendue de la zone infiltrée, une bande élastique dont les tours doivent s'imbriquer dans le tiers de leur hauteur. Entourer préalablement l'articulation (saillies osseuses, dépressions) d'une couche de coton ordinaire.

2° *Balnéation chaude* : Matin et soir, enlever la bande élastique et donner un bain local d'un quart d'heure, dont la température sera progressivement portée à 55° ; ou bien, si l'articulation ne peut être baignée, envelopper la région, pendant un temps égal, de compresses imbibées d'eau à la même température.

3° *Massage* : Aussitôt après le bain, massage (centripète) pendant quinze minutes.

Technique : a. *Effleurage* : Frictionner légèrement la peau avec le plat de la main, jusqu'à diminution suffisante de la sensibilité.

b. *Pression méthodique* : La pratiquer d'abord légère, puis de plus en plus forte, avec les pouces ou l'éminence thénar, suivant la largeur et l'épaisseur de la région.

Continuer ce traitement jusqu'à disparition de la douleur et diminution notable du gonflement.

Commencer alors la mobilisation progressive de l'article (mouvements passifs et actifs).

III. — ENTORSE GRAVE, ÉPANCHEMENT SANGUIN INTRA-ARTICULAIRE ABONDANT, DÉCHIRURES LIGAMENTEUSES ET MUSCULAIRES, ARRACHEMENT OSSEUX.

1° Vider l'articulation du sang qu'elle contient par une *arthrotomie précoce.*

2° Quand la plaie articulaire est cicatrisée (quatre à cinq jours en moyenne), traitement comme pour II.

3° Continuer longtemps le massage des muscles péri-articulaires (atrophie).

IV. — ENTORSE AVEC PHÉNOMÈNES D'ARTHRITE DOMINANTS.

A. Épanchement séreux articulaire nul ou minime.

1° Compression ouatée du membre et immobilisation dans une gouttière en fil de fer.

2° Quand la douleur a diminué, pratiquer, une fois par jour, une séance de massage de dix minutes (articulation et muscles périarticulaires), en continuant, dans l'intervalle, l'immobilisation dans la gouttière.

3° Mobiliser progressivement l'article, dès que la douleur a disparu, sans cesser le massage des muscles périarticulaires.

B. Épanchement séreux articulaire abondant.

1° Faire *l'arthrotomie précoce* (Voir *hydarthroses*).

2° Après cicatrisation de la plaie articulaire (quatre à cinq jours) traitement comme pour IV A.

ÉPISTAXIS

Éléments étiologiques : Causes locales : Varicosités de la partie antéro-inférieure de la cloison ; traumatismes ; polypes muqueux, polypes naso-pharyngiens. — *Causes générales* : Fièvres éruptives, fièvre typhoïde, hémophilie, affections cardiaques, hépathiques. Épistaxis supplémentaires.

Signes cliniques : Écoulement de sang, généralement unilatéral, goutte à goutte, avec ou sans phénomènes précurseurs (céphalalgie, bouffées de chaleur). Durée très variable ; arrêt le plus souvent spontané ; gravité parfois très grande par répétition, durée, abondance ; épistaxis rebelles : anémie aiguë, hématémèse, mélœna.

I. — ÉPISTAXIS SIMPLE, SANS GRAVITÉ ACTUELLE.

Faire asseoir le malade, la tête légèrement penchée en avant ; élever le bras du côté correspondant à la narine qui saigne ; appliquer sur le nez, le front, la nuque des compresses froides ; bains de pieds sinapisés ; pincer les narines fortement et comprimer ainsi pendant quelques minutes.

II. — ÉPISTAXIS RÉSISTANT AUX MOYENS PRÉCÉDENTS.

Irrigations glacées ou très chaudes.

Introduire dans la narine un tampon de ouate hydrophile imbibée d'une solution de cocaïne à 2 p. 100, ou d'une solution saturée d'antipyrine.

En cas d'insuccès, essayer successivement :

a. *La solution de gélatine à 50 p. 1000 :*

Technique : Injecter dans la fosse nasale qui saigne, avec une seringue à hydrocèle, et très lentement, la gélatine, liquéfiée au bain-marie, à la température de 60° ; faire en sorte que la muqueuse soit dans toute son étendue en contact avec la solution.

b. *La cautérisation.*

Technique : Chasser, par une injection chaude, les caillots qui encombrent la narine, rechercher la surface saignante (partie antérieure de la cloison, des cornets moyens, du plancher), en soulevant la pointe du nez, ou mieux, à l'aide du spéculum bivalve de Duplay ; éclairer vivement la fosse nasale par le miroir réflecteur ; cautériser au thermo ou au galvano-cautère au rouge sombre.

III. — ÉPISTAXIS REBELLE.

Recourir au tamponnement complet.

Technique : Préparer deux tampons de ouate hydrophile ; faire le tampon postérieur ovoïde, de 3 centimètres de hauteur sur 2 de large ; nouer, au milieu de ce tampon, un double fil long et un fil simple solides.

1° Pousser, dans le méat inférieur, une sonde en gomme élastique ; en saisir, avec deux doigts ou une pince, l'extrémité au fond du pharynx.

2° Ramener cette extrémité hors de la bouche et y attacher solidement le fil double du tampon postérieur.

3° Tirer sur l'extrémité nasale de la sonde et appliquer fortement le tampon sur l'orifice nasal postérieur.

4° Nouer les deux chefs du fil double en avant du tampon antérieur introduit dans la narine.

Ne pas laisser le tamponnement plus de quarante-huit heures : sectionner, avant d'extraire le tampon antérieur, les deux chefs noués du fil double ; extraire le tampon postérieur, à l'aide du fil simple qui sort par la bouche.

Joindre au tamponnement les injections sous-cutanées ou intra-veineuses (cas urgents) de sérum artificiel, et les injections sous-cutanées d'ergotine.

Bien entendu, ne jamais perdre de vue le traitement local (ulcérations, tumeurs, corps étranger) ou général (impaludisme, anémie, pyrexie, foie, cœur, etc...).

EXTRACTION DENTAIRE (1)

Ne doit être pratiquée que lorsque la dent est nuisible, c'est-à-dire provoque et entretient une périostite chronique des fistules gingivales ou cutanées, un abcès du sinus, des névralgies, la constriction de la mâchoire (dents de sagesse), des ostéites...

A la campagne, l'extraction sera souvent demandée pour pulpite ou périostite aiguë.

I. — INSTRUMENTS A AVOIR.

Quels que soient les instruments dont on usera, les stériliser (ébullition) avant de s'en servir.

I. — Daviers.

Instruments de choix, si les bords résistent.

Nombre de daviers nécessaire :

	Maxillaire supérieur.	Maxillaire inférieur.
Pour les incisives.......... ⎱		
— canines .... ⎰	1	1
— prémolaires	1	1
— grosses molaires..	2	⎱
— dents de sagesse..	1	⎰ 1
— racines...........	1 davier baïonnette.	1 davier bec de faucon.

Peut au besoin se réduire à :

Pour les incisives .... ⎱		
— canines. .... ⎰	1	⎱
— prémolaires ...... ⎱		⎰ 1 davier bec de faucon.
— racines........... ⎰	1	
— grosses molaires..	2	⎱
— dents de sagesse.	1	⎰ 1

(1) Cette consultation a été rédigée par M. le Dr Waton, auquel nous adressons nos plus vifs remerciements.

II. — Élévateurs.

a. *Pied de biche* : Pour les racines offrant peu de prise ou peu de solidité.

b. *Langue de carpe* : Surtout pour les dents de sagesse du bas; certains opérateurs s'en servent pour toutes les racines.

III. — Clef de Garangeot.

Presque abandonnée : force énorme, mais brutale, amenant souvent des fractures du rebord alvéolaire.

II. — TECHNIQUE OPÉRATOIRE.

A. — Daviers.

Attitude du malade : Dents du haut : Patient assez élevé, tête renversée.

Dents du bas : Patient en position assise normale, aussi bas que possible.

En l'absence du fauteuil articulé, faire construire un escabeau de 20 à 25 centimètres de hauteur ; placer sur cet escabeau la chaise sur laquelle est assis le patient pour l'extraction des dents du haut ; pour l'extraction des dents du bas (l'opérateur monte lui-même sur l'escabeau).

Attitude du chirurgien : Dents du haut : Opérateur à droite et légèrement en avant, bras gauche entourant la tête du patient.

Dents du bas : Opérateur à droite et en avant, main gauche soutenant le maxillaire inférieur. S'il se sert du bec de faucon, l'opérateur se place nettement en avant pour les dents du côté gauche et nettement sur le côté pour les dents de droite, le bras gauche entourant la tête du malade.

1° Enfoncer les mors du davier le long de la racine, *aussi profondément que possible*, par poussées successives, se rappelant que *la couronne ne doit jamais servir pour une extraction* sous peine de fractures fréquentes.

2° Luxer la dent en dehors, par un *mouvement lent et soutenu* ; placer le pouce entre les deux branches pour modérer la pression entre les mors.

3° Sortir la dent par traction de haut en bas, ou inversement ; si l'on se sert du davier baïonnette ou en bec de faucon, bien veiller à ce que les mors du davier glissent exactement le long de la racine.

Après l'extraction, prescrire des lavages de la bouche, fréquents (surtout après les repas), avec l'eau boriquée ou mieux avec la solution de thymol à 1 p. 1.000.

B. — Élévateurs.

a. *Pied de biche :*

1° Glisser la pointe le long de la racine.
2° Peser fortement vers le bord opposé.
Instrument dangereux, s'il glisse : avoir donc toujours le soin de mettre à côté un doigt de la main gauche garni de compresses, pour recevoir le choc, s'il se produit.

b. *Langue de carpe :*

1° Glisser la pointe entre la dent saine et la dent à extraire.
2° Peser d'avant en arrière en prenant point d'appui sur la dent voisine, après s'être assuré qu'elle est assez solide pour supporter l'effort.

Si la dent saine voisine n'est pas assez solide pour servir de point d'appui, faire l'extraction au davier.

III. — MANUEL OPÉRATOIRE SPÉCIAL POUR L'EXTRACTION DES DENTS.

I. — Maxillaire supérieur.

1° *Incisives et canines* (dents coniques) : Opérateur à droite et en avant, bras gauche autour de la tête ; patient, tête renversée.
Davier droit : Enfoncer les mors très profondément par fortes poussées ; mouvement de rotation sur l'axe ; dès que la dent est détachée, tirer en bas.

Exagérer la force pour l'extraction de la canine.

2° *Prémolaires* (dents aplaties longitudinalement ; souvent deux racines frêles, faciles à briser) : Même attitude que pour 1° pour l'opérateur et le patient.

Davier légèrement courbe : Enfoncer les mors très haut; à cause de la forme de la racine, tirer fortement de haut en bas, et exécuter un léger mouvement de luxation en dehors, pour détacher la dent du maxillaire; éviter les mouvements de latéralité qui entraînent souvent la production de fractures et provoquent de la douleur.

3° *Grosses molaires* (trois racines) :

Davier dont le mors externe est pointu afin de pouvoir s'insinuer entre les deux racines externes, et le mors interne aplati pour la racine palatine.

Attitudes du patient et de l'opérateur comme pour 1° :

Remonter le davier très haut; luxation en dehors et traction vers le bas (exécuter ces divers mouvements sans brusquerie; mouvements de latéralité inutiles et douloureux).

4° *Dents de sagesse* (racines réunies en un seul tronc) : Attitudes du patient et de l'opérateur comme pour 1°;

Luxation en dehors et traction vers le bas.

II. — Maxillaire inférieur.

1° *Incisives et canines* (racines coniques) Opérateur à droite et assez en avant, patient très bas.

Davier à mors courbés par rapport au manche.

Comme pour les dents supérieures, enfoncer profondément: faciliter ce mouvement par la pression du pouce de la main gauche sur le davier; mouvement de rotation sur l'axe très accusé et traction en haut avec légère luxation en dehors.

2° *Prémolaires* (dents coniques): Attitudes de l'opérateur et du patient comme pour 1°.

Rotation sur l'axe très accusée; mouvement de traction en haut avec légère luxation en dehors.

3° *Grosses molaires* (deux racines): Attitudes de l'opérateur et du patient comme pour 1°.

Davier courbe à mors pointus. Enfoncer les mors en s'aidant de la pression du pouce gauche sur le davier, jusqu'à ce que les pointes de l'instrument arrivent à se loger entre les racines; mouvement de traction en haut, avec tendance à la luxation en dehors.

4° *Dents de sagesse:* Davier comme pour 3°.

Attitudes de l'opérateur et du patient comme pour 1°.

Mouvement de luxation en dehors comme pour 3°; mais, en même temps, faire décrire au davier un arc de cercle de bas en haut (à cause de l'incurvation des racines vers l'angle de la mâchoire).

IV. — EXTRACTION DES RACINES.

I. — Maxillaire supérieur.

Attitudes de l'opérateur et du patient comme pour l'extraction des dents correspondantes. *Si les racines sont solides*, employer le davier baïonnette. Nécessité d'enfoncer le davier très profondément.

1° *Racines externes des grosses molaires* : Mouvement de luxation en dehors et traction en bas.

2° *Racines palatines des grosses molaires* : Mouvement de luxation en dedans et traction en bas.

3° *Racines des petites molaires* : Mouvements de traction en bas et de luxation en dehors.

4° *Racines des incisives et des canines* : Mouvements de rotation et de traction en bas.

Pour les molaires découronnées : Enlever les trois racines séparément.

En cas d'extractions multiples, commencer toujours par les racines du fond pour ne pas être gêné par le sang (même remarque pour les dents).

Si les racines sont peu solides, se servir du pied de biche : Opérateur placé en avant ; avoir toujours la précaution de placer au-dessous de l'instrument un doigt garni d'une compresse, en cas de glissement.

II. — Maxillaire inférieur.

Se servir de préférence du davier bec de faucon (*racines solides*). Opérateur très en avant pour le côté gauche, en avant et à droite pour le côté droit ; son bras gauche entoure la tête du patient ; attitude du patient comme pour l'extraction de dents correspondantes.

Enfoncer le plus possible les mors du davier (augmenter l'effort par la pression du pouce gauche sur le davier) ; luxation en dehors pour les racines des grosses molaires ; rotation pour toutes les autres et traction en haut.

Si les racines sont peu solides : Employer le pied de biche.

V. — ANESTHÉSIE (Voir ce mot).

Chlorure d'éthyle : Bon anesthésique.

Contre-indications : Pulpe exposée, opération de longue durée.

Diriger le jet de 15 à 20 centimètres sur la gencive, le long du trajet de la racine, jusqu'à pâleur des tissus. Opérer vite.

Cocaïne : Solution rigoureusement titrée à 1 p. 100, toujours inoffensive.

Le plus souvent il suffit d'injecter, de chaque côté de la racine à extraire et à la face profonde de la muqueuse, un demi-centimètre cube de la solution.

Attendre pour opérer, quatre à cinq minutes après l'injection.

Nirvanine : Anesthésique excellent : solution à 5 p. 100 ; même technique que pour la cocaïne.

Chloroforme : N'y recourir qu'en cas de nécessité absolue : accidents de dent de sagesse (trismus) ou extractions multiples.

Protoxyde d'azote : Peu employé aujourd'hui ; presque aussi dangereux que le chloroforme et donne une anesthésie de courte durée.

VI. — ACCIDENTS DE L'EXTRACTION.

Hémorrhagie : Tamponnement de la cavité alvéolaire à la gaze aseptique (très efficace) : laisser le tampon vingt-quatre ou quarante-huit heures.

Fracture du rebord alvéolaire : Extraire s'il y a lieu les esquilles le plus tôt possible.

Accidents infectieux (gingivite, ostéo-périostite, etc.) : désinfection du foyer par de grands lavages à la seringue, avec la solution de thymol à 1 p. 1.000 ; tamponnement de l'alvéole à la gaze salolée, dans l'intervalle des lavages.

VII. — CONTRE-INDICATIONS DE L'EXTRACTION.

Absolues : peu nombreuses : Derniers jours d'une grossesse ; crises d'excitation chez les nerveux.

Relatives : Grossesse chez les femmes très nerveuses ; période menstruelle ; diabétiques ; hémophiliques (prévoir l'hémorrhagie et se préparer à la combattre : tamponnement, gélatine, thermocautère, etc.).

FISSURE A L'ANUS

Éléments étiologiques : Sexe féminin, nervosisme ; âge adulte. Constipation habituelle ; hémorroïdes, etc.

Signes cliniques : Ulcération au niveau du sphincter (pli radié), presque toujours en arrière ; contracture du sphincter ; douleur après la défécation allant parfois jusqu'à la syncope.

I. — FORME TOLÉRANTE.

1° Laxatifs.

2° Lavages locaux après chaque selle avec de l'eau boriquée ; bains fréquents.

3° Pansements à la vaseline iodoformée ou cocaïnée et mieux encore : suppositoires avec : orthoforme 80 centigrammes, ou bien : badigeonnages avec la solution de nirvanine à 5 p. 100.

II. — FORME INTOLÉRANTE.

1° Dilatation brusque.

Technique : 1° *Préparation du malade :* Purgatif la veille de l'opération ; l'anus est rasé puis lavé.

2° *Chloroformisation :* L'anesthésie sera faite avec beaucoup de soin (accidents assez fréquents) ; elle sera profonde, afin d'éviter la syncope réflexe au moment de la dilatation.

3° *Opération :* Le malade est couché sur le côté droit, la jambe droite allongée, la gauche fléchie. Le chirurgien introduit les deux pouces dos à dos vaselinés dans l'anus et les écarte fortement jusqu'à ce qu'ils soient arrêtés par les ischions.

4° *Pansement :* Mèche de gaze iodoformée dans l'anus.

5° Prévenir la récidive de la fissure en traitant la cause : Constipation, hémorroïdes, déviations utérines (causes de constipation, etc.), état général, etc.

FRACTURES DE LA CLAVICULE A SA PARTIE MOYENNE

Éléments étiologiques : Directe ou indirecte (chûte sur la main, le coude ou l'épaule). Fractures par contraction musculaire.

Signes cliniques : Épaule malade abaissée, tête inclinée du même côté ; la main du côté sain tient le coude du côté malade.

Fragment externe abaissé et porté en dedans.

Fragment interne attiré en haut et en avant.

I. *Réduction de la fracture :* Faire asseoir le malade sur un escabeau ; un aide, placé derrière, empaume le devant des épaules et porte ces dernières en arrière en haut et en dehors, *progressivement* et *doucement,* jusqu'à ce que les deux clavicules aient la même longueur (de l'articulation sterno-claviculaire à l'extrémité externe de l'os).

II. *Application de l'appareil :* 1° Circulaire de ouate (pas trop épais) autour du thorax ; une bande de ouate en sautoir sur l'épaule du côté sain.

2° Un tampon de ouate serré (gros comme le poing au moins) dans l'aisselle malade.

3° Préparer une bande de tarlatane ayant six doubles d'épaisseur, large comme les deux mains et longue de 110 à 120 centimètres et la tremper dans le plâtre.

4° Appliquer un des chefs de cette bande sur l'épaule malade, en empiétant assez largement sur la face dorsale du moignon, et la laisser tomber en avant du thorax.

5° En avant de la bande, appliquer sur la poitrine le bras du côté malade et replier l'avant-bras de façon que l'extrémité des doigts atteigne l'épaule du côté sain.

6° Replier, en avant du membre ainsi fléchi, la partie inférieure de la bande de tarlatane plâtrée, de façon que l'autre chef vienne aboutir au voisinage du point de départ, sur l'épaule malade : elle forme ainsi une anse qui embrasse le bras et l'avant-bras.

7° Trois ou quatre bandes de tarlatane sont trempées dans de l'eau blanchie avec deux ou trois poignées de plâtre ;

avec elles, on décrit autour du thorax un éventail dont le manche rétréci correspond à l'aisselle et à la partie du thorax du côté sain, tandis que la partie large embrasse le membre supérieur du côté malade; serrer un peu vers le coude, pour rapprocher celui-ci du tronc ; tous les trois tours environ, passer la bande en sautoir obliquement sous le coude malade et sur l'épaule saine, de façon à soulever le coude et, par suite, l'épaule.

8° Chemin faisant, avec la gâchée de plâtre qui a servi au début pour la large bande en anse, imbiber les tours de bandes au niveau du moignon de l'épaule malade, jusqu'au milieu du thorax (pas au delà) en avant et en arrière.

Cet appareil soulève le coude et par suite le moignon de l'épaule; de plus, il porte en dehors le fragment externe par le mécanisme du levier du premier genre (puissance : tours inférieurs de l'éventail qui rapprochent le coude de tronc; point d'appui: tampon de ouate axillaire ; résistance : fragment externe).

Laisser l'appareil vingt-cinq jours environ (quinze jours chez les enfants).

S'il survenait des troubles de compression nerveuse après consolidation, *intervention sanglante* pour libérer le nerf pris dans le cal.

FRACTURES DE COTES

Éléments étiologiques : Traumatisme ; fractures directes (partie moyenne), fractures indirectes (partie antérieure, partie postérieure). — Action musculaire : toux, éternuement (côtes inférieures gauches). Fractures spontanées : ataxie, grossesse, etc...

Signes cliniques : Douleur vive, exaspérée par les mouvements du thorax (respiration, toux, éternuement), localisée par la pression digitale ; gêne respiratoire ; crépitation perçue par la main appliquée à plat sur le thorax ou à l'auscultation, pendant la toux. Déformation du thorax, déplacement, mobilité anormale, rares. Complications : hémorragique, pleurales, pulmonaires.

I. — FRACTURES DE COTES SANS DÉPLACEMENT ET SANS COMPLICATIONS ACTUELLES.

Calmer la douleur :

Immobiliser, autant que possible, le thorax par l'application d'un bandage de corps plus ou moins serré (suivant les indications fournies par le malade) ; employer, à cet effet, une large bande de diachylon, entourant une fois et demie la poitrine, mais laissant libre la partie inférieure du thorax, pour ne pas gêner les mouvements du diaphragme, (respiration diaphragmatique).

Fléchir le bras correspondant et l'immobiliser contre le thorax par quelques tours de bande ou une simple écharpe (contre l'action des pectoraux).

Repos au lit pendant quelques jours.

En cas de douleur particulièrement tenace : Piqûres de morphine.

Ausculter chaque jour le malade avec soin (complications possibles).

II. — FRACTURES DE COTES AVEC DOULEUR (POINT DE COTÉ) ET DYSPNÉE CROISSANTES, MALGRÉ L'IMMOBILISATION, AVEC OU SANS FIÈVRE.

Supprimer le bandage de corps.

Dépister, par percussion et auscultation attentives et fréquemment pratiquées, la ou les complications (pneumothorax, hémopneumothorax, pleurésie, pneumonie traumatique).

Traiter les complications (Voir *Contusion profonde de la poitrine*).

III. — FRACTURES DE COTES AVEC EMPHYSÈME SOUS-CUTANÉ (DÉCHIRURE DU POUMON).

Traitement comme pour I.

A la moindre aggravation, traitement comme pour II.

IV. — FRACTURES DE COTES AVEC DÉPLACEMENT FRAGMENTAIRE, SANS MENACES DE COMPLICATIONS.

Essayer de produire l'*engrènement des fragments* :

1° Dire au malade de faire un violent effort.
2° Exercer, à ce moment, une pression sur les deux fragments, ou sur un des fragments (suivant les cas).

Ne pas insister en cas d'insuccès et s'en tenir au bandage en diachylon et au repos au lit.

V. — FRACTURES DE COTES AVEC DÉPLACEMENT FRAGMENTAIRE, ACCIDENTS ACTUELS OU A CRAINDRE.

Résection costale (Voir *Pleurésies purulentes*).

FRACTURES DE CUISSE

I. — FRACTURE DE L'EXTRÉMITÉ SUPÉRIEURE.

Éléments étiologiques : Malades âgés, femmes surtout.

Fracture intracapsulaire : Chutes sur les pieds, les genoux, la partie antérieure ou postérieure du grand trochanter. Contraction musculaire.

Fracture extracapsulaire : Chute directe sur le grand trochanter.

Signes cliniques : a. *Intracapsulaire :* Impotence fonctionnelle du membre, raccourcissement, rotation en dehors; douleur peu marquée au repos, mais provoquée par les mouvements (surtout adduction et flexion) et la percussion du talon ou du trochanter.

b. *Extracapsulaire :* Mêmes signes et aussi augmentation de volume du grand trochanter et effacement ou saillie du triangle de Scarpa.

1° *Chez le vieillard :* Négliger la fracture par elle-même; éviter le décubitus prolongé.

Dès les premiers jours, commencer le massage.

Ne pas tenir le malade au lit plus de huit à dix jours.

Au bout de ce temps, le faire lever et marcher avec des béquilles : massages journaliers, très prudents.

2° *Chez l'adulte :* Faire l'extension continue pendant deux mois environ, comme pour II.

En cas de raccourcissement et rotation externe notables : Réduire sous le chloroforme :

Contre-extension sur le bassin; traction dans l'axe de la cuisse, combinée à la rotation interne; appliquer ensuite l'extension continue (Appareil de Hennequin, sans gouttière).

II. — FRACTURE DE LA DIAPHYSE DU FÉMUR.

Signes cliniques : Cuisse tassée, raccourcie, volumineuse ; mobilité anormale et crépitation ; hydarthrose du genou (précoce).

Éléments étiologiques : Causes directes ou indirectes. Age adulte et enfance (fractures obstétricales). Fractures spontanées.

A. — Appareil de Tillaux.

Technique : Objets nécessaires : 1° Se procurer un lit de fer, de la bonne corde de 5 millimètres de diamètre environ, un rouleau de diachylon de 1^m,50 à 2 mètres, quelques briques ou des morceaux de bois de 10 centimètres d'épaisseur pour soulever les deux pieds antérieurs du lit et, si possible, une poulie.

2° Tailler, dans la pièce de diachylon, sept à huit bandelettes de 3 à 4 centimètres de large.

3° Prendre une première bandelette, la chauffer légèrement, l'appliquer sur la partie inférieure et externe de la cuisse (au-dessous de la fracture), sur la partie externe du genou et de la jambe, jusqu'à la malléole ; la faire bien adhérer dans tout ce trajet, la mener à 25 centimètres environ au delà du pied et lui faire décrire une anse pour la ramener sur la malléole interne, la face interne de la jambe, du genou et de la cuisse, jusqu'à la hauteur du point de départ de la partie externe.

4° Glisser transversalement sous le membre (au-dessus du genou, au mollet et au cou-de-pied), trois bandelettes de diachylon et leur faire faire deux circulaires autour du membre en mobilisant celui-ci le moins possible.

5° Prendre une troisième bandelette, la faire chauffer et l'appliquer longitudinalement comme 3° ; mais, pour l'imbriquer, partir un peu en avant et venir aboutir exactement sur la première bandelette au niveau de l'anse ; la replier alors et la mener en dedans (toujours comme 3°), mais un peu en arrière.

6° Terminer par des circulaires ce qui reste des bandelettes transversales employées à 4°.

7° Appliquer la quatrième bandelette comme 5°, mais partir en dehors, un peu en arrière, décrire l'anse et aboutir en dedans, un peu en avant de la première bandelette.

8° Cinquième bandelette circulaire comme 4° et 6°.

9° Sixième et septième bandelettes longitudinales imbriquées sur 5° et 7° et maintenues par les tours circulaires de ce qui reste de 8°.

10° Si l'on a une huitième bandelette, terminer par des circulaires, ou plutôt des tours de spire, autour du membre, des malléoles à la cuisse.

11° Fixer la poulie aux barreaux du lit, du côté des pieds du malade. *Faute de poulie*, prendre un corps cylindrique rond, tel qu'un morceau de manche à balai en bois.

12° Attacher la corde à l'anse du diachylon, au-dessous

du pied du malade, la réfléchir sur la poulie ou le morceau
de manche à balai et y attacher un poids de 2 à 3 kilos.

On peut encore faire la traction en attachant un tube
de caoutchouc à l'anse de diachylon et à un barreau du lit.

13° Pour éviter que le malade ne soit entraîné par la
traction, soulever de 10 centimètres environ les deux pieds
antérieurs du lit, de façon à mettre le blessé sur un plan
incliné, la tête basse.

L'extension continue fatigue les muscles et met les os
bout à bout.

Cependant si, après réduction, l'absence de crépitation
faisait supposer qu'il y a des parties molles (muscle) inter-
posées entre les surfaces fracturées, endormir le malade,
tirer dans l'axe et désenclaver le fragment par quelques
légers mouvements de latéralité, de rotation et de circum-
duction.

B. — Appareil de Hennequin.

Technique : Objets nécessaires : Un lit de fer, corde,
poulie, comme pour A. En plus : une serviette pliée en
cravate et une gouttière courte, dite gouttière de Hennequin
(ou du plâtre et de la tarlatane).

1° Envelopper le membre inférieur, des orteils jusqu'au
quart inférieur de la cuisse, d'une bande de ouate recouverte d'une bande de toile ou de flanelle régulièrement
serrée.

2° La serviette, pliée en cravate, est appliquée par son
milieu sur la face antérieure de la rotule, ses deux chefs, se
croisant dans le creux poplité, puis, passant de chaque côté
de la face postérieure de la jambe, sont ramenés en avant
et noués à distance : c'est en ce point que sera appliquée la
traction.

3° Pendant la durée des préparatifs précédents, le matelas du côté malade a été décousu depuis son angle inférieur jusqu'au niveau du creux poplité ; en faire enlever la
laine sur une largeur de 30 centimètres environ ; réunir les
deux toiles du matelas à la limite de la laine (qui a été
refoulée pour former un rebord), avec des épingles anglaises.
Faire porter la jambe du côté malade sur cet espace vide
(flexion à 40°).

4° Glisser la gouttière de Hennequin, garnie de ouate,
sous la cuisse et la maintenir avec deux courroies en cuir.

Faute de gouttière de Hennequin, faire une gouttière

plâtrée avec de la tarlatane, mesurant en longueur 20 centimètres environ et entourant les deux tiers de la cuisse.

5° Attacher la corde à l'extrémité de la serviette nouée et faire la traction comme pour A.

Il est quelquefois nécessaire de faire un peu de traction manuelle pour obtenir la réduction.

Placer au bout de la corde 2 à 3 kilos et, chez les sujets très musclés, jusqu'à 6 kilos.

Avant de fermer la gouttière (4°), bien matelasser de ouate la région antérieure et mettre, en long, à ce niveau (point correspondant à la saillie ordinaire des fragments) une attelle de bois de 35 centimètres environ ; boucler les courroies par dessus. *Vérifier fréquemment l'appareil.*

Avec l'appareil de Hennequin, le malade peut s'asseoir.

Quel que soit l'appareil employé, ne pas permettre la marche avant trois mois. Pendant ce temps, sans déranger l'appareil, faire un peu de massage en avant sur le point fracturé et imprimer des mouvements à l'articulation du cou-de-pied.

III. — FRACTURES DE L'EXTRÉMITÉ INFÉRIEURE DU FÉMUR.

Éléments étiologiques : Directes ou indirectes. Adultes.

Signes cliniques : Gonflement énorme ; raccourcissement souvent peu marqué ; la jambe semble luxée en arrière ; mouvements anormaux.

Si la fracture est intracondylienne : élargissement du genou et crépitation perçue en appuyant sur un seul condyle.

A. — Cas simples.

1° Réduire le fragment inférieur luxé en arrière ; fléchir la jambe à 40° ;

2° Appliquer l'appareil de Hennequin (II, B).

B. — Fractures avec hémarthrose considérable.

1° Ponctionner le genou sous le chloroforme.

2° Appliquer un appareil plâtré (gouttière postérieure) maintenant le genou légèrement fléchi (compression ouatée du genou).

Dans les deux cas (A-B) : Massage précoce.

FRACTURE DE DUPUYTREN

Éléments étiologiques : Abduction forcée du pied (faux pas).

Signes cliniques : Vives douleurs, gonflement, pied en valgus et souvent porté en arrière; coup de hache à 5 ou 6 centimètres au-dessus de la pointe de la malléole externe. En appuyant avec un instrument mousse (stylet, pointe de crayon), vive douleur à la pointe de la malléole interne et au niveau du coup de hache. Ecchymoses.

Règle très importante : Il est indispensable de réduire d'une façon parfaite et, très souvent, l'anesthésie générale sera nécessaire.

I. — FRACTURE RÉCENTE.

A. — Réduction.

Technique : Fléchir le genou pour relâcher les muscles gastrocnémiens.

Un aide empaume la jambe avec les deux mains (contre-extension).

L'opérateur, au bout du membre, prend à pleines mains le pied, tire fortement et le porte en varus et en avant.

On réussit presque toujours à réduire.

En cas d'insuccès, ne jamais se contenter d'une réduction approximative, mais mettre à nu le foyer de la fracture pour redresser ou extirper l'esquille tibiale externe parfois interposée entre les fragments.

B. — Contention.

Immobiliser le pied à angle droit en léger varus, dans une gouttière plâtrée postérieure et le maintenir en bonne attitude jusqu'à dessiccation complète du plâtre.

Vérifier fréquemment la persistance de la réduction sous

la gouttière et refaire un nouvel appareil plâtré, dès que le premier ne maintient plus suffisamment les fragments. (*La crête tibiale prolongée doit tomber sur le premier espace intermétatarsien*).

Masser les muscles à découvert dans l'espace libre de la gouttière plâtrée et faire des mouvements passifs de flexion et d'extension des orteils.

Après six semaines, enlever l'appareil ; bains de pieds chauds, massages et mouvements articulaires. Pour les premières séances de mobilisation, il est quelquefois utile de donner le bromure d'éthyle.

II. — FRACTURE DE DUPUYTREN VICIEUSEMENT CONSOLIDÉE.

Faire l'ostéotomie cunéiforme du tibia et linéaire du péroné.

Dans quelques cas, avoir recours soit à la résection tibio-tarsienne, soit à l'astragalectomie.

FRACTURES DE L'HUMÉRUS

Éléments étiologiques : *A. Col anatomique* : Après cinquante ans; traumatismes indirects, plus rarement directs.

B. Col chirurgical : Après cinquante ans, traumatismes directs (en avant ou en arrière); quelquefois indirects.

C. Diaphyse : Hommes, adultes; traumatismes directs ou indirects; contractions musculaires; fractures obstétricales.

D. Epiphyse inférieure. a) Sus-condylienne; enfance et adolescence; directes (chutes sur le coude en flexion); indirectes (chutes sur la main, l'avant-bras étant en hyperextension).

b) Pour les fractures sus et intercondyliennes (en T ou en Y) : Hommes adultes, de vingt à quarante ans; traumatisme violent du coude; rarement chute sur la main.

c et d) Fractures du condyle externe et du condyle interne : au-dessous de quinze ans; chute sur le coude ou sur la main.

Signes cliniques : *A. Col anatomique* : Diagnostic difficile; douleur, au-dessous du bord externe de l'acromion, gonflement, bras pendant; effacement du sillon pectoro-deltoïdien; mouvements actifs (élévation et abduction) parfois conservés; crépitation (manque si les fragments sont engrénés).

B. Col chirurgical : Gonflement de la région, sillon pectoro-deltoïdien effacé, fragment inférieur parfois saillant dans l'aisselle; ecchymose vaste (thorax, abdomen, face interne du bras); membre pendant ou légèrement écarté du tronc; *racourcissement de un demi-centimètre à 3 centimètres* (de l'angle postérieur de l'acromion à l'épicondyle); élargissement du moignon de l'épaule; douleur (1º à deux doigts au-dessous de l'acromion; 2º au voisinage de l'apophyse coracoïde), à la pression directe et indirecte (coude); crépitation (provoquée par les mouvements de rotation) et mobilité anormale; absence de ces deux derniers signes dans les fractures engrénées.

C. Diaphyse : Signes des fractures en général. Pseudarthrose fréquente par interposition des parties molles.

D. Épiphyse inférieure. a) Sus-condylienne : Tuméfaction et signes habituels des fractures; chevauchement en arrière, du fragment inférieur; conservation des rapports normaux des saillies du coude (épicondyle, épitrochlée, olécrane); bras raccourci; mouvements de flexion et d'extension du coude faciles et indolores.

Si la fracture est à la fois sus et intercondylienne, il y a en plus :

élargissement transversal du coude, réductible par pression latérale avec crépitation et douleur, mobilité des deux fragments.

b) Fractures du condyle externe : Signes d'une contusion ; douleur vive (pression, mouvements provoqués) à 2 ou 3 centimètres au-dessus de l'épicondyle ; quelquefois déplacement (fragment inférieur porté en arrière et simulant une luxation du coude).

c) Fractures du condyle interne : Crépitation, douleur, déviation en cubitus varus, ou cubitus valgus facilement réductible.

I. — FRACTURES DU COL ANATOMIQUE.

Massage et immobilisation dans une écharpe, en dehors des séances.

II. — FRACTURES DU COL CHIRURGICAL, DE LA DIAPHYSE ET DE L'EXTRÉMITÉ INFÉRIEURE.

Appareil de Hennequin.

1° *Taille de l'appareil* : Bande de tarlatane de 16 épaisseurs, de 1 mètre de long et de largeur égale à la circonférence du bras ; à sa partie supérieure, faire une échancrure en fer à cheval, profonde de 20 centimètres environ ; de même à la partie inférieure, mais l'échancrure mesurera 50 centimètres. L'appareil a ainsi la forme de la lettre H ; la barre transversale, plus rapprochée de la partie supérieure est large de 25 à 30 centimètres. Un surjet de gros fil fixe l'appareil.

2° *Réduction de la fracture* : Asseoir le blessé sur une chaise ; appliquer sur la main, l'avant-bras et l'extrémité inférieure du bras, de la ouate et une bande et fléchir l'avant-bras à angle droit ; garnir l'aisselle et l'épaule d'une couche de ouate maintenue par une compresse ;

Une bande passant en sautoir dans le creux axillaire et fixée verticalement à un piton ou à la barre d'un lit fait la contre-extension ;

Une bande de toile de 1 mètre est appliquée circulairement par son milieu autour de la partie inférieure du bras et les chefs se croisent au niveau du pli du coude ; à chacun des chefs, passant l'un en avant, l'autre en arrière de l'avant-bras, on attache un poids de 2 kilos ou un corps de poids analogue ; on fait ainsi l'extension. Laisser les muscles se fatiguer un peu avant d'appliquer l'appareil.

3° *Application de l'appareil* : La réduction obtenue, l'appareil, imbibé de plâtre, est glissé entre le thorax et le bras, son échancrure supérieure embrassant l'aisselle ; les deux chefs en sont croisés sur le moignon. La gouttière est ensuite appliquée sur le bras et les chefs inférieurs sont ramenés

sur la face antéro-supérieure de l'avant-bras fléchi et croisés
à leur tour deux fois « comme les cordons d'un cothurne » ;
ils viennent aboutir à l'apophyse styloïde du cubitus.

4° *Maintenir le tout par quelques tours de bandes* et ne
pas enlever l'extension et la contre-extension avant la prise
complète du plâtre.

Laisser l'appareil en place pendant trente à trente-cinq
jours et même un peu moins pour les fractures voisines
des articulations, afin de commencer au plus tôt le massage.

FRACTURES COMMUNES DE L'OLÉCRANE

Éléments étiologiques : Homme (adulte, vieillard). Traumatismes directs ou indirects ; action musculaire.

Signes cliniques : Dépression entre les deux fragments, surtout dans la flexion (peut manquer : simple rainure). Mobilité latérale du fragment supérieur ; ascension légère dudit fragment. Souvent gonflement énorme ; ecchymose ; épanchement sanguin intra et périarticulaire masquant la fracture. Impossibilité (le plus souvent) d'étendre et de fléchir l'avant-bras par un mouvement actif. Cal presque toujours fibreux.

I. — FRACTURE SIMPLE, AVEC ÉCARTEMENT MODÉRÉ DES FRAGMENTS.

Extension et massage : *Pas d'appareils à immobilisation permanente.*

Technique : 1° Aussitôt après l'accident, faire un bandage roulé avec une bande de flanelle, bien appliquée, régulièrement serrée et sans godet, de la main au milieu du bras ;

Le malade reste au lit, le membre sur un coussin.

2° Le quatrième jour, commencer le massage sur le membre entier, en frottant de toute la largeur de la paume de la main ; pendant ce temps le bras est en extension et le fragment olécranien immobilisé avec le pouce et l'index gauche. Ces massages seront journaliers.

3° Après chaque séance de massage, replacer la bande de flanelle et maintenir le membre dans l'extension avec une attelle de bois matelassée de ouate.

Après la première semaine, commencer quelques très légers mouvements de flexion et d'extension, en soutenant la partie de l'olécrâne fracturée. Augmenter progressivement les mouvements.

Après trois semaines, supprimer les attelles en bois et donner chaque jour des bains de bras très chauds (dans une poissonnière, par exemple). Continuer les massages, les mouvements et les bains jusqu'au 40ᵉ jour environ. La guérison est alors complète.

II. — FRACTURE AVEC GRAND ÉCARTEMENT (2 CENTIMÈTRES ET PLUS) OU COMPLIQUÉE DE PLAIE.

Suturer les fragments (suture osseuse). Si la fracture est comminutive, extraire les fragments isolés et suturer le tendon du triceps au fragment inférieur.

Après la suture, immobiliser le coude en flexion pendant une semaine dans une gouttière plâtrée; puis, mobilisation progressive et massage.

FRACTURE DU RADIUS (EXTRÉMITÉ INFÉRIEURE)

Éléments étiologiques : Fracture directe (n'offrent rien de spécial).

Fracture indirecte : Chute sur la paume de la main, rarement sur la face dorsale. Fréquente après cinquante ans, surtout chez la femme.

Signes cliniques : Déformation en dos de fourchette; exagération des plis de flexion du poignet; cordes des radiaux; déviation externe de la main; la ligne des deux apophyses styloïdes (radius et cubitus) est horizontale au lieu d'être oblique en bas et en dehors.

1° Réduction :

Technique : Le malade est assis, le bras pendant le long du corps, l'avant-bras fléchi à angle droit.

Un aide placé derrière le malade empoigne fortement, des deux mains, l'avant-bras vers son tiers inférieur.

L'opérateur se tient en face, un genou en terre ; d'une main (pouce en dessus), il empaume les quatre derniers doigts ; de l'autre main, il empaume le pouce. Ses pouces remontent, sur la face dorsale, aussi haut que possible, dans l'espace interosseux qui sépare le premier du deuxième métacarpien.

Appuyant fortement des deux pouces sur la déformation dorsale, il fléchit avec force le poignet, pendant qu'il l'incline sur le bord cubital. (Cette manœuvre exige un effort assez grand et, par suite, cause une douleur vive au malade ; mais elle est absolument nécessaire; on devra donc la faire assez vite, en quelque sorte par surprise.)

2° *Si la réduction se maintient bien*, mettre une simple écharpe, en laissant pendre en dehors la main sur son bord cubital et faire, à partir du quatrième jour, une séance quotidienne de massage.

Si la déformation tend à se reproduire, placer l'avant-bras en position moyenne (bord cubital en bas) et appliquer une demi-gouttière plâtrée sur le bord cubital : elle partira en haut du voisinage du pli du coude et en bas elle ne dépassera pas les plis de flexion des doigts, pour permettre les mouvements de ceux-ci.

Cette gouttière sera laissée de dix à douze jours.

Dès lors, massage et mouvements passifs chaque jour; bains locaux d'eau très chaude.

FRACTURES DE LA ROTULE

Éléments étiologiques : I. *Fractures fermées.* —*a*) Directes : choc direct, trait de fracture le plus souvent oblique ou vertical, rarement transversal, fractures comminutives.

b) Indirectes : par action musculaire ; trait transversal, déchirure fréquente des ailerons latéraux, hémarthrose plus ou moins considérable.

II. *Fractures ouvertes.* Choc direct, deux ou plusieurs fragments ; hémarthrose.

Signes cliniques : Fracture transversale : Dépression interfragmentaire plus ou moins marquée, augmentant par la flexion, diminuant par l'extension du membre ; mobilité anormale, crépitation (écartement faible ou rapprochement possible); signes d'épanchement articulaire plus ou moins considérable ; douleurs variables; signes fonctionnels variables suivant intégrité ou déchirure des ailerons.

Fractures obliques, verticales : Fréquemment lésions cutanées (fractures directes); écartement des fragments nul ou peu considérable; épanchement articulaire; crépitation.

Fractures comminutives : multiplicité des traits de fracture; hémarthrose.

Fractures ouvertes: Plaie variable des parties molles prérotuliennes ; examen direct des lésions.

La suture est le traitement de choix, mais ne saurait être pratiquée que sous le couvert d'une antisepsie absolument scrupuleuse.

I. — FRACTURE TRANSVERSALE AVEC ÉCARTEMENT DE DEUX CENTIMÈTRES OU PLUS. ADULTE BIEN PORTANT.

A. — Fragment inférieur suffisant.

Nettoyer l'articulation et suturer les fragments.

Technique : Asepsie de la région. Anesthésie générale.
Instruments : Bistouri, ciseaux droit et courbe, aiguille à suture (Reverdin ou Hagedorn), pince à griffes, perforateur, davier, fil d'argent (de 1 millimètre de diamètre ; le

stériliser par le flambage avant de s'en servir), crins de Florence, catgut moyen.

1° Tailler un lambeau courbe, convexe en bas; le disséquer de bas en haut jusqu'au bord supérieur de la rotule ; le rabattre en haut et le maintenir rabattu.

2° Avec une compresse aseptique, enlever le sang et les caillots de la bourse prérotulienne.

3° Écarter l'un de l'autre les deux fragments (flexion du membre) et enlever, aux ciseaux et à la pince à griffes les tissus interposés.

4° Nettoyer à fond, à l'aide de compresses aseptiques, la cavité articulaire (caillots, sang, etc.).

5° Faire saisir solidement avec un grand davier denté, un des fragments rotuliens et, avec le perforateur, pratiquer à 1 centimètre du trait de fracture, successivement, deux perforations obliques, de façon que la pointe du perforateur vienne sortir au niveau de la surface fracturée, au voisinage de la face cartilagineuse de la rotule, mais en avant d'elle.

6° Engager, après chaque perforation, dans l'orifice du perforateur, l'extrémité du fil d'argent; recourber en anse cette extrémité et retirer le perforateur.

7° Perforer de même, en deux points symétriques, l'autre fragment maintenu de même et engager successivement dans le trou du perforateur l'extrémité inférieure des deux fils d'argent.

8° Faire coapter exactement les deux fragments et serrer les fils, à la face antérieure de la rotule, en les tordant solidement; les couper courts, rabattre les nœuds métalliques sur un des fragments et les enfoncer d'un coup de maillet dans le tissu osseux rotulien.

9° Suturer, par un surjet au catgut moyen, les ailerons, les ligaments rompus, le périoste.

10° Suturer la peau aux crins de Florence.

11° Pansement occlusif à la gaze iodoformée, ouate, bande. Mettre le membre dans une gouttière.

Soins post-opératoires : Ne pas prolonger l'immobilisation au delà d'une dizaine de jours et commencer, après avoir enlevé les fils, le massage et la mobilisation, méthodiquement et prudemment effectués. Autoriser la marche avec des béquilles (genou maintenu en extension par une genouillère élastique), vers le onzième jour.

B. — En cas de fragment inférieur très petit (suture impossible).

Pratiquer le *cerclage* de la rotule.

Technique : « Avec une grosse aiguille de Reverdin, traverser de dehors en dedans, tout près de son insertion rotulienne, le tendon rotulien ; engager dans le chas de l'aiguille une des extrémités d'un gros fil d'argent, la recourber en anse, et retirer l'aiguille ; traverser de même, près de son insertion rotulienne, le ligament rotulien ; engager dans le chas de l'aiguille l'autre extrémité du même fil et retirer l'aiguille ; coapter exactement les fragments, encadrer soigneusement le bord interne de la rotule dans l'anse métallique, tendre vigoureusement le fil, et en tordre les deux chefs au niveau du bord externe de l'os ; couper le fil court et rabattre le nœud sur l'os ; suturer le périoste et les parties superficielles. »

Soins postopératoires comme A.

II. — FRACTURE TRANSVERSALE AVEC ÉCARTEMENT PRESQUE NUL. AILERONS INTACTS. MALADE COMME POUR I.

S'il y a hémarthrose : Ponctionner l'articulation (asepsie scrupuleuse).

Mettre le membre dans une gouttière (compression légère) et l'immobiliser pendant cinq à six jours.

Commencer dès lors : massage méthodique et très longtemps continué et mouvements provoqués très prudemment effectués.

Technique du massage : (L. Championnière).
Attitude du membre : En extension, le talon reposant sur un coussin et le pied maintenu fixe par un aide. Malade en décubitus dorsal.
Faire au début de la séance des pressions larges, en bracelet, sur toute la périphérie du membre ; faire ces pressions toujours dans le même sens, de bas en haut ; les commencer à mi-jambe et les terminer à mi-cuisse ; faire ces manœuvres très légères, pour obtenir l'anesthésie de la région : simple effleurage.
L'anesthésie obtenue, faire, avec la face palmaire des pouces, des doigts ou avec l'éminence thénar, des pressions

beaucoup plus énergiques et localisées, toujours dans le même sens ; masser ainsi les parties latérales de la rotule (respecter la partie médiane), les parties latérales de l'articulation du genou et aussi le cul-de-sac sous-tricipital et le pourtour de l'articulation rotulo-condylienne.

Terminer la séance par des pressions larges en bracelet, portant sur toute la périphérie du membre.

Mouvements provoqués : Ne jamais provoquer de mouvements étendus (dangereux et parfaitement inutiles) ; se borner à quelques très légers mouvements de flexion du membre, faits immédiatement après la séance de massage.

Supprimer la gouttière et laisser le membre libre dans le lit, dès que la douleur a cessé.

Permettre la marche une quinzaine de jours après la première séance de massage ; ne faire, pendant la marche, que des mouvements très légers de flexion du membre.

III. — FRACTURE TRANSVERSALE AVEC PLUS OU MOINS D'ÉCARTEMENT CHEZ LE VIEILLARD OU L'ADULTE TARÉ (ALBUMINURIE, DIABÈTE, ALCOOLISME, ETC.).

Traitement comme pour II.

IV. — FRACTURE COMMINUTIVE.

A. — Adulte bien portant.

Cerclage de la rotule (Voir I).

B. — Vieillard ou adulte à santé générale défectueuse.

Traitement comme pour II.

V. — FRACTURE OUVERTE.

A. — Transversale, oblique ou verticale.

Suture de la rotule (Voir I).

B. — Comminutive ou transversale à fragment inférieur très petite.

Cerclage de la rotule (Voir B).

FRACTURES (TRAITEMENT GÉNÉRAL)

Éléments étiologiques : Traumatismes ; directes ou indirectes. Causes prédisposantes : Vieillards ; métiers pénibles (hommes) ; maladies des os et maladies générales (fractures spontanées, pathologiques).

Signes cliniques : Douleur ; impotence fonctionnelle ; gonflement ; ecchymoses et quelquefois phlyctènes ; crépitation ; mobilité anormale et déformation.

Elles sont ouvertes (compliquées) ou fermées (simples).

I. — FRACTURES SIMPLES OU FERMÉES.

A. — Fractures de la diaphyse.

I. Réduire dès qu'on est appelé près du malade :

Technique : 1° Extension, faite par un aide qui tire sur le fragment inférieur d'une façon douce et continue ;

2° Contre-extension, faite en même temps par un autre aide qui fixe le fragment supérieur ou le tronc ;

3° Coaptation, faite par le chirurgien, qui, agissant directement sur les fragments, essaie de les placer exactement bout à bout.

Chez les sujets très musclés, il est nécessaire de recourir à l'anesthésie générale ; y recourir encore lorsqu'une réduction parfaite est nécessaire (Ex. : *Fracture de Dupuytren*).

Intervention sanglante, lorsque la réduction est rendue impossible par l'interposition d'un fragment osseux et qu'un résultat imparfait compromettrait les fonctions du membre (*certaines fractures de Dupuytren*).

II. Maintenir réduit :

1° *Appareils improvisés :* Planchettes de bois matelassées de ouate et maintenues avec des bandes ;

Morceaux de carton épais, ramollis dans l'eau bouillante et maintenus avec des bandes, etc.

2° *Appareils définitifs.:*

Appareils plâtrés : Technique : 1° Tailler, dans une pièce de tarlatane de 20 à 30 épaisseurs (selon la longueur de l'appareil), une large bande, pouvant entourer les deux tiers du membre et dépassant largement en longueur l'articulation qui est au-dessus et celle qui est au-dessous de l'os fracturé; (quelques lanières de bois de placage, à l'intérieur de la tarlatane, augmentent la résistance de l'appareil).

2° La réduction faite, mettre dans une grande cuvette de l'eau froide, y ajouter du plâtre, jusqu'à ce que la pâte ainsi formée ait la consistance d'une belle crème un peu claire; gâcher rapidement avec la main et enlever les grumeaux ou parties pierreuses, qui se trouvent souvent dans le fond.

3° Imbiber aussitôt la tarlatane de plâtre, l'enrouler ou l'exprimer avec les deux mains, pour en enlever l'excès et appliquer, en forme de gouttière, l'appareil, maintenu bien tendu par les aides, sur la peau rasée ou enduite de vaseline; le fixer avec des bandes et avec deux planchettes de bois appliquées latéralement pendant qu'on continue toujours l'extension et la contre-extension. Quelques tours de bandes empêchent les planchettes de bouger.

Inciser aux ciseaux les points correspondant aux articulations en flexion (cou-de-pied, coude, etc.).

Laisser le plâtre faire sa prise complètement; quelques heures après, enlever bandes et planchettes.

Appliquer l'appareil immédiatement après l'accident, lorsque le gonflement des parties ne s'est pas encore produit.

S'il existe une tuméfaction considérable, immobiliser pendant quelques jours dans une gouttière en fil de fer abondamment matelassée de ouate et faire un appareil plâtré, dès que le gonflement a disparu. Ou bien, faire immédiatement un appareil plâtré, mais le renouveler après quelques jours, lorsque le membre revient à son volume normal.

Surveiller de très près l'appareil : l'enlever s'il est trop serré (douleurs, cyanose, refroidissement des extrémités); le refaire s'il est devenu trop lâche (ne pas se contenter de bourrer de ouate les espaces vides).

Laisser, autant que possible, en dehors de l'appareil, les doigts et les orteils.

B. — Fractures de l'épiphyse.

I. *Fractures juxta-articulaires sans déplacement :*

1° Appliquer une bande élastique *peu serrée*, de l'extrémité vers la racine du membre;

2° Enlever la bande élastique deux fois par jour et immerger le membre dans l'eau très chaude pendant dix minutes (50 degrés);

3° Terminer par une séance de massage.

II. *Fractures juxta-articulaires avec déplacement :*

1° Réduire comme I, A ;

2° Maintenir réduit avec des attelles de bois matelassées de ouate et fixées avec quelques tours de bandes;

3° Chaque jour, enlever l'appareil et faire une séance de massage et quelques mouvements, après avoir donné un bain local d'eau chaude (50 degrés);

4° Après huit ou quinze jours, supprimer les attelles et, dans l'intervalle des séances de massage, appliquer une bande de flanelle.

III. *Fractures intra-articulaires :*

1° Faire disparaître l'hémarthrose : ponction articulaire, ou mieux, arthrotomie (pour la technique, voir *Hydarthrose*), suivie de compression avec la bande de flanelle;

2° Immobiliser dans un appareil plâtré, pendant huit ou quinze jours;

3° Après ce temps : massage.

Quelle que soit la méthode employée, après consolidation de la fracture, on aura recours, contre les troubles trophiques et les raideurs articulaires, aux massages, douches sulfureuses, bains locaux d'eau très chaude, mouvements actifs et passifs (cette partie du traitement est parfois fort longue).

II. — FRACTURES COMPLIQUÉES.

A. — Cas simples.

Fracture ordinaire avec une plaie cutanée petite :

1° Désinfecter avec grand soin, à la brosse et au savon, à l'alcool et au sublimé, la plaie et les parties voisines;

2° Débrider au bistouri le foyer de la fracture et le laver abondamment au sublimé, ou mieux, à l'eau oxygénée ou au permanganate (infection par des microbes anaérobies);

3° Il est prudent de ne pas réunir et de tamponner la plaie à la gaze ;

4° Réduire et maintenir réduit comme pour I, dans un appareil plâtré largement fenêtré au niveau de la plaie.

B. — Cas complexes.

Plaie avec esquilles et contusions graves de la peau, des muscles, etc. :

1° Endormir le malade et débrider largement l'ouverture pour nettoyer le foyer de la fracture.

2° Enlever les esquilles dépourvues de périoste; réséquer aux ciseaux courbes les parties molles mortifiées, en ménageant avec soin le périoste. Grands lavages comme pour II, A. avec permanganate ou eau oxygénée, ou solution phéniquée forte à 5 p. 100, surtout si la plaie a été souillée de terre.

3° Pendant l'extension et la contre-extension, assurer le contact des surfaces osseuses; retourner les esquilles intercalées; si c'est nécessaire, mettre un fil d'argent ou encercler les fragments obliques qui tendent à glisser (suture osseuse, ligature ou enchevillement selon les cas).

4° Tamponner la plaie à la gaze et recouvrir de ouate aseptique sur laquelle on place une large feuille de gutta-percha, qui empêchera le plâtre d'être souillé ultérieurement par les liquides de la plaie.

5° Appliquer un bon appareil en plâtre épais, mais largement fenêtré au niveau de la plaie, et maintenir soigneusement l'extension, la contre-extension et la coaptation jusqu'après dessiccation.

6° Faire préventivement une injection de sérum antitétanique, si la plaie a été souillée de terre.

Ultérieurement, après formation de l'os nouveau, enlever les séquestres, s'il s'en est formé.

C. — Cas très complexes avec broiement d'une partie du membre.

1° *S'il persiste des battements dans les artères,* au delà de la lésion, désinfecter, immobiliser ; pansement humide et grand enveloppement ouaté.

S'il y a lieu, injection de sérum antitétanique.

2° *Si les artères ne battent plus, et si le membre est froid au delà de la blessure,* ne faire aucune opération typique : Exciser les parties mortifiées et réséquer plus tard les portions osseuses que les parties molles ne sauraient recouvrir.

Pendant les premiers jours, pansement antiseptique humide.

FROIDURES

Éléments étiologiques : Froid humide et vent ; lymphatisme ; misère physiologique (surmenage, alcoolisme, affections morales). Nez, orteils, doigts, oreilles, talon...

Signes cliniques : A. *Froidures générales.* Élévation thermique de courte durée vite remplacée par hypothermie croissante, engourdissement général, lassitude extrême, besoin irrésistible de sommeil, ralentissement progressif des battements du cœur, mort.

B. *Froidures locales.* 1er *degré* (rubéfaction), engelures : coloration violacée des téguments, tuméfaction, œdème ; onglée ; disparition rapide, récidives faciles ou passage à l'état chronique ; ulcérations superficielles sécrétantes et douloureuses.

2e *degré* (vésication) : phlyctènes à liquide citrin ou sanguinolent, et au-dessous ulcérations superficielles du derme, atones, sans tendance à la cicatrisation. 3e *degré* (gangrène) : mortification du derme et des couches sous-jacentes à une profondeur variable (os) ; coloration livide des téguments avec plaques bleuâtres, marbrées ; escarres à contours sinueux, irréguliers, séparées des tissus vivants, enflammés et tuméfiés, par des sillons de séparation de plus en plus profonds ; élimination des escarres ; ulcérations torpides à cicatrisation lente, entourées d'une zone stupéfiée plus ou moins étendue, siège fréquent de poussées inflammatoires et gangréneuses (infection générale). Accidents tardifs, troubles trophiques : mal perforant, atrophie générale du membre, névrites périphériques, tabes, arthropathies.

Règle fondamentale : **Ne jamais provoquer par un réchauffement brusque une élévation rapide de la température (aggravation des froidures locales, accidents généraux mortels).**

I. — FROIDURES GÉNÉRALES.

Pratiquer sur toute la surface du corps des lotions glacées d'abord (glace, neige) froides ensuite (eau froide), et en élever très progressivement la température ;

Exciter la pituitaire par des titillations, des vapeurs d'ammoniaque.

Dès que le malade sort de l'état léthargique : Frictions sèches et excitantes, boissons alcooliques (thé au rhum, alcool) à 15° ou 20°, par cuillerées à café. Élever progressivement la température de la chambre et peu couvrir le malade dans son lit.

Tout danger de réaction brusque écarté : Envelopper le malade de flanelle, de couvertures de laine et élever progressivement la température de ses boissons stimulantes (café, thé, alcool).

II. — FROIDURES LOCALES, PREMIER DEGRÉ.

Lotions excitantes au vinaigre, à l'alcool camphré, au vin aromatique ;

Calmer les douleurs par des badigeonnages avec l'huile de morphine.

Passage à l'état chronique : a) œdème persistant : Application de collodion riciné ; badigeonnage à la teinture de belladone.

b) Ulcérations, fissures : Bains locaux chauds, deux ou trois par jour (infusion de feuilles de noyer à 35°) et, dans l'intervalle, pansement à la vaseline iodoformée ou boriquée 2 p. 100, vaseline au salol 2 p. 100, pommade au borax 1/15, etc.

Importance, chez les lymphatiques, strumeux, etc., du traitement général (huile de foie de morue, liqueur de Fowler).

III. — FROIDURES LOCALES, DEUXIÈME DEGRÉ.

a) Phlyctènes : Vider, d'un coup de ciseaux, les phlyctènes à contenu séreux, citrin, sans enlever l'épiderme ; respecter les phlyctènes à contenu hémorragique. Pansement (Voir *Brûlures III*).

b) Ulcérations dermiques, fongueuses, atones : Bains

locaux prolongés dans de l'eau à 50°; dans l'intervalle, attouchements au nitrate d'argent, à la glycérine phéniquée au dixième et pansement à la vaseline iodoformée, à l'onguent styrax (1 partie pour 3 de vaseline iodoformée); bandage ouaté légèrement compressif.

IV. — FROIDURES LOCALES, TROISIÈME DEGRÉ.
(Gangrène de la peau, des couches profondes.)

a) Mortification peu étendue, limitée aux tissus superficiels : Antisepsie scrupuleuse (Voir *Brûlures III*) puis attendre, sous embaumement antiseptique, la chute spontanée des escarres : Poudre de quinquina, de charbon et d'iodoforme, ou vaseline iodoformée ; compression ouatée.

Renouveler ce pansement le plus rarement possible (surveillance attentive de l'état général).

Après la chute de l'escarre : Traiter la plaie comme pour II, *b*.

b) Mortification totale (membre, segment de membre).

1° Antisepsie des escarres et des sillons d'élimination (Voir *Brûlures VI*).

2° Attendre pour intervenir (amputation) la délimitation définitive des lésions.

FURONCLE

Éléments étiologiques : Staphylococcus pyogènes aureus; excoriations épidermiques au niveau des glandes tégumentaires pilo-sébacées (irritations, contacts répétés, etc...); face, nuque, avant-bras, mains; auto-inoculabilité; dyspepsie, arthritisme, diabète...

Signes cliniques : Petite saillie rouge vif, prurigineuse (poil central) reposant rapidement sur plaque dure, surélevée, douloureuse, rouge, diffuse; coloration blanc-jaunâtre de la saillie primitive, pustule vite remplacée par croûte (pus desséché), (avortement possible au 3ᵉ ou 4ᵉ jour); plaque périphérique de plus en plus étendue et dure; ramollissement du centre; douleur très vive (mouvement fébrile), gêne des mouvements (nuque); ulcération, perforation, cratère, issue du bourbillon (escarre glandulaire); atténuation de tous les phénomènes, guérison rapide (induration, coloration violacée de la peau souvent persistantes). *Complications :* Lymphangite, phlébite (furoncle du nez, de la lèvre, de la joue), phlegmon circonscrit, gangrène...

Furonculose : Furoncles successifs (éruption), état général infectieux.

I. — FURONCLE NAISSANT.

Traitement abortif : Badigeonner la zone douloureuse à la teinture d'iode, à la glycérine phéniquée au 1/10.

Ou encore : Pansements antiseptiques humides et chauds : recouvrir la région de compresses de tarlatane imbibées de la solution phéniquée faible à 2 p. 100 ou de la solution boriquée à 4 p. 100, à 50ᵒ; taffetas gommé, couche de ouate ; bande de tarlatane.

II. — FURONCLE EN ÉVOLUTION.

A. — Furoncle bénin, très circonscrit.

Pansement antiseptique humide chaud et vaporisation antiseptique (sublimé à 1 p. 1000, eau phéniquée à 3 p. 1000, etc.

Si la région s'y prête (extrémités des membres) : Balnéation antiseptique prolongée chaude (45°) (eau phéniquée 2 p. 100, sublimé à 1/1000) ; dans l'intervalle des bains : pansements humides et antiseptiques.

B. — Furoncle circonscrit très douloureux, avec phénomènes inflammatoires modérés.

Anesthésie locale au chloréthyle : Incision simple au bistouri, intéressant toute l'épaisseur du furoncle, ou bien, pointe de feu profonde au centre. Pansements humides antiseptiques.

C. — Furoncle volumineux, douloureux, à tendance extensive (rare).

Comme pour B ;

Si cela ne suffit pas, y joindre des pointes de feu profondes à la périphérie de la zone enflammée.

D. — Furoncle de la zone dangereuse cervico-faciale (cou, front, joue et surtout lèvres et nez.

Surveiller attentivement le malade (état local et état général).

Recourir tout d'abord aux pansements antiseptiques humides ; ou mieux aux pulvérisations antiseptiques (Voir *Anthrax*).

Au moindre signe d'envahissement périphérique : Débrider la tumeur au thermocautère (incisions cruciales multiples dépassant la zone inflammatoire).

E. — Furoncle du conduit auditif externe.

Au début : Remplir le conduit auditif plusieurs fois par jour d'eau stérilisée chaude, et instiller une ou deux gouttes de glycérine phéniquée au 1/10, ou d'alcool boriqué (à saturation) ;

Envelopper la région de compresses d'eau chaude, recouvertes de makintosh.

Période de gonflement inflammatoire : Inciser le furoncle : Insensibiliser le conduit avec un tampon d'ouate imbibée de la solution de cocaïne à 1/20 ;

Introduire le spéculum et engager dans sa lumière un bistouri à pointe fine et à lame mince, le tranchant dirigé vers le centre du conduit ; embrocher la tumeur à sa base et la sectionner de la base au sommet. Assécher le conduit avec de petits tampons de ouate aseptique.

Si le furoncle, trop profond, n'est pas accessible, calmer les douleurs par des instillations de cocaïne à 1/10 ; grands lavages d'eau bouillie chaude, instillations de glycérine phéniquée ; enveloppement humide.

F. — En cas de furonculose.

Traitement général : Purgatifs, antisepsie intestinale, benzonaphtol, levure de bière ! S'il y a lieu, traitement général du diabète.

GRENOUILLETTE SUBLINGUALE

Éléments étiologiques : Plus fréquente chez la femme (abus de la parole) et à l'âge adulte. Causes immédiates mal connues : stomatites, aphtes, professions d'avocat, de chanteur, etc...

Signes cliniques : Tumeur kystique (généralement unilatérale), du plancher buccal ; forme arrondie, souvent allongée dans le sens du maxillaire ; surface lisse et régulière ; coloration blanc-grisâtre. Muqueuse mobile sur la tumeur qui est peu mobile, rénitente, indolore spontanément et à la pression. Ne produit des troubles fonctionnels (phonation, déglutition, respiration) que si elle est très volumineuse.

Excision partielle et cautérisation (Duplay).

Technique : Soins préliminaires : *a*) Antiseptiser la cavité buccale pendant les vingt-quatre heures qui précèdent l'intervention, avec de l'eau phénosalylée (cinq à six gouttes de phénosalyl par verre d'eau) ;

b) Anesthésier la région en injectant sous la muqueuse qui recouvre le kyste, une seringue de Pravaz de la solution de cocaïne à 1/100; attendre trois minutes, avant d'intervenir.

Saisir entre les mors d'une pince à griffes la partie saillante du kyste recouverte de la muqueuse, et la sectionner avec des ciseaux courbes, circulairement.

Lavages fréquents de la bouche à l'eau phénosalylée.

Traitement postopératoire (d'importance capitale) : Tous les deux ou trois jours, désunir, s'il y a lieu, les bords de la plaie, et cautériser avec le crayon de nitrate d'argent le fond de la cavité kystique.

Ne cesser ce traitement que lorsque toute cavité aura disparu.

HÉMORROÏDES

Éléments étiologiques : Pays chauds, bonne chère, vie sédentaire ; constipation habituelle. Idiopathiques ou symptomatiques (rétrécissements du rectum et autres causes gênant la circulation rectale : tumeurs abdominales, grossesse, hypertrophie de la prostate, maladies du foie, etc.).

Signes cliniques : Varices des veines du rectum, externes ou internes ; procidentes ou non procidentes ; à l'état flasque (marisques) ou en activité ; dans ce dernier cas, petites tumeurs bleuâtres, plus ou moins sessiles, rénittentes, douloureuses et rendant les selles pénibles ; elles causent souvent une émission de sang plus ou moins abondante (anémie), précédée de phénomènes généraux : céphalée, éblouissements, etc.

Complications : Inflammation et suppuration ; étranglement, phlébite, pyohémie. — Fissure, fistules.

On est consulté pour : phénomènes inflammatoires, douleurs ou hémorragies.

I. — HÉMORROIDES PEU OU PAS DOULOUREUSES, AMENANT RÉGULIÈREMENT UN SOULAGEMENT CHEZ LES SUJETS PLÉTHORIQUES.

Les respecter.

1° Prendre des soins de propreté de la région anale : lavages à l'eau boriquée après chaque défécation.

2° Prescrire une selle, le soir avant de se coucher et la réduction immédiate des hémorroïdes si elles sortent.

3° Lavages du périnée et lavement journalier soit à l'eau à 50-55 degrés, soit à l'eau froide.

II. — HÉMORROIDES CAUSANT DES HÉMORRAGIES GRAVES PAR LEUR RÉPÉTITION.

Ne sont pas toujours volumineuses.

1° Dilater assez l'anus pour bien voir (écarteur, spéculum ani), car ce sont souvent des hémorroïdes internes :

a). Si le paquet hémorroïdal est bien visible, l'exciser et suturer la muqueuse au catgut ou bien (paquet hémorroïdal bien pédiculé) mettre un fil à la base et couper au-dessous d'un coup de ciseaux.

b) La muqueuse est rouge et vasculaire (état nœvoïde) : exciser la muqueuse et suturer au catgut.

Dans les deux cas, anesthésie locale ou mieux chloroformisation.

III. — HÉMORROIDES S'ACCOMPAGNANT D'ACCIDENTS INFLAMMATOIRES PARTIELS, AVEC PEU DE RÉACTION GÉNÉRALE. (Cas fréquent) :

Excision :

Technique : 1° Soins préparatoires : Purger le malade la veille et prescrire naphtol-β (un cachet de 50 centigrammes);
Le matin de l'opération, de bonne heure (quatre heures avant l'opération), lavement d'eau boriquée.
Raser l'anus ; lavages et soins antiseptiques.
2° Anesthésie locale à la cocaïne ou à la nirvanine ; quelquefois chloroformisation nécessaire.
3° Dilatation forcée avec les doigts (Voy. *Fissure à l'anus*).
4° Cerner d'un coup de bistouri la base des tumeurs thrombosées ; mettre une pince de Kocher ou un fil sur la muqueuse rectale située au-dessus de l'incision, pour qu'elle ne remonte pas dans le rectum ; excision de la tumeur d'un coup de ciseaux courbes.
5° Suture de la muqueuse anale à la muqueuse rectale ; les fils (crins ou catgut) passeront au-dessous de la partie cruentée pour être hémostatiques.
6° Pansement avec poudre d'orthoforme sur la plaie, une petite mèche de gaze iodoformée dans l'anus, ouate hydrophile et bandage en T. Le pansement sera changé vers le quatrième jour ; avant, s'il est souillé.

Soins consécutifs : Constiper le malade avec des pilules de 2 centigrammes d'extrait thébaïque (trois pilules le soir même de l'opération et une pilule les jours suivants jusqu'au septième).
Continuer les cachets de naphtol-β (n° 1).
Au septième ou huitième jour, purgatif, aidé d'un lave-

ment, avec deux cuillerées de glycérine, si c'est nécessaire. La selle obtenue, lavage de l'anus avec solution de sublimé à 50 centigrammes par litre d'eau.

N'enlever les fils qu'au dixième jour, si l'on s'est servi de crins de Florence.

IV. — ÉTAT INFLAMMATOIRE PLUS ÉTENDU, ALLANT JUSQU'A L'ÉTRANGLEMENT.

1° Traitement sédatif: grands bains tièdes prolongés ; suppositoires avec :

Orthoforme...................... ⎫ āā 0,50 centigr.
Iodoforme....................... ⎭

2° Après disparition de l'inflammation, agir comme pour III.

Si la douleur est très vive avec contracture de sphincter :

1° Chloroformisation et soins antiseptiques (rasage, lavage, etc.).

2° Dilatation digitale (Voy. *Fissure à l'anus*).

3° Volatilisation des hémorroïdes avec la pince de Richet ou mieux extirpation au thermocautère :

Technique : Le bourrelet enflammé est saisi avec de fortes pinces à griffes et le couteau du thermocautère, porté au rouge sombre, le sectionne à sa base.

Agir en plusieurs fois pour éviter de brûler les parties voisines par radiation.

Ne pas faire d'extirpation circulaire totale qui expose au rétrécissement de l'anus, mais laisser des bandelettes de muqueuse entre les bourrelets extirpés.

4° Pansements et soins consécutifs comme pour III.

V. — IL EXISTE DES DOULEURS TRÈS VIVES.

1° Elles sont dues le plus souvent à la présence d'une fissure ; *dans ce cas,* dilatation digitale de l'anus (Voir *Fissure*).

2° Il peut exister un bourrelet hémorroïdaire isolé amenant la procidence de la muqueuse rectale : *dans ce cas,* disséquer ce bourrelet verticalement, l'exciser et suturer les bords de la plaie : Technique comme III.

VI. — HÉMORROIDES SUJETTES A S'ENFLAMMER, MAIS EN DEHORS DE LA PÉRIODE INFLAMMATOIRE.

Excision par le procédé de Whitehead.

VII. — HÉMORROIDES SYMPTOMATIQUES.

Traiter la cause.

HERNIAIRE (ÉTRANGLEMENT)

Éléments étiologiques : Adulte et vieillard (très rare chez l'enfant) ; traumatismes, efforts (toux, éternuement, etc...).

Signes cliniques : Tumeur brusquement irréductible, tendue, résistante, douloureuse ; vomissements réflexes (alimentaires, muqueux) ; état nauséeux ; arrêt des matières et des gaz (parfois précédé de l'évacuation du bout inférieur) ; coliques intestinales ; tension des parois abdominales sensibles à la palpation. Bientôt, et plus ou moins rapidement suivant la forme de l'étranglement (suraigu, aigu, chronique...), vomissements bilieux, puis fécaloïdes ; ballonnement du ventre, météorisme ; pouls dépressible, petit, fréquent, parfois irrégulier ; anxiété extrême ; respiration superficielle, accélérée ; facies terreux, angoissé ; hypothermie ; intégrité de l'intelligence (empoisonnement stercorémique). Mort par stercorémie, péritonite septique, complications pulmonaires (broncho-pneumonie)... Guérison spontanée : anus contre nature (phlegmon stercoral).

Recommandation très importante : S'assurer autant que possible le concours d'un chirurgien, à cause des surprises opératoires relatives au degré des lésions, pouvant nécessiter des manœuvres délicates et complexes.

I. — HERNIE ANCIENNE, VOLUMINEUSE ; CRISES ANTÉRIEURES D'IRRÉDUCTIBILITÉ TEMPORAIRE, AVEC AUGMENTATION DE VOLUME ET DOULEURS ; CRISE ACTUELLE AU DÉBUT.

Tenter le taxis (pendant deux ou trois minutes au maximum et d'une façon méthodique) :

Technique : Soins préliminaires : Raser et nettoyer la région. Tout préparer pour la kélotomie (qu'il faudra pratiquer immédiatement après le taxis, en cas d'échec).

Attitude du malade : Bassin élevé, cuisses fléchies en abduction.

Attitude du chirurgien : A droite du malade.

Anesthésie générale (chloroforme, éther) ou bien, en cas de contre-indication formelle, piqûre de morphine au niveau du collet.

Premier temps : Vider l'intestin : Embrasser de la main gauche le pédicule de la hernie.

Entourer circonférentiellement, avec la main droite, la partie moyenne de la tumeur et la comprimer « largement, doucement, progressivement. » (Lejars.) (Evacuation de l'anse annoncée par du gargouillement et la diminution de la tension de la masse herniaire.)

Deuxième temps : Réduire l'anse herniée, totalement ou partiellement vidée :

Etirer avec la main gauche le pédicule « en filière. »

Exercer de bas en haut, avec la pulpe des doigts de la main droite, des mouvements rythmés de pression, sur les parties contenues dans la région du pédicule; faire ainsi progresser ces parties vers le collet, où les saisissent les doigts de la main gauche pour leur faire franchir, au fur et à mesure de leur arrivée, l'orifice herniaire.

Après réduction de l'intestin, agir de même sur l'épiploon, sans insister (adhérences, hémorragies).

Ne se déclarer satisfait que quand le doigt peut être introduit dans le trajet herniaire.

En cas d'échec, ne pas renouveler la séance de taxis et recourir immédiatement à la *kélotomie*, comme pour II.

II. — SIGNES NETS D'ÉTRANGLEMENT.

Irréductibilité, vomissements (signes du début, imposant d'emblée l'intervention); arrêt des matières et des gaz; tension du ventre, etc.

Kélotomie d'urgence : Soins préparatoires : S'éclairer le mieux possible (ne jamais se contenter, la nuit, d'une seule lampe, qui peut s'éteindre).

Instruments : Bistouri, douze pinces hémostatiques, pince à griffes, sonde cannelée, ciseaux droit et courbe, herniotome de Cooper, aiguille de Reverdin, aiguille fine de Hagedorn, soie, catgut, crins de Florence.

Antisepsie des mains, de la région, des instruments.

Anesthésie générale (chloroforme; ou bien, en cas de contre-indication, *anesthésie locale à la cocaïne* (solution à 1/100) : faire, suivant la future ligne d'incision cutanée, une première injection intradermique; renouveler les injections pendant l'opération, au niveau des différentes couches anatomiques (tissu cellulaire, aponévroses, sac).

Technique opératoire :

Premier temps :

Incision des parties molles : Parallèle au grand axe de la tumeur (verticale pour les hernies crurale et ombilicale, oblique de dehors en dedans et de haut en bas pour les hernies inguinales); *longue* (se donner beaucoup de jour) et dépassant largement par en haut le siège de l'étranglement.

Deuxième temps :

a) Recherche du sac : Dissocier à la sonde cannelée ou sectionner prudemment aux ciseaux (hémostase au fur et à mesure) le tissu cellulo-adipeux qui entoure le sac (tumeur arrondie, rénitente, gris brunâtre);

Est-ce bien le sac?

Circonscrire la tumeur avec l'index et l'énucléer des tissus environnants, jusqu'au pédicule (c'est donc une poche, un sac);

b) Ouverture du sac : Avec une pince à griffes, faire un pli à la membrane séreuse et, avec la pointe d'un bistouri, faire prudemment, au niveau de ce pli, une petite incision (jet de liquide séro-sanguin, sauf dans hernies sèches); agrandir l'incision sur la sonde cannelée, introduire l'index gauche dans le sac, et, sur ce doigt comme guide, inciser le sac, aux ciseaux, jusqu'au collet.

Repérer exactement, avec des pinces à forcipressure, les lèvres de l'incision du sac.

Laver la séreuse au sublimé à 1/1000 et assécher ensuite exactement.

Anomalies de ce deuxième temps : Existence d'un kyste préherniaire (hernie crurale surtout) :

Signes caractéristiques : a) C'est un cul-de-sac (recourir à la sonde cannelée) ;

b) Le liquide qui en sort est citrin et non séro-sanguin;

c) Il repose sur le vrai sac que l'on voit et sent bomber au-dessous de lui.

Existence d'une masse graisseuse (sous-péritonéale) au-devant du sac, faisant croire à l'épiploon (pseudo-épiploon) (hernie crurale) :

Caractère distinctif : Absence de pédicule; rechercher le sac au-dessous.

Troisième temps :

Débridement : Le faire à ciel ouvert (grâce au prolongement par en haut de l'incision primitive).

Introduire l'index gauche, lentement, progressivement, entre la paroi du sac et les viscères (pulpe tournée vers les viscères), érailler avec l'ongle le collet du sac et le dilater de plus en plus (un aide attirant le sac au dehors, à l'aide de pinces à forcipressure, pour empêcher le collet de fuir au-devant du doigt).

En cas d'anneaux fibreux très étroit : Section aux ciseaux : Introduire entre le sac et l'anneau fibreux, la branche mousse des ciseaux, et sectionner l'anneau, à petits coups, jusqu'au delà de l'obstacle.

Sinon, section au *bistouri de Cooper :* guider le bistouri à plat, sur l'index gauche, jusqu'au collet ; glisser son extrémité mousse entre l'intestin et le collet ; tourner alors le tranchant vers ce dernier et imprimer au manche un mouvement de bascule qui assure la section.

Sens du débridement d'après variétés des hernies :

Hernie inguinale : En haut et légèrement en dehors.

Hernie crurale : En bas et en dedans.

Hernie ombilicale : Ad libitum (de préférence en haut et à gauche).

Quatrième temps :

Examen du contenu herniaire :

Attirer l'intestin (sans brusquerie) au dehors, sur une assez grande étendue.

Examiner attentivement le sillon d'étranglement et l'anse elle-même.

Examiner attentivement l'épiploon.

A. *Intestin :* 1° *L'intestin peut être réduit* (pas d'amincissement de la paroi intestinale ; séreuse intacte, coloration foncée noirâtre, mais non verdâtre, terne ; circulation se réveillant sous l'eau bouillie chaude).

2° *L'intestin est malade* (Voir plus loin).

B. *Epiploon :* 1° *L'épiploon peut être réduit : Sain* (formant masse compacte, fortement tassée, mais facile à déplisser, sans fausses membranes) et en petite quantité.

2° *L'épiploon doit être réséqué :* Enflammé ou sain mais en très grande quantité :

Résection avec un fil très solide, de grosseur moyenne (soie ou catgut) ; nœud de Lawson Tait ou ligatures en chaîne, suivant le volume de la masse épiploïque.

Cinquième temps :

Réduction : Vider l'anse intestinale de son contenu par une compression très douce, et refouler ensuite méthodiquement dans le ventre l'intestin, en commençant par le bout postérieur (sorti le premier).

S'assurer que la réduction est parfaite, en introduisant l'index droit dans le ventre.

Sixième temps :

Résection du sac : Lier le sac au niveau du pédicule (catgut moyen) et le sectionner au-dessous de la ligature.

Septième temps :

Fermeture de la paroi abdominale : Plan par plan, par une suture à étages. Appliquer un large pansement antiseptique compressif (spica double bien serré).

Soins postopératoires : Diète absolue pendant vingt-quatre heures.

Lavement légèrement purgatif (s'il y a lieu) à la fin du deuxième jour.

En cas d'échec du lavement : Huile de ricin à doses fractionnées (une cuillerée toutes les heures), au troisième jour.

Intestin trouvé malade pendant la Kélotomie (après débridement).

a) Intestin plus ou moins profondément éraillé (séreuse, couche musculaire) : Ne jamais réduire sans avoir réparé la brèche, quelque superficielle qu'elle soit : suture séroséreuse, à la Lambert (fin catgut), adossant les lèvres de la solution de continuité.

b) Intestin menacé de gangrène (coloration terne, grisâtre, bronzée, feuille morte ; diminution de consistance de la paroi, etc.) :

1° *Altération très limitée (ou petite perforation) :* Enfouir les parties suspectes ou perforées à l'aide de deux plans de suture séro-séreuse, refermant l'intestin au-dessus des parties malades (Guinard).

2° *Altérations étendues, diffuses* : Attirer largement au dehors l'anse menacée et l'y maintenir entre deux couches de gaze iodoformée, ou (si on craint qu'elle ne rentre spontanément dans le ventre), à l'aide de quelques points de suture la fixant au collet ; recouvrir l'anse de compresses aseptiques :

Au bout de quarante huit heures ou bien *perforation* : N'intervenir que plus tard contre anus contre nature ou fistule stercorale ;

Ou bien : *réparation des lésions:* Enlever les fils de suture et panser à plat (réduction spontanée de l'anse).

En cas de réduction spontanée trop lente : Décoller prudemment avec le doigt les adhérences récentes, refouler l'anse dans le ventre et fermer la paroi abdominale.

c) *Intestin gangrené :* 1° *Une ou plusieurs plaques de sphacèle, nettement circonscrites, de faibles dimensions :* Enfouissement (Voir *b*) 1°) ou *résection de la plaque de sphacèle* suivie de la suture exacte des lèvres de la perte de substance (surjet séro-musculaire);

2° *Sphacèle de la totalité de l'anse, ou plaques de gangrène confluentes :*

Entérectomie avec *entérorraphie* circulaire ou à l'aide d'un bouton anastomotique (nécessité d'une instrumentation spéciale, d'une assistance éclairée et surtout d'une sérieuse expérience chirurgicale);

Ou bien : *Anus contre nature* (intervention facile et à la portée du plus grand nombre).

1° *Anse pincée latéralement :* Exciser la plaque de gangrène et réunir à la peau, avec beaucoup de soin, les bords de la perte de substance.

2° *Anse herniée entière, mais très courte :* Inciser suivant le bord libre de l'anse, en plein tissu gangrené et suturer à la peau et au collet du sac, les bords de l'incision.

Introduire dans le bout supérieur de l'anse un drain en caoutchouc qui en assurera le fonctionnement.

3° *Anse herniée longue :* Attirer prudemment au dehors l'anse gangrenée et une longueur suffisante d'anse intestinale saine.

Réunir, par des points séro-séreux, et sur les parties saines de l'intestin, les faces contiguës des deux cylindres intestinaux.

Suturer ces derniers aux débris du sac et à la peau ; réséquer enfin l'anse gangrénée.

Recouvrir l'anus contre nature de compresses humides fréquemment renouvelées.

III. — ÉTRANGLEMENT ANCIEN. PHLEGMON STERCORAL.

Inciser largement le phlegmon au bistouri ; lavage antiseptique abondant du foyer.

Recouvrir la plaie de compresses humides, fréquemment renouvelées.

HERNIES (CONTRE-INDICATIONS GÉNÉRALES DE LA CURE RADICALE).

I. — HERNIEUX A PAROI ABDOMINALE SANS RÉSISTANCE physiologiquement insuffisante et dont les régions inguinales amincies et facilement dépressibles, bombent au moindre effort (hernies souvent multiples).

Bandage :

Considérations générales relatives à son application : Le médecin doit le faire fabriquer sur mesure, d'après ses propres indications, et le surveiller, de façon à le faire modifier ou changer s'il y a lieu (usure du bandage, croissance du malade, etc.).

Appliquer le bandage, sur le malade couché, la hernie étant bien réduite (exploration digitale du trajet).

Vérifier la bonne contention en faisant marcher, sauter, se moucher dans la position accroupie, se baisser et se lever, le malade.

Mettre le bandage le matin, avant de se lever, et l'enlever le soir, après s'être couché (sauf indication particulière nécessitant la permanence d'application).

Veiller à la propreté absolue de la peau et du bandage.

II. — HERNIEUX AVEC ÉTAT GÉNÉRAL DÉFECTUEUX OU GRAVE (diabète, albuminurie, tuberculose, affection cardiaque).

Traitement comme pour I.

III. — HERNIEUX ATTEINT D'UNE AFFECTION CHRONIQUE DES VOIES RESPIRATOIRES (efforts de toux) OU DES VOIES URINAIRES (efforts de miction).

Traitement comme pour I.

En cas d'affections aiguës des voies respiratoires ou urinaires : Appliquer un bandage jusqu'à guérison complète de ces affections; ne recourir qu'alors seulement à la cure radicale, indiquée d'autre part.

IV. — HERNIEUX TRÈS JEUNES (rien d'absolu) VIEUX (rien d'absolu ! cinquante ans)

Traitement comme pour I.

V. — HERNIEUX PORTEUR D'UNE VÉRITABLE ÉVENTRATION (hernie énorme, ayant perdu droit de domicile dans le ventre).

Cure radicale indiquée chez malade jeune et bien portant.

En dehors de ces circonstances cliniques (rarement réalisées) : Suspensoir élastique lacé (permettant une compression légère de la hernie).

HERNIES (INDICATIONS GÉNÉRALES DE LA CURE RADICALE)

I. — HERNIES IRRÉDUCTIBLES (épiplocéles, entérocèles, entéro-épiplocèles).

Douleurs plus ou moins vives, coliques, tiraillements, impossibilité de tout effort ; complications toujours imminentes (inflammation, engouement, étranglement) : **Cure radicale** nettement indiquée (en dehors de toute contre-indication formelle (Voir *Hernies* : contre-indications de la cure radicale).

Conditions fondamentales de l'opération : 1° Excision élevée du sac herniaire, après dissection poussée le plus loin possible, jusqu'au tissu cellulo-graisseux sous-péritonéal (destruction de l'infundibulum péritonéal).

2° Libérer exactement, avant de les réduire, les parties adhérentes et exciser la plus grande quantité possible d'épiploon (amorce de récidive).

3° Créer une cicatrice solide au niveau de la solution de continuité de la paroi, en réunissant ses différents plans par une suture à étages.

4° Nécessité absolue d'une antisepsie rigoureuse !

II. — HERNIES RÉDUCTIBLES (en dehors de toute contre-indication formelle). (Voir *Hernies : contre-indications de la cure radicale.*)

a) Hernies incoercibles : S'insinuant toujours au-dessous du bandage : **Cure radicale.**

b) Hernies congénitales avec ectopie testiculaire : (très souvent douloureuses ; bandage insupportable ; accidents fréquents (étranglement de l'intestin, du testicule) : **Cure radicale** (voir *ectopies du testicule.*

c) Hernies douloureuses : (Douleur seul symptôme : petit volume, réduction aisée, maintien facile par le bandage; mais adhérences épiploïques au collet du sac) : **Cure radicale.**

d) Hernies à volume progressivement croissant : Nécessité d'une intervention tout particulièrement précoce.

e) Hernies à opérer par convenances sociales :

1° *Hernies des jeunes gens* : Service militaire; mariage; nécessité de travailler pour vivre.

2° *Hernies des jeunes filles* : Souvent douloureuses et excellents résultats de la cure radicale. Effet moral du bandage désastreux.

HERNIES
INGUINALES, CRURALES, OMBILICALES

I. — HERNIES INGUINALES.

A. — De l'adulte.

Cure radicale (en dehors de toute contre-indication formelle) (Voir *Hernies*, contre-indications de la cure radicale).

B. — Des nouveau-nés et des enfants.

a) Sans ectopie testiculaire : Guérison fréquemment
obtenue par bandage inguinal double porté, sans interruption, nuit et jour.

Cure radicale très légitime après la première année.

b) Avec ectopie testiculaire :

1° *Testicule au-dessous de la hernie et facile à isoler :*
Bandage en fourche pour maintenir la hernie réduite ; massage pour abaisser le testicule. En cas d'échec, au bout d'un
certain temps, intervenir comme pour 2°.

2° *Testicule et hernie solidaires, ou ectopie inguinale
élevée :* Pas de bandage ; surveiller attentivement le malade ;
opérer le plus tôt possible (après la première année) ; « passé
dix-huit mois à deux ans, toute hernie avec ectopie doit être
traitée par la cure radicale suivie d'orchidopexie » (Broca) ;

Tenter la *conservation* du testicule (abaissement et
orchidopexie) ; *castration* (cordon trop court ; atrophie considérable : adultes).

II. — HERNIES CRURALES.

Cure radicale nettement indiquée à tout âge (sauf extrême vieillesse) toutes les fois qu'il n'y a pas de contre-indication formelle (Voir *Hernies* : contre-indications de la cure radicale).

III. — HERNIES OMBILICALES.

A. — Des nouveau-nés et des enfants.

Bandage jusqu'à sept ou huit ans :

a) Très jeunes enfants : Appliquer sur la hernie réduite un tampon d'ouate gros comme une noix et maintenu par une bande de diachylon faisant deux fois le tour du corps ;

b) Enfants plus âgés : Ceinture en caoutchouc avec pelote à insufflation.

A partir de sept ou huit ans : **Cure radicale.**

B. — Des adultes.

Intervenir (en l'absence de contre-indication formelle) (Voir *Hernies* : contre-indications de la cure radicale), le plus tôt possible, avant que la hernie ne soit trop grosse.

En cas de contre-indications : Bandage de Dolbeau. Plaques concaves rembourrées, moulées sur la hernie. Suspensoir élastique lacé.

HYDARTHROSES

Éléments étiologiques : 1° *Traumatismes articulaires* (entorse) : hémo-hydarthrose traumatique (genou).

2° *Infections* : Hydarthroses blennorragique, tuberculeuse, syphilitique, rhumatismale vraie, pseudo-rhumatismale (varicelle, scarlatine, oreillons...).

3° *Hydarthrose proprement dite, essentielle?* (sans cause apparente, cliniquement appréciable) : Synovite plastique articulaire ; hydarthrose intermittente (auto-intoxication?) ; grandes articulations (genou surtout).

Signes cliniques : Objectifs communs : Tuméfaction et déformation de la jointure, distension de la synoviale (cul-de-sac sous-tricipital), fluctuation, choc rotulien ; atrophie musculaire précoce (des extenseurs surtout).

Variantes symptomatiques et évolutives suivant étiologie : *Hydartrose traumatique* : douleurs vives de l'arthrite, spontanées, à la pression, pendant les mouvements ; apparition tardive de l'épanchement (12, 24, 48 heures après l'accident) ; sa résorption très lente au genou (hémo-hydarthrose). — *Hydarthrose blennorragique* : apparition souvent brusque de l'épanchement ; évolution excessivement lente ; indolence ou douleurs très vives, spontanées et provoquées (gros épanchement) ; intégrité des tissus péri-articulaires ; ni points douloureux ni gonflement au niveau des extrémités articulaires (diagnostic avec l'arthrite blennorragique) ; peu ou pas de phénomènes généraux, ankylose. — *Hydarthrose tuberculeuse :* début insidieux, lent, indolent ; mouvements conservés ; os et ligaments intacts ; synoviale épaissie, épanchement intermittent ; guérison ou transformation en arthrite fongueuse. — *Hydarthrose proprement dite* (synovite plastique articulaire) ; début insidieux, simple gêne des mouvements ; pas d'attitude fixe du membre ; évolution très lente ; récidives fréquentes ; distension ligamenteuse parfois considérable ; mouvements anormaux de latéralité (genou) ; atrophie musculaire ; entorses à répétition.

I. — HYDARTHROSE TRAUMATIQUE.

A. — L'accident vient de se produire.

a) Phénomènes aigus d'arthrite avec épanchement progressif très abondant : distension excessive et très douloureuse des culs-de-sac synoviaux :

Au genou (hémohydarthrose ; résorption lente, souvent partielle) :

Arthrotomie :

Technique : Soins préopératoires : Antisepsie scrupuleuse de la région du genou. Anesthésie locale au chlorure d'éthyle, cocaïne ou nirvanine (Voir *Anesthésie*).

Instrument : Bistouri aseptique.

1° Enfoncer d'un seul coup le bistouri dans la partie externe du cul-de-sac supérieur de la synoviale ; faire, parallèlement à l'axe du membre, une incision de 3 à 4 centimètres côtoyant à 1 centimètre de distance le bord externe de la rotule et remontant à 2 centimètres au-dessus du bord supérieur de cet os.

2° Favoriser par des pressions manuelles exercées de haut en bas et de bas en haut l'issue des flocons et caillots fibrineux et des dernières gouttes du liquide.

3° Ni sutures, ni drainage (sauf indications spéciales) ; recouvrir la plaie d'un chiffonné de gaze iodoformée ; ouate hydrophile stérilisée entourant le genou ; coton cardé ordinaire en quantité suffisante pour permettre une bonne compression de la région avec une bande de flanelle.

Traitement postopératoire : Recourir le plus tôt possible au massage (genou, triceps), aux mouvements passifs puis actifs graduels, à l'électrisation (Voir *Entorse*).

En cas d'éducation chirurgicale insuffisante :

PONCTION DE L'ARTICLE :

Technique : Soins préopératoires : Comme pour l'arthrotomie.

Instrument : trocart aseptique.

1° Enfoncer d'un coup sec, dans la partie supéro-externe du cul-de-sac sous-tricipital, un trocart de gros calibre préalablement flambé et tenu dans la main droite comme un couteau à découper.

2° Pressions manuelles de haut en bas et de bas en haut sur les régions antérieure et latérales du genou pour assécher aussi complètement que possible l'articulation (si l'écoulement s'arrête, modifier en divers sens la direction du trocart, et désobstruer, s'il y a lieu, la canule avec un mandrin aseptique).

3° Retirer brusquement le trocart.

4° Recouvrir l'orifice de ponction de légères couches de coton hydrophile fixées par du collodion iodoformé ; appareil ouaté compressif : coton cardé ordinaire entourant le genou ; bande de flanelle.

Traitement postopératoire : Comme pour l'arthrotomie.

En cas d'éducation chirurgicale tout à fait insuffisante :

Se contenter de l'immobilisation dans appareil ouato-caoutchouté :

Technique : 1° Envelopper le membre depuis la racine des orteils jusqu'au-dessus du genou dans une feuille de ouate ordinaire.

2° Maintenir cette ouate par des tours de bandes en toile méthodiquement faits, depuis l'avant-pied jusqu'au-dessous du genou.

3° Entourer le genou d'une deuxième couche de coton ordinaire, épaisse, et appliquer par dessus une bande élastique modérément serrée.

Maintenir le membre élevé à l'aide de coussins placés sous le pied.

Le plus tôt possible (du 8ᵉ au 12ᵉ jour) adjoindre au traitement précédent le massage, la mobilisation graduelle et l'électrisation.

Aux autres articulations (épanchement le plus souvent séreux, facilement résorbable) :

Compression ouato-caoutchoutée, massage et mobilisation précoces.

A l'épaule : Remplacer la compression ouato-caoutchoutée, inapplicable, par l'immobilisation dans l'écharpe ordinaire.

b) *Phénomènes aiguës d'arthrite avec épanchement intrasynovial peu abondant* (culs-de-sac modérément distendus, fluctuation nettement perceptible) :

Immobilisation dans appareil ouato-caoutchouté, combinée, le plus tôt possible, au massage et à la mobilisation.

En cas de persistance de l'épanchement ou de récidive après disparition, traitement comme pour B.

B. — L'accident est de date plus ou moins ancienne.

Hydarthrose chronique ; épanchement ayant résisté au traitement précédent (b) *: impotence fonctionnelle ; atrophie musculaire :*

Indication thérapeutique double : 1° Évacuer le liquide.

2° Modifier la synoviale par irritation inflammatoire aseptique.

L'épanchement est assez abondant : 1° Évacuer le liquide par ponction, comme pour A.

2° Modifier la synoviale, par injection à travers le trocart laissé en place, de 4 à 5 grammes de la solution phéniquée à 3 p. 100.

Immobiliser l'article, immédiatement après la ponction, dans un appareil ouaté.

En cas d'échec agir comme suit :

L'épanchement est peu abondant : 1° Évacuer l'article par l'arthrotomie.

2° Modifier la synoviale par attouchement de la séreuse avec tampon aseptique imbibé de la solution phéniquée forte.

Immobilisation dans appareil ouaté.

Recourir aussitôt que possible au massage, à la mobilisation et à l'électrisation. Eaux minérales (Aix-les-Bains, Balaruc, Salies-de-Béarn, Dax, Barèges, etc.). Traitement général.

II. — HYDARTHROSE BLENNORRAGIQUE.

a) Épanchement aigu considérable ; vives douleurs par distension excessive des culs-de-sac : Indication urgente : Vider l'articulation (douleurs, atrophie musculaire, ankylose).

Intervention de choix : **Arthrotomie** (technique comme pour A).

Massage (genou ; triceps) et *mobilisation* le plus tôt possible (du 5ᵉ au 15ᵉ jour).

En cas d'éducation chirurgicale insuffisante : ponction ou

immobilisation dans l'appareil ouato-caoutchouté comme
pour I, A.

*b) Épanchement aigu peu abondant, douleur modérée ou
nulle :*

Recourir à l'immobilisation dans appareil ouato-caoutchouté (technique et soins consécutifs comme pour A).

En cas de persistance de l'épanchement (8-15 jours) :
Arthrotomie (technique et soins consécutifs comme pour A).

*c) Épanchement chronique, abondant, sans tendance
aucune à la résorption ou récidivant :* Indications thérapeutiques, technique et soins postopératoires comme
pour I, B.

Dans tous les cas, traiter le foyer primitif d'infection
(urètre, vagin, utérus, etc.).

III. — HYDARTHROSE TUBERCULEUSE.

A. — Chez l'enfant.

Immobilisation en bonne position, révulsion, compression ouato-caoutchoutée (Voir *Tumeurs blanches*).

En cas d'échec de ce traitement, suffisamment prolongé,
agir comme suit :

B. — Chez l'adulte.

1° Ponction évacuatrice et injection intra-articulaire de
glycérine iodée (teinture d'iode et glycérine āā 3 grammes),
technique comme pour A et B, I.

2° Immobilisation dans appareil ouato-caoutchouté
(comme pour A) pendant une quinzaine de jours.

Si au bout de ce temps, l'épanchement subsiste : Faire
une seconde injection glycérino-iodée suivie d'une immobilisation d'égale durée dans le même appareil.

Après disparition du liquide : Traiter l'épaississement
synovial persistant (très fréquent) par les injections scléro-
gènes au chlorure de zinc à 1/10 (Voir *Tumeur blanche*).

Importance capitale du traitement général.

IV. — HYDARTHROSE ESSENTIELLE.

Immobilisation et compression dans appareil ouato-caoutchouté (I, A), combinées au massage (article, muscles).

En cas d'échec (au bout de dix à quinze jours) : Ponction évacuatrice et lavage de l'articulation à la solution phéniquée forte 5 p. 100.

Technique : 1° Plonger dans l'articulation un trocart de gros calibre (voir I, A) et évacuer le liquide ;

2° Avec une seringue à hydrocèle aseptique, pleine de la solution phéniquée forte, pousser par le trocart dans l'article, et, à différentes reprises, trois à quatre litres de la solution, jusqu'à ce que celle-ci ressorte absolument claire.

Pansement ouato-collodionné sur la petite plaie du trocart.

Immobilisation dans appareil ouaté compressif, huit à quinze jours.

Massage ; mobilisation graduelle ; électrisation.

Si l'hydarthrose est absolument rebelle : Arthrotomiser et, l'articulation largement ouverte, agir suivant les circonstances : Excision de la synoviale, grattages, etc.

V. — HYDARTHROSE PSEUDO-RHUMATISMALE.

Immobilisation et compression ouatée. Massage.

En cas d'échec, ou si l'épanchement est très abondant ou très septique : Ponction ou mieux arthrotomie.

VI. — HYDARTHROSE RHUMATISMALE VRAIE, MONO-ARTICULAIRE (rare), AVEC ÉPANCHEMENT TRÈS ABONDANT ET DOULEURS VIVES.

Arthrotomie.

VII. — HYDARTHROSE SYPHILITIQUE.

Instituer le plus tôt possible le traitement spécifique mixte : frictions d'onguent mercuriel et surtout iodure de potassium de 6 à 8 grammes par jour.

Repos ; emplâtre de Vigo ; compression ouatée.

Dans les cas graves avec épanchement abondant : arthrotomie ou ponction.

HYDROCÈLE VAGINALE (VAGINALITE SÉREUSE)

Éléments étiologiques : 1º Hydrocèle congénitale par persistance partielle ou totale du conduit vagino-péritonéal.

2º Hydrocèle acquise : presque toujours secondaire à une affection de l'épididyme, de la vaginale ou plus rarement du testicule.

Dans les pays chauds, on rencontre une vaginalite chyleuse due à la filaire.

Signes cliniques : Épanchement de liquide séreux dans la vaginale ; tumeur piriforme, régulière, lisse, élastique, fluctuante, transparente, irréductible (réductible parfois pour Hydrocèle congénitale) ; volume parfois énorme (verge avalée).

Recherche du testicule par la présence d'une zone opaque au milieu de la transparence et par une douleur spéciale à la pression : il est généralement en arrière, en bas et en dedans.

I. — HYDROCÈLE CONGÉNITALE SIMPLE CHEZ L'ENFANT.

1º Compression ouatée sur la tumeur scrotale pendant quelques semaines.

2º **En cas d'insuccès,** ponction avec un fin trocart (aiguille de seringue de Pravaz), en un point transparent, pour évacuer le liquide, suivie d'injection d'alcool à 90º dans la vaginale.

Technique : Remplir la seringue de Pravaz d'alcool à 90º ; placer l'index gauche sur l'orifice inguinal (pour empêcher le passage du liquide dans le ventre) et vider par l'aiguille l'alcool dans la vaginale ;

Le laisser cinq minutes au contact, en malaxant le scrotum et évacuer ensuite l'alcool.

Pansement compressif.

Si le liquide séreux ou l'alcool s'évacuaient mal, aspiration avec la seringue de Pravaz.

II. — HYDROCÈLE ACQUISE RÉCENTE ET SIMPLE.

Ponction suivie d'injection iodée :

Technique : 1º Préparer un trocart à hydrocèle, une seringue à hydrocèle, 5 à 6 grammes de solution de cocaïne

à 1/100 ou 10 grammes de solution de nirvanine à 5 p. 100,
30 grammes de *collodion* et la solution suivante :

Teinture d'iode...................... 60 grammes.
Eau................................ 30 . —
Iodure de potassium................ 1 —

2° *Après soins antiseptiques de l'opérateur, du champ
opératoire, le trocart étant flambé*, saisir le scrotum à
pleine main gauche, de façon à tendre et à faire saillir la
partie où n'est pas le testicule, généralement la partie antérieure (recherche du testicule : point où la tumeur n'est pas
transparente ; douleur spéciale à la pression).

3° Le manche du trocart étant dans la paume de la main
droite, le pouce et l'index de la même main sont placés à
3 centimètres environ en arrière de la pointe ; d'un coup
brusque, enfoncer celle-ci non pas perpendiculairement,
mais obliquement vers le périnée.

4° Retirer le trocart en laissant la canule, pour permettre
au liquide de s'évacuer.

5° Après évacuation complète, injecter dans la vaginale,
avec la seringue à hydrocèle 5 à 6 grammes de solution de
cocaïne ou 10 grammes de solution de nirvanine ; la laisser
au contact de la séreuse pendant cinq à dix minutes, en
malaxant légèrement le scrotum pendant ce temps ; évacuer
la solution.

6° Pousser avec la seringue à hydrocèle de 50 à 100 grammes de solution de teinture d'iode au tiers dans la poche,

L'y maintenir de trois à cinq minutes, pendant lesquelles
on malaxe le scrotum ;

Evacuer la teinture d'iode en laissant dans la vaginale
les dernières gouttes.

7° Avec du collodion, oblitérer la piqûre. Pansement ouaté
compressif sur les bourses.

Il y a d'abord une réaction inflammatoire avec réapparition
de l'épanchement qui se résorbe peu à peu complètement.

Accidents de la ponction : Piqûre du testicule (bien
déterminer sa présence avant d'intervenir) ;

Injection de la teinture d'iode dans le tissu cellulaire des
bourses (s'assurer que la canule est dans la vaginale, en
constatant la mobilité en tous sens de son extrémité vaginale) ;

Ne pas tirer sur la canule pendant l'évacuation du liquide ;

Récidives possibles.

III. — HYDROCÈLES ACQUISES ANCIENNES, HYDROCÈLES CONGÉNITALES S'ACCOMPAGNANT DE HERNIE OU D'ECTOPIE TESTICULAIRE ; HYDROCÈLES ACQUISES AYANT RÉCIDIVÉ ; HYDROCÈLES A DOUBLES POCHES.

Dans tous ces cas, faire la *cure radicale* par la méthode sanglante : ouvrir la ou les poches au bistouri, frotter les parois à la gaze iodoformée et réséquer, s'il y a lieu, une partie de la vaginale (la vaginale seule).

HYGROMAS

Éléments étiologiques : Hygroma aigu : traumatisme ; propagation d'une inflammation voisine (lymphangite, érysipèle...); blennorragie, rhumatisme...

Hygroma chronique : Contusion chronique (professionnelle) ; hygromas des bourses séreuses accidentelles développées en des régions chroniquement contusionnées (cavaliers, cordonniers, forts des halles, religieuses, etc..., pieds-bots...).

Signes cliniques : Hygroma aigu non suppuré (séreux): douleur, fluctuation plus ou moins nette (tension des liquides, siège de la bourse séreuse), rougeur de la peau. — *Hygroma aigu suppuré :* rougeur, chaleur, douleur, œdème, état fébrile; ouverture à l'extérieur (spontanée ou chirurgicale), ouverture intra-articulaire, suppuration diffusée (rupture de la poche).

Hygroma chronique : Tumeur arrondie, bien circonscrite, indolente, fluctuante (bourse séreuse normale ou accidentelle) ; immobile sur les plans profonds (pédiculisation ultérieure); crépitation (hygroma proliférant); évolution essentiellement lente ; rupture, épanchement sanguin (augmentation de volume), infection, résolution ou suppuration, fistules intarissables...

I. — HYGROMA AIGU.

a) Non suppuré : 1° Envelopper la région enflammée dans des compresses humides chaudes (liqueur de Van Swieten), recouvertes de makintosh et d'une couche d'ouate.

2° Immobilisation absolue.

b) Suppuré : 1° Antisepsie de la région.

2° Inciser largement la bourse séreuse et évacuer le pus en totalité.

3° Nettoyer énergiquement la cavité avec l'index engainé dans une compresse aseptique.

4° Laver la poche à la solution phéniquée à 5 p. 100.

5° Drainer avec un drain enrobé de gaze aseptique ou tamponner à la gaze.

6° Pansement humide.

II. — HYGROMA CHRONIQUE.

Extirpation totale de la poche.

Technique : Antisepsie de la région (hygroma para-articulaire pouvant communiquer avec la synoviale de l'articulation). Anesthésie à la cocaïne ou à la nirvanine (voir *Anesthésie*).

Instruments : Bistouri, pinces à griffes, ciseaux droits et courbes, aiguilles à sutures, crins de Florence.

1° *Incision de la peau :* Faire sur la tumeur une incision n'intéressant que la peau ; faire l'incision en un point qui ne sera pas exposé plus tard aux heurts et aux pressions.

2° *Isolement de la poche :* Saisir avec une pince à griffes une des lèvres de l'incision cutanée, la soulever et, à l'aide des ciseaux courbes fermés, d'une sonde cannelée, d'une spatule ou d'un bistouri, séparer la paroi du kyste des tissus voisins ; poursuivre cet isolement jusqu'à la partie profonde de la bourse séreuse ; isoler de même la face opposée de la tumeur ; extraire la poche ; excision partielle de la peau, s'il est nécessaire.

3° *Suture de la plaie :* Suturer la plaie dans toute sa longueur (catgut, soie, crins de Florence).

4° *Pansement :* Sec compressif : chiffonné de gaze aseptique ou antiseptique, recouvert d'une couche de ouate ; fixer le tout par quelques tours de bande.

Si l'extirpation totale est impossible : Résection partielle de la paroi.

Gratter énergiquement ce qui en reste à la curette tranchante, laver à la solution phéniquée à 5 p. 100, toucher à la solution de chlorure de zinc à 1/10.

Suturer la plaie en totalité.

Pansement sec.

HYPERTROPHIE DES AMYGDALES

Éléments étiologiques: Grande fréquence. Enfance et adolescence. Tempérament scrofuleux. Poussées d'amygdalites aiguës.

Signes cliniques: Débilité physique; développement corporel insuffisant; signes d'obstruction nasó-pharyngienne: voix sourde et nasonnée (voix amygdalienne); affaiblissement de l'ouïe; bouche ouverte et ronflement pendant le sommeil; angines fréquentes; adénopathies.

Bilatéralité; saillie des amygdales en dedans des piliers; coloration rose pâle; consistance ferme ou molle (hypertrophie molle de l'enfance); diminution fréquente du réflexe pharyngien.

I. — SUJET JEUNE (moins de 12 ans). — Amygdales saillantes fermes et pâles (nullement enflammées) ; sans adhérences aux piliers. Absence d'hémophilie.

Méthode rapide : Amygdalotomie : Se servir de l'amygdalotome qui se manœuvre d'une seule main (amygdalotome de Mathieu).

Technique : Soins préparatoires : Badigeonner les amygdales, pendant huit ou dix jours, avec du jus de citron.

Lavage de la bouche, du pharynx, des fosses nasales avec une solution boriquée chaude (4 p. 100), pendant deux ou trois jours avant l'intervention.

Anesthésie locale à la cocaïne (1/50) (anesthésie au bromure d'éthyle ou au chloroforme parfois nécessaire chez l'enfant).

S'assurer du bon fonctionnement de l'instrument.

Chez l'enfant : Asseoir le petit malade face au jour, entre les genoux d'un aide qui immobilise les jambes, maintient les bras collés au tronc, avec son bras droit ou mieux en les enroulant dans un drap; il appuie la tête contre sa poitrine avec sa main gauche.

S'asseoir en face du malade dont la bouche est maintenue ouverte par un fort abaisse-langue tenu de la main gauche ; charger l'amygdale dans l'anneau, en abaissant un peu ce dernier pour y engager en premier lieu la portion postéro-inférieure, plus profonde, de la glande ; y enfoncer vivement la fourchette d'un coup de pouce et, d'un coup sec, faire jouer l'anneau tranchant ; retirer aussitôt l'instrument.

Faire, s'il y a lieu, dans la même séance, la section des deux amygdales.

Soins consécutifs : Garder la chambre pendant huit jours ;

Alimentation liquide pendant trois ou quatre jours ;

Gargarismes . à l'eau boriquée froide ou très chaude (3 p. 100).

A défaut d'amygdalotome : Saisir l'amygdale avec pince de Museux et la sectionner au ras des piliers (ciseaux ; bistouri boutonné).

S'il se produit hémorragie (un quart d'heure, une demi-heure, quelques heures après l'opération) :

Toucher avec le thermocautère au rouge sombre ; glace en application directe sur l'amygdale.

En cas d'échec : Envelopper de ouate les extrémités d'une longue pince ; appliquer un des mors, introduit dans le pharynx, sur l'amygdale, tandis que l'autre, extérieur, prend point d'appui derrière l'angle de la mâchoire ; rapprocher par un lien les deux anneaux de la pince.

II. — SUJET AU-DESSUS DE 12 ANS ET ADULTE. — Amygdales enchâtonnées ; molles. Poussée inflammatoire actuelle ou récente. Hémophilie.

Thermocautérisation : Faire, tous les trois jours, avec la fine pointe du thermocautère, trois à quatre ponctions ignées de 4 à 6 millimètres de profondeur, en plein tissu amygdalien.

Répéter les séances jusqu'à rétraction cicatricielle suffisante des amygdales.

Galvanocautérisation (procédé de choix, mais moins aisément utilisable) :

Technique opératoire : Introduire la pointe galvanocaustique, froide, jusqu'au point à cautériser.

Ne jamais interrompre le courant avant d'avoir dégagé la pointe (sinon, adhérence aux tissus, nécessité d'assez forte traction, plaie par arrachement);

Transfixer, de part en part, et d'avant en arrière, parallèlement à la paroi latérale du pharynx, le tissu amygdalien;

Ou bien, ponctions multiples, comme avec le thermocautère.

Faire, à chaque séance, de trois à six piqûres (suivant le volume de l'amygdale et la patience du sujet).

Faire une séance, tous les douze ou quinze jours (jusqu'à rétraction cicatricielle suffisante).

Pour la *thermocautérisation* et la *galvanocautérisation* mêmes soins consécutifs qu'après l'*amygdalotomie* (I).

HYPERTROPHIE DE LA PROSTATE

Éléments étiologiques : Artériosclérose (élément presque constant), généralisée ou localisée. Lésions glandulaires (inflammations chroniques...), probablement primitives, dans bien des cas, amenant des lésions périglandulaires secondaires (tissus conjonctif, musculaire, vaisseaux) : d'où variétés anatomiques, cliniques, thérapeutiques d'hypertrophies. Exceptionnelle avant cinquante ans ; (faits incontestables de prostatiques jeunes).

Signes cliniques : 1re *période* (phases dynamique et congestive) : fréquence nocturne des mictions (deuxième moitié de la nuit) ; miction retardante (inutilité des efforts) ; le malade pisse sur ses bottes ; crises d'hypérémie prostatique (aggravation des symptômes précédents, rétention aiguë...). — 2º *période* (phase mécanique) ; rétention chronique (stagnation de l'urine dans la vessie) avec rétentions aiguës intercurrentes ; fausse incontinence ; distension de la vessie ; incontinence vraie. État général de plus en plus défectueux ; fièvre, troubles digestifs, langue urinaire.

Complications : hématuries, cystite, pyélonéphrite.

Considérations très importantes : **1º Le véritable traitement de l'hypertrophie prostatique réside dans les soins médicaux, l'hygiène, le cathétérisme.**

2º L'intervention opératoire ne saurait avoir d'indications en dehors des accidents de rétention ou d'infection.

3º Rien de plus dangereux que le cathétérisme chez les prostatiques, s'il n'est rigoureusement aseptique.

I. — LE MALADE VIDE SA VESSIE.

1º *Hygiène :* Éviter la vie sédentaire ; sorties fréquentes mais de courte durée ; pas de refroidissement ; fuir toute excitation sexuelle ; ne jamais résister au besoin d'uriner ; combattre la constipation ; frictions sèches ; bains alcalins de vingt minutes à 34°; se coucher de bonne heure et se lever tôt.

2° *Alimentation :* Sobriété, pas d'alcool, pas de mets épicés, pas de viandes noires.

3° *Thérapeutique :* Iodure de sodium à faible dose et très longtemps continué.

II. — LE MALADE EST ATTEINT DE RÉTENTION COMPLÈTE AIGUE (voir ce mot).

Recourir à la médication décongestionnante : grands bains, lavements très chauds (50°), etc.

En cas d'échec : Cathétérisme.

En cas d'échec : Faire la ponction hypogastrique ; ponctionner deux, trois, quatre fois, si cela est nécessaire.

En cas d'échec et si la sonde refuse encore de passer, pratiquer la cystostomie sus-pubienne, de préférence à la castration ou à la résection des déférents.

Si le cathétérisme est possible, mais difficile, douloureux, suivi d'urétrorragie ou de fièvre : Mettre une sonde à demeure.

En cas d'intolérance pour la sonde à demeure : Castration ou résection des déférents.

En cas d'échec ou d'insuffisance de ces interventions : Cystostomiser le malade et, si le cas s'y prête, faire la prostatectomie (lobe moyen saillant, contractilité viscérale suffisante, malade relativement jeune).

III. — HÉMORRAGIES VÉSICALES ABONDANTES OU RÉPÉTÉES.

Cystostomie sus-pubienne.

IV. — LE MALADE NE VIDE PAS SA VESSIE ; RÉTENTION CHRONIQUE SANS DISTENSION.

A. — Il n'y a pas d'infection, pas de troubles digestifs, bon état général.

Traitement comme pour I et surveillance attentive du malade ; *à la moindre aggravation* (dyspepsie, céphalée, amaigrissement) : cathétérismes (4 à 5 par jour) avec la sonde en caoutchouc rouge de Nélaton ; enseigner au malade à se cathétériser lui-même et le convaincre de la nécessité absolue de faire bouillir la sonde, avant de s'en servir pour uriner.

B. — Il y a cystite.

Cathétérismes (en régler le nombre) avec la sonde de Nélaton aseptisée par l'ébullition; laver la vessie par des injections boriquées tièdes et recourir, s'il est nécessaire, aux instillations argentiques (solution à 1/50); lavements chauds laudanisés, suppositoires morphinés.

V. — CRISES SUCCESSIVES DE RÉTENTION AIGUE CHEZ UN MALADE ATTEINT DE RÉTENTION CHRONIQUE.

A. — Glande molle, élastique (Toucher rectal).

Pratiquer la castration, sinon la résection des déférents.

B. — Glande dure, fibreuse (Toucher rectal).

Cystostomiser à l'hypogastre et faire, s'il y a lieu (Voir II), la prostatectomie.

VI. — MALADE ATTEINT DE RÉTENTION CHRONIQUE, SE SONDANT RÉGULIÈREMENT ET SOUFFRANT DEPUIS QUELQUE TEMPS DE TROUBLES DIGESTIFS, AMAIGRISSEMENT, FIÈVRE (intoxication urinaire chronique).

Pratiquer la cystostomie sus-pubienne, à moins qu'il ne paraisse plus sage de s'abstenir de toute intervention (état général, âge, etc.)

VII. — RÉTENTIONNISTE CHRONIQUE AVEC CYSTITE INTENSE (douleurs vives, épreintes, etc.).

Recourir aux lavages boriqués et aux instillations argentiques.

En cas d'échec : Cystostomie hypogastrique.

INCONTINENCE D'URINE

Éléments étiologiques : Fausse incontinence des prostatiques et des rétrécis qui n'est que de la rétention (voir hypertrophie de la prostate et rétrécissements de l'urètre).

Incontinence vraie par paralysie du sphincter (affections de la moelle) ou par distension du sphincter (polype, calcul).

Incontinence nocturne ou infantile.

Signes cliniques : Émission involontaire des urines goutte à goutte ou par miction véritable.

I. — INCONTINENCE VRAIE PAR PARALYSIE OU DISTENSION DU SPHINCTER.

Traiter la cause. Soins de propreté journaliers ; urinal pour éviter l'action irritante de l'urine.

II. — INCONTINENCE NOCTURNE OU INFANTILE.

1° S'il existe une malformation (phimosis, adhérences préputiales ou clitoridiennes, etc.), *la traiter.*

Dans le même but, rechercher les fissures anales, les oxyures, les calculs ; enlever les tumeurs adénoïdes du pharynx.

2° *Traitement moral :* Ne pas punir l'enfant, ni même le gronder ;

Mais l'éveiller de temps en temps, le faire coucher la tête basse ou encore lui faire prendre un peu de thé ou de café pour rendre son sommeil léger et lui permettre de se réveiller sous l'influence du besoin ;

Lui donner confiance en lui-même, ce qui suffit parfois à amener la guérison.

3° *Traitement général :* Toniques, huile de foie de morue, hydrothérapie, saison au bord de la mer.

4° *Traitement local :* Électrisation faradique : pôle + dans le vagin ou le rectum, ou encore sur la région lombaire ou le pubis ; pôle — au périnée, et même dans l'urètre des garçons ou entre les lèvres des petites filles ; durée de la séance : de une à deux minutes.

5° Joindre au traitement local, une à quatre cuillerées à café de sirop de strychnine pour les enfants de cinq à dix ans ; commencer par une cuillerée ; aller progressivement jusqu'à quatre (sirop de strychnine à 5 centigrammes pour 100 grammes).

INFILTRATION D'URINE

Éléments étiologiques : Affection inflammatoire, septique, micro-
bienne ; rétrécissements blennorragiques, ruptures traumatiques de
l'urètre. Où se trouve le microbe ? 1º dans l'urine infectée ; 2º dans
l'urètre (normal et pathologique). Quel est-il ? colibacille (le plus souvent). Comment passe-t-il de l'urètre dans le périnée ? — *a*) En cas de
rétrécissement : à la faveur des lésions urétrales rétrostricturales
(périurétrite et sphacèle secondaire du canal suivi de l'effusion de
l'urine dans le périnée). — *b*) En cas de rupture traumatique : à la
faveur de la solution de continuité urétrale ; infection secondaire (par
les microbes normaux de l'urètre), de l'hématome traumatique périnéal (infiltration d'urine sans urine).

Signes cliniques : I. *En cas de rétrécissement :* Dysurie progressive et
apparition insidieuse de l'infiltration périnéale (exceptionnellement,
rétention aiguë d'urine, éclatement de l'urètre, miction intra-péri-
néale) ; voussure périnéale en dos d'âne, nettement médiane, molle,
indolente, œdémateuse, bientôt dure et douloureuse ; envahissement du
scrotum, de la verge, de la paroi abdominale, etc... ; plaques de sphacèle, ulcérations, fistules ; pus sanieux, grisâtre... ; phénomènes généraux graves : frissons, fièvre vive, pouls petit, serré, langue sèche,
adynamie.

II. *En cas de rupture traumatique.* 1ʳᵉ *période, aseptique :* Infiltration
hématique périurétrale de la loge périnéale antérieure [le plus souvent]
ou fosse ischiorectale. 2ᵉ *période, septique :* Phénomènes généraux, septi-
cémie, infiltration gangréneuse du périnée (périnée antérieur ou fosse
ischio-rectale).

**« Quand il y a infiltration urineuse du scrotum,
il s'est fait un épanchement préalable d'urine et de
pus dans le périnée. »**

I. — INFILTRATION DANS LA LOGE PÉRINÉALE INFÉRIEURE.

Incision médiane antéro-postérieure du périnée.

Mettre le malade en position de la taille. Antisepsie
du périnée (Voir *Antisepsie*).

Technique: Faire relever par un aide les bourses du malade.

Inciser au bistouri et bien exactement sur la ligne médiane (raphé), le périnée infiltré, depuis la racine des bourses jusqu'à 2 ou 3 centimètres en avant de l'anus.

Continuer à inciser dans la profondeur (toujours bien exactement sur la ligne médiane), jusqu'à ce que le bistouri ait ouvert le foyer septique.

Aller dès lors à la recherche du foyer initial de péri-urétrite à l'aide de l'index droit qui déchirera les cloisons conjonctives qui l'entourent.

Explorer avec le doigt les côtés du bulbe de l'urètre et, si la collection purulente pousse des prolongements vers les fosses ischio-rectales, inciser largement la base de ces fosses.

Pratiquer au niveau des bourses, sur la verge, à l'hypogastre, etc., des incisions de décharge en long, parallèles entre elles et distantes d'au moins 2 ou 3 centimètres les unes des autres ; larder de pointes de feu profondes les zones indurées voisines.

Laver largement à l'eau bouillie chaude toutes les brèches ainsi créées.

Pansement humide : Recouvrir toute la région de compresses bouillies, makintosh, ouate, bandage en T.

Traitement général: Quinquina, injections sous-cutanées de strychnine, d'huile camphrée à 1/10 ; lavements salés ; injections de sérum artificiel (Voir ce mot).

II. — INFILTRATION DANS LA FOSSE ISCHIO-RECTALE.

Technique : Soins préopératoires comme pour I.

Inciser largement dès que l'infiltration est soupçonnée :

Faire au bistouri, parallèlement au raphé médian du périnée, une incision de 6 centimètres et creuser jusqu'à ce que la collection soit ouverte.

Avec l'index droit, enfoncé jusqu'au fond du foyer, creuser, jusqu'à la lésion urétrale d'origine, une large voie au drainage.

Laver largement à l'eau bouillie chaude et jusque dans ses moindres recoins l'énorme brèche.

Tamponner lâchement et jusqu'au fond toute la poche à la gaze aseptique imbibée de sublimé à 1/1000 et recouvrir

le périnée de compresses humides; makintosh, ouate, bandage en T.

Traitement général, comme pour I.

Si la lésion urétrale d'origine est inaccessible (fracture
du pubis; fausse route prostatique): Cystostomie et drainage
hypogastrique.

INJECTIONS DE SÉRUM ARTIFICIEL

Liquide à employer : Eau salée tiède (9 grammes de chlorure de sodium (deux cuillerées à café) par litre d'eau), bouillie pendant trois quarts d'heure, ou mieux sérum de Hayem.

Instruments nécessaires : Un bock-laveur de 2 à 3 litres, flambé, ou mieux un flacon à deux tubulures ;

Un tube de caoutchouc, bouilli une demi-heure ;

Une aiguille de Potain, n° 2 ou 3, une canule de trocart, un bistouri, une pince à disséquer et une sonde cannelée, une paire de fins ciseaux pointus (ébullition d'une demi-heure dans l'eau carbonatée ou flambage).

I. — INJECTIONS SOUS-CUTANÉES (méthode de choix dans la plupart des cas).

Lieux d'élection : Face externe de la cuisse, région trochantérienne, paroi abdominale, fesses.

Technique : A. — Antisepsie de la peau du malade et des mains de l'opérateur. (Voir antisepsie).

Chasser l'air du tube et de l'aiguille en laissant couler un peu de liquide ;

B. — Saisir et soulever entre le pouce et l'index gauches la peau de la région; enfoncer d'un coup sec et obliquement, à la base du pli ainsi formé, l'aiguille de Potain (3-4 centimètres) tenue de la main droite, comme une plume à écrire ; s'assurer qu'on est bien dans le tissu cellulaire sous-cutané ; bock-laveur tenu par un aide ou suspendu à 75 centimètres au-dessus du malade;

C. — A mesure que le liquide pénètre sous la peau, pratiquer avec la main gauche un léger massage de la région.

L'injection terminée (2-300 grammes), retirer l'aiguille d'un coup sec, et recouvrir l'orifice de ponction d'une couche de collodion iodoformé.

Faire en une autre région, et immédiatement, s'il y a lieu, une injection semblable.

II. — INJECTIONS INTRAVEINEUSES (cas d'extrême urgence).

Température du sérum 38°. Il est important de *chasser l'air du trou de l'aiguille* (Entrée de l'air dans les veines).

Lieux d'élection : Pli du coude (médiane ou céphalique), cou-de-pied (saphènes).

Précautions antiseptiques comme pour I.

Technique : 1° Dénuder la veine sur une longueur de 4 à 5 centimètres (compression circulaire au niveau du bras, du mollet, si elle est peu visible).

2° Passer sous la veine un fil double (aseptique) de soie ou de catgut fin et lier immédiatement le fil correspondant au bout périphérique de la veine.

3° Saisir le vaisseau avec la pince à disséquer et l'ouvrir prudemment d'un coup de ciseaux perpendiculaire à sa direction.

4° Pincer et soulever la lèvre supérieure de la boutonnière veineuse et introduire la canule laissant déjà s'écouler le liquide (danger de l'injection d'air) ; élever le bock à 50 centimètres au-dessus du malade.

5° Serrer sur la canule et, d'un simple nœud, le fil supérieur.

L'injection terminée (1000 à 1500 grammes), retirer la canule et lier, à double nœud avec le fil d'attente, le bout central de la veine.

7° Laver au sublimé à 1/1000 la plaie et la suturer.

8° Pansement aseptique : Gaze, ouate, bande.

Ne pas craindre de répéter les injections de sérum (sous-cutanées ou intraveineuses) autant de fois qu'il est nécessaire (pouls).

III. — INDICATIONS DES INJECTIONS DE SÉRUM ARTIFICIEL

Hémorrhagies graves ; shock ; injections.

KYSTES SÉBACÉS

Éléments étiologiques : Frottements répétés ; infection, hérédité. Cuir chevelu, épaules, nuque, face..., etc...

Signes cliniques : Tumeurs de nombre et de volume variables (pois, noix de coco), sphéroïdales, dures ou pâteuses, mobiles sous la peau, sauf au niveau de leur pôle superficiel (kystes sous-cutanés), immobiles (kystes intra-dermiques); point noir central, inconstant (orifice du follicule pilo-sébacé); indolence; état stationnaire, ou bien inflammation, suppuration, fistules; transformation possible en épithélioma.

I. — KYSTE SÉBACÉ SOUS-CUTANÉ, MOBILE SOUS LA PEAU, A LAQUELLE IL EST OU NON RÉUNI PAR UN MINCE PÉDICULE.

Extirpation totale au bistouri :

Technique : Antisepsie de la région et anesthésie à la cocaïne à 1 p.100: ou à la nirvanine à 5 p.100.

Instruments nécessaires : Bistouri; ciseaux courbes ; aiguille à sutures; pince à griffes; sonde cannelée; seringue de Pravaz (pour l'injection anesthésique).

1° *Incision de la peau :* Faire sur la tumeur et très attentivement une incision rectiligne jusque sur la paroi du kyste.

2° *Isolement de la poche :* Saisir avec une pince à griffes une des lèvres de l'incision cutanée, la soulever et, à l'aide d'une spatule mousse, d'une sonde cannelée ou de l'index, séparer la capsule du kyste, des tissus voisins; poursuivre cet isolement jusqu'à la partie profonde du kyste.

Isoler de même la face opposée de la tumeur.

Extraire le kyste sans l'ouvrir.

S'il s'ouvre accidentellement, bien éponger et exciser, aux ciseaux courbes, les parcelles de poche restées adhérentes.

3° *Suture de la plaie :* Après excision partielle de la peau, s'il est nécessaire, rapprocher par la suture les lèvres de la plaie cutanée, en faisant passer les fils profondément (catgut, soie, crins de Florence), pour supprimer toute cavité.

Si c'est à la face : suture intradermique.

BRAQUEHAYE et DE ROUVILLE.   13

4° *Pansement :* Légèrement compressif : gaze aseptique recouvert d'une couche de ouate ; fixer le tout par quelques tours de bande de tarlatane.

II. — KYSTE SÉBACÉ PARTIELLEMENT INTRADERMIQUE, N'ADHÉRANT A LA PEAU QUE PAR SA PARTIE SUPER-FICIELLE.

Extirpation totale au bistouri :

Technique : 1° *Incision de la peau :* Circonscrire la base du kyste par une incision elliptique faite en dehors de la zone d'adhérences ; enlever à la fois kyste et peau adhérente.
2°, 3° et 4°, comme pour I (*technique*).

III. — KYSTE SÉBACÉ TOTALEMENT INTRADERMIQUE, ADHÉRANT PARTOUT A LA PEAU.

Extirpation totale au bistouri :

Technique : 1° *Incision de la peau :* Circonscrire la base du kyste par une double incision demi-circulaire.
2° *Isolement de la poche :* Isoler attentivement, au bistouri et à la pince à griffes, la capsule du kyste des parties voisines qui lui adhèrent.
Si on ouvre la poche, ce qui est fréquent en pareil cas, s'efforcer d'extraire la totalité de la capsule, aux ciseaux courbes et à la pince à griffes. Si c'est impossible, gratter énergiquement la cavité à la curette tranchante, cautériser à l'eau phéniquée forte à 5 p. 100, au chlorure de zinc à 1/12 ou au thermocautère et tenter la réunion. Pansement comme pour I.

IV. — KYSTE SÉBACÉ ADHÉRANT AUX PARTIES VOISINES PAR INFLAMMATION LÉGÈRE.

Opérer comme pour III.

V. — KYSTE SÉBACÉ SUPPURÉ.

Incision de la poche suffisante pour évacuer le pus.
Curettage et cautérisation au chlorure de zinc au **1/10** ; tamponnement à la gaze iodoformée.
Pansement humide (liqueur de Van Swieten dédoublée).

seignement. Le bon élève de rhétorique n'avait, pour ainsi dire, plus rien à apprendre. Son éducation intellectuelle était terminée.

Certes, il serait injuste de méconnaître tout ce que la France a dû à cet enseignement. La finesse, le sens de l'homme et des mobiles complexes qui le mènent, l'esprit de nuance et de modération, sont des qualités que cette pédagogie contribua certainement à développer en nous. Il n'en reste pas moins que, à partir de ce moment, l'Université cesse d'être ce qu'elle avait été au Moyen Age : un grand foyer d'activité intellectuelle. La science ne s'arrêta pas pour autant; car elle ne dépend pas directement du système scolaire; elle est, avant tout, l'œuvre des grands savants, et le xviie siècle, comme le xviiie, fut riche en savants, en penseurs de tout ordre. Descartes, qui fut, d'ailleurs, un élève des Jésuites, et un élève reconnaissant, exprime le xviie siècle, non moins que les grands écrivains du temps. Mais l'Université ne participa pas à cette vie scientifique. Non seulement elle ne la dirigea pas, mais elle s'en désintéressa. Le cartésianisme, par exemple, ne pénétra que tardivement les collèges universitaires, et les collèges des Jésuites lui furent encore plus longtemps réfractaires : tout ce que nous appelons aujourd'hui enseignement supérieur était exclu des uns et des autres. Comme on ne pouvait pas se passer de médecins, d'avocats, de magistrats, de prêtres, les Facultés de médecine, de droit, de théologie subsistaient toujours. Mais ce n'étaient que des écoles professionnelles, qu'aucun haut idéal n'animait. Aussi ne menèrent-elles pendant deux siècles qu'une vie médiocre et languissante[1].

III. **La période révolutionnaire et la période napoléonienne.** — On pourrait croire que la Révolution française détermina un réveil des Universités.

Les hommes qui avaient préparé la Révolution et ceux qui la firent avaient, dans la science et dans son efficacité, une foi sans

---

1. Il y eut cependant un établissement d'enseignement supérieur qui se constitua au xvie siècle : ce fut le Collège de France dont il sera question plus loin (deuxième partie, chap. Ier). Mais justement le Collège de France est né en dehors de l'Université et, d'ailleurs, il en est encore indépendant. Et s'il est né, c'est précisément parce que l'Université était alors réfractaire à tout ce qui est haut enseignement.

limites. C'est à l'ignorance qu'ils attribuaient, en grande partie, les maux dont souffraient les sociétés européennes, et c'est de la science qu'ils attendaient la régénération de l'humanité. Dès lors, n'était-il pas naturel qu'ils s'employassent de toutes leurs forces à constituer des centres de vie scientifique où la science pût être cultivée pour elle-même et d'où elle pût rayonner sur le pays tout entier? Et, ainsi, on eût vu renaître le haut enseignement et se reconstituer — sous le même nom ou sous un nom différent, il n'importe — des Universités nouvelles, qui eussent été pour la science et par elle ce que les Universités du Moyen Age avaient été par la dialectique et pour la foi.

Condorcet rédigea dans cet esprit un projet qui retint, pendant longtemps, l'attention des assemblées révolutionnaires. Cependant ce fut une conception différente qui triompha. Parmi ceux qui réclamaient avec le plus de force que l'enseignement prît enfin un caractère scientifique, beaucoup estimaient surtout les sciences en raison de leur utilité pratique. La culture scientifique n'apparaissait comme nécessaire que dans la mesure où elle était la condition d'une culture professionnelle. Sous l'influence de ces idées, la Convention finit par admettre que le haut enseignement devait s'organiser sur la base des fonctions et des professions. Au lieu de chercher à rapprocher dans un même faisceau solidaire les diverses disciplines humaines, elle décida que les Écoles supérieures seraient spécialisées, que chacune serait distincte et indépendante des autres et qu'il y en aurait autant que de professions différentes qui réclament une préparation scientifique. Ainsi furent créés successivement, le Muséum pour l'enseignement de l'Histoire naturelle prise dans toute son étendue et « appliquée particulièrement à l'avancement de l'agriculture, du commerce et des Arts »; l'École Polytechnique; l'École Normale; trois Écoles de Santé; l'École des Langues orientales vivantes.

De l'Université de Paris, comme des autres Universités qui s'étaient constituées en France à l'imitation de la première, il n'était plus question. Le nom même qui avait servi à les désigner était aboli. Et, sans doute, il ne saurait être question de méconnaître les glorieux services que certaines des institutions nouvel-

lement créées ont rendus au pays. Des Écoles, comme le Muséum,
l'École Polytechnique, l'École normale supérieure, ont contribué,
pour une large part, au bon renom scientifique de la France par
les écrivains ou les savants qu'elles ont formés. Mais quoi qu'on
pense de cette organisation, elle différait radicalement de celle
qu'avait connue le Moyen Age. C'était le principe de la spécialisation professionnelle qui se substituait à l'unité encyclopédique que
l'Université médiévale avait aspiré à réaliser[1].

Ce sont les mêmes idées qui inspirèrent la pédagogie napoléonienne. Napoléon Ier n'était pas de ces hommes qui ont le culte de
la science et du rôle qu'elle doit normalement remplir dans la vie
générale d'un grand pays. Pour lui, les différentes sciences
n'étaient que des instruments professionnels, et c'est seulement à
ce titre qu'il leur assignait une place dans l'enseignement supérieur. En vertu de ce principe, il maintint les Écoles spéciales de
la Convention ; il donna seulement un autre nom à certaines d'entre
elles : les Écoles de droit et de médecine furent appelées Facultés.
De plus, il créa, dans les villes chefs-lieux de ses Académies, deux
nouvelles Écoles spéciales ou Facultés ; celle des sciences et celle
des lettres. A vrai dire, ces deux Facultés auraient pu devenir des
centres d'une vie intellectuelle désintéressée ; mais, précisément
parce qu'elles ne préparaient à aucune profession déterminée,
Napoléon ne leur assigna aucun rôle intellectuel. C'étaient des
jurys d'examen, que composaient d'ordinaire les professeurs du
lycée voisin ; leur fonction devait être de contrôler les connaissances des élèves qui venaient de terminer leurs études secondaires,
et de conférer des grades, beaucoup plus que de donner un enseignement proprement dit.

Pendant les deux premiers tiers du xixe siècle, cette situation
resta sans changements essentiels : à côté d'écoles techniques, il y

1. Cette conception des Écoles spéciales n'a pas disparu et, aujourd'hui encore,
elle subsiste à côté de la conception contraire que représentent nos Universités
reconstituées. Nous avons, en dehors de l'Université, nombre d'écoles spéciales
(V. plus bas, Préambule de la 2e partie, p. 141). Notre haut enseignement est partagé
entre ces deux tendances.

Nous n'entendons pas, d'ailleurs, instituer ici un débat doctrinal, qui ne serait
pas à sa place, sur les Universités et les Écoles spéciales. Il est très possible que
les deux systèmes, loin de s'exclure, se complètent et qu'il y ait lieu de faire à
chacun la place qui lui revient.

avait des écoles sans élèves (Facultés des lettres et des sciences). Ces dernières, pour pouvoir vivre, durent remplacer les étudiants qui leur manquaient par un public d'une autre sorte; elles s'adressèrent aux gens du monde, aux hommes cultivés, désireux de ne pas perdre tout contact avec les choses de l'esprit. Malheureusement, pour retenir des auditoires que les austérités de la science eussent vite rebutés, il fallut que les leçons se fissent attrayantes. L'éloquence remplaça trop souvent la méthode et la rigueur. Et, sans doute, il s'en faut que cet enseignement quelque peu oratoire ait été sans utilité et sans grandeur. Des orateurs comme Villemain, Cousin, Guizot, exercèrent, du haut de leurs chaires, une influence considérable sur l'esprit de la France et même de l'Europe. En dehors de ces noms illustres, les Facultés des lettres et des sciences comptèrent alors nombre d'hommes de la plus haute valeur. Certains des cours qui y furent professés sont devenus ensuite des livres classiques qui honorent la science française, comme la *Cité antique*, de Fustel de Coulanges, *La Famille*, de Paul Janet, *Les Moralistes sous l'Empire Romain*, de Martha, etc. Au même moment, un grand mouvement scientifique se produisait, auquel les Facultés des sciences apportaient une importante contribution. Mais ce qui manquait, c'était de grands et puissants ateliers de travail scientifique où, par la collaboration anonyme des maîtres et des élèves, l'œuvre de science pût se poursuivre d'une manière collective et ininterrompue. Pour cela, il fallait un haut enseignement fortement organisé.

IV. **La troisième République et la restauration des Universités.** — Ce sera l'honneur de la troisième République d'avoir créé cette organisation, en restaurant les Universités.

Déjà, au cours du xixᵉ siècle, le besoin de rénover notre enseignement supérieur s'était affirmé à plusieurs reprises. A la fin du second empire, un homme se rencontra, dans les Conseils mêmes du Gouvernement, qui entreprit de donner un corps à ces aspirations : ce fut Victor Duruy, ministre de l'Instruction publique de 1863 à 1869. A son nom se rattachent d'importantes réformes dont nous aurons à parler plus loin [1]. Mais Duruy ne fut que l'initia-

1. A propos de l'École des Hautes-Études, voir 2ᵉ partie, chap. III.

teur de ce mouvement qu'il ne put mener à son terme. C'est
seulement après 1870 que l'entreprise put être conduite avec la
méthode et la persévérance qui étaient nécessaires pour en assurer
le succès.

On était au lendemain de la défaite. Tous les bons citoyens
n'avaient qu'une pensée : refaire le pays. Pour le refaire, il fallait
d'abord l'instruire. Une société qui aspire à se gouverner elle-
même a, avant tout, besoin de « lumières ». Une démocratie serait
infidèle à son principe si elle n'avait pas foi dans la science. Aussi
les années qui suivirent la guerre furent-elles une belle période
d'ardeur intellectuelle. Constituer des centres de haute culture où
la science trouverait tout ce qui lui est nécessaire pour s'élaborer
et d'où elle pourrait se répandre sur le reste de la nation, telle fut
la tâche que l'on s'assigna.

Les écoles spéciales des régimes précédents ne pouvaient remplir ce rôle. Elles vivaient trop à l'étroit dans le cadre exigu où elles
étaient tenues de se renfermer; de plus, asservies aux exigences
professionnelles, elles n'avaient pas l'indépendance que réclame
l'activité scientifique. Au lieu de séparer par des cloisons artificielles les différentes disciplines humaines, il fallait les rapprocher, les mettre en contact aussi intime que possible, leur faire
prendre conscience de leur unité et de l'œuvre complexe à laquelle
elles collaborent. La vie intellectuelle ne peut être intense qu'à
condition de se concentrer : pour elle, la dispersion, c'est la mort.
Pour donner aux esprits le goût des grandes choses, il faut élargir
leur horizon. Il fallait donc rapprocher les écoles spéciales, et,
pour les arracher à leur spécialisation, en faire les parties d'un
même tout, d'une école vraiment encyclopédique. Or, l'école
encyclopédique a un nom dans l'histoire, c'est l'Université. La
restauration, sous des formes nouvelles, des anciennes Universités apparut ainsi comme le moyen d'atteindre le but poursuivi.

Le plan une fois conçu, on mit à le réaliser une suite, une persévérance que rien ne lassa. Deux ministres, en particulier, atta-
chèrent leurs noms à cette réforme : c'est Jules Ferry et René
Goblet. Mais le rôle le plus considérable revient à deux adminis-

trateurs éminents qui se succédèrent à la direction de l'Enseignement supérieur français, Albert Dumont et Louis Liard, depuis recteur de l'Université de Paris, et qui vient de mourir. C'est ce dernier qui donna, aux Universités reconstituées, leur organisation définitive. Nous ne raconterons pas en détail l'histoire de cette grande entreprise, les péripéties diverses par lesquelles elle passa, les résistances auxquelles elle se heurta, la patience et l'énergie qu'il fallut pour triompher de ces résistances. Le résultat seul importe, et ce résultat, c'est une grande œuvre, qui sera la gloire du gouvernement républicain. C'est cette œuvre que nous allons analyser.

CHAPITRE II

ORGANISATION GÉNÉRALE DE L'UNIVERSITÉ DE PARIS

Par É. DURKHEIM
Professeur à la Faculté des Lettres.

I. Le cadre extérieur de la vie universitaire. La Sorbonne. — Pour l'organisme nouveau qu'il s'agissait de créer, il fallait un cadre nouveau. Les vieux édifices, bâtis au xvii° ou au xviii° siècle, ne pouvaient servir à abriter la vie nouvelle, infiniment plus intense et plus complexe, qu'on se proposait d'éveiller. Une transformation était nécessaire.

Un plan radical et rationnel eût été de faire table rase du passé et d'établir l'Université restaurée hors des murs, à la campagne, au centre d'un vaste terrain sur lequel elle eût pu se développer progressivement au fur et à mesure qu'elle eût éprouvé le besoin de s'agrandir. Mais cette conception eût froissé tant de traditions respectables qu'elle ne vint à l'esprit de personne. Depuis le xii° siècle, la vie intellectuelle et scolaire de Paris avait son siège sur la rive gauche de la Seine, sur les flancs de la Montagne Sainte-Geneviève; c'est là qu'avait enseigné Abélard; c'est là, tout près du fleuve, que se trouve encore la fameuse rue du Fouarre, où les maîtres de la Faculté des Arts tenaient jadis leurs écoles; plus loin, on rencontre l'église Saint-Julien-le-Pauvre, où s'est tant de fois assemblée la vieille Université. Tout ce quartier était, depuis tant d'années, le pays des études, « le pays latin », comme on disait jadis, qu'il ne paraissait pas possible de le déposséder sans injustice. C'est donc à l'intérieur même de ce quartier qu'on dut chercher les agrandissements nécessaires.

Le terrain occupé par l'Université n'est pas d'un seul tenant, mais les principaux bâtiments universitaires sont peu éloignés les uns des autres, et ils sont tous groupés autour d'un même centre, qui est la Sorbonne.

Fondée en 1303 par Robert de Sorbon, la Sorbonne fut primitivement un collège de théologiens. Quand, en 1627, Richelieu la fit rebâtir à ses frais, il lui laissa le même caractère, qu'elle conserva jusqu'à la Révolution. Toutefois, à partir du xvie siècle, le mot de Sorbonne avait pris une autre acception. Par suite du dépérissement des autres Facultés, la Faculté de théologie avait fini par être considérée comme la partie éminente de l'Université. Sorbonne et Université étaient devenus termes à peu près synonymes. Quand Rabelais s'en prend aux gens de la Sorbonne, « aux Sorbonnards, Sorbonnicoles, etc. », c'est l'Université du Moyen Age tout entière qu'il a en vue. Ce passé la prédestinait, par conséquent, au rôle qu'elle remplit actuellement, et que, d'ailleurs, elle remplissait depuis le premier Empire.

Mais, pour la mettre à la hauteur de sa mission nouvelle, on dut la transformer. Tous les anciens bâtiments furent abattus, sauf l'Église, élevée par Richelieu et où se trouve son tombeau. Cette Église a été incorporée, sans aucune modification, à la construction nouvelle, avec laquelle elle s'harmonise merveilleusement. Dressée sur une sorte de perron, elle domine, comme autrefois, la cour d'honneur, dont le dessin général a été très heureusement respecté. En même temps, la Sorbonne a été étendue de tous les côtés ; elle forme maintenant un vaste rectangle de 21 000 mètres carrés, surface triple de celle qu'occupait la Sorbonne de Richelieu.

Un des corps de bâtiment qui la composent est affecté aux services centraux de l'Université : cabinet du recteur, ses bureaux, salons de l'Université, salle du Conseil, salles des Commissions, etc. C'est là aussi que se trouve le Grand amphithéâtre, qui n'appartient à aucune Faculté en particulier, mais qui constitue la chose commune de l'Université. Il peut contenir 3000 auditeurs. C'est peut-être la plus grande salle de cours qui existe au monde. Sur la paroi du fond, au-dessus de l'estrade, se trouve une grande composition allégorique de Puvis de Chavannes, qui est généralement considérée comme le chef-d'œuvre du maître[1].

1. Voici la description qu'en a donnée l'auteur lui-même : « Dans la clairière d'un bois sacré, assise sur un bloc de marbre, la Sorbonne ; à ses côtés, deux génies, porteurs de palmes ; à ses pieds, une source jaillissante. A droite, les Lettres, l'Éloquence debout, la Poésie, représentées par les Muses éparses, en

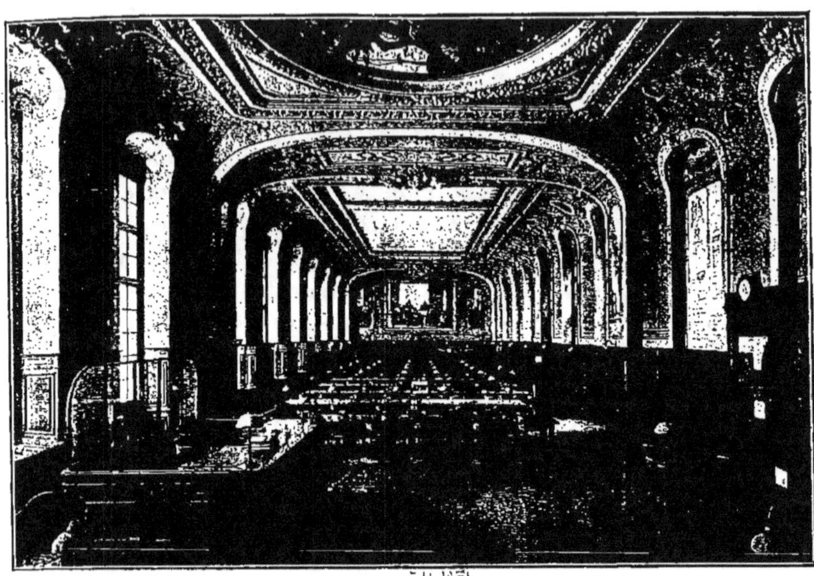

LA SALLE DE LECTURE DES ÉTUDIANTS A LA BIBLIOTHÈQUE DE L'UNIVERSITÉ
La photographie ne donne que la moitié de la salle.

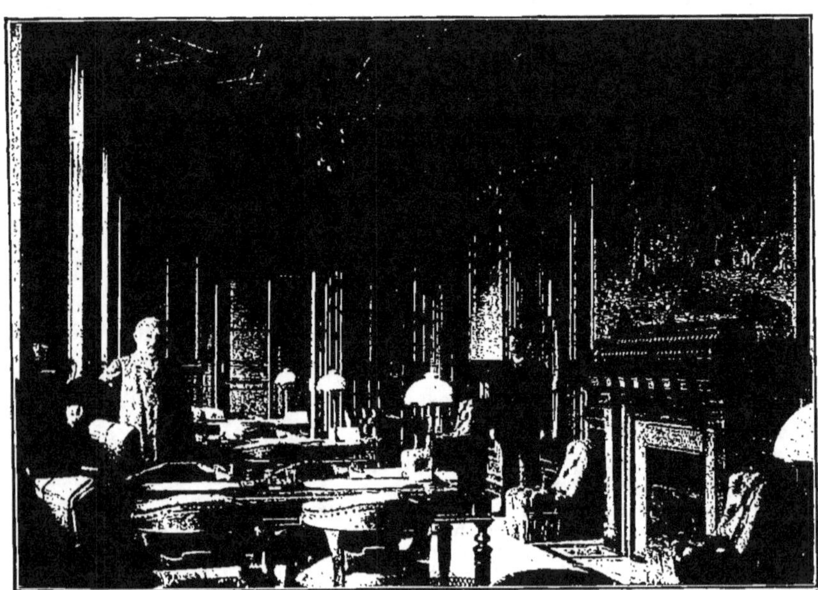

LA SALLE DE TRAVAIL DES PROFESSEURS A LA BIBLIOTHÈQUE DE L'UNIVERSITÉ

II. Constitution de l'Université. — Il ne faut pas se représenter une Université française sur le modèle des Universités anglaises, ni surtout des Universités américaines.

En Amérique, l'Université comprend une multitude d'établissements scolaires, d'ordre et de degré différents.

Il en est qui sont de simples écoles secondaires; l'enseignement qu'on y donne ne se distingue pas de celui qui est donné dans nos lycées. Ce sont les Collèges d'*undergraduates*. Les élèves s'y préparent à la haute culture, plus qu'ils ne la reçoivent. C'est seulement en sortant du Collège qu'ils acquièrent le grade de bachelier qui en fait de véritables étudiants de l'Université. A côté de ces établissements, il en est d'autres qui ressemblent identiquement à nos Facultés de droit, de médecine, des lettres et des sciences dont il sera question plus loin. Enfin, on y compte parfois une très grande diversité d'Écoles techniques et professionnelles.

L'Université de Paris et, plus généralement, les Universités françaises ne présentent pas la même diversité. D'abord, en France, les établissements d'enseignement supérieur sont très nettement distingués des établissements d'enseignement secondaire, lycées et collèges. Ils n'ont ni la même discipline ni la même organisation. Quant aux Écoles techniques spéciales, elles sont, pour la plupart, en dehors de l'Université. Sans doute, l'Université ne se désintéresse pas des applications de la science; on verra que l'Université de Paris confère des diplômes d'ingénieurs-chimistes, qu'elle possède un enseignement théorique et pratique d'aviation; plusieurs Universités provinciales ont des écoles d'électricité, de brasserie, etc. Cependant, on considère qu'en principe le rôle fondamental de l'Université est plutôt la culture désintéressée de la science que la recherche de ses conséquences pratiques. Certaines de ses Facultés sont, en un sens, des écoles professionnelles; c'est

diverses attitudes sur le gazon; l'Histoire et l'Archéologie fouillant les entrailles du passé; la Philosophie discutant le mystère de la vie et de la mort. A gauche, les Sciences : la Géologie, la Physiologie, la Botanique, la Chimie, symbolisées par leurs attributs; la Physique entr'ouvrant ses voiles devant un essaim de jeunes gens qui lui offrent, comme prémisses de leurs travaux, une flamme d'électricité; à l'ombre d'un bosquet, la Géométrie méditant sur un problème ».

D'ailleurs, la Sorbonne tout entière, salons, salles de cours, parois des galeries, est décorée de très belles œuvres d'art. Il y aurait tout un livre à faire sur l'Art à la Sorbonne (V. sur ce point LIARD, *L'Université de Paris*, p. 109 et suiv.)

le cas, notamment, de la Médecine et du Droit. Mais les professions auxquelles elle prépare supposent une forte culture scientifique. L'Université est, avant tout, un foyer de vie spéculative.

Elle est formée par l'union, la fédération de cinq Écoles ou Facultés, qui existaient déjà antérieurement, mais isolées les unes des autres : Faculté des lettres, des sciences, du droit, de la médecine, et École supérieure de pharmacie. A cet organisme, déjà complexe, un organe nouveau est venu s'ajouter en 1904 : c'est l'École normale supérieure.

Chacune de ces Facultés ou Écoles garde, à l'intérieur de l'Université, son individualité et son autonomie. Chacune a son chef particulier (doyen pour les Facultés, directeur pour les Écoles). Les doyens, comme les directeurs, sont nommés par le ministre, mais sur la présentation de leurs collègues [1] ; et il n'y a guère d'exemple que la proposition faite par la Faculté ou l'École ne soit pas ratifiée par le ministre. Le doyen (ou le directeur) est assisté, dans sa tâche administrative, par un Conseil qui comprend tous les professeurs titulaires. Ce Conseil administre les biens propres de la Faculté, présente au choix du ministre les candidats aux chaires magistrales, donne son avis sur toutes les questions qui concernent l'enseignement.

Mais l'Université est tout autre chose qu'une simple juxtaposition des Facultés et Écoles qui la composent. Elle est un tout naturel. De même que la science est une malgré la diversité des sciences particulières, il y a, entre les écoles où s'enseignent les différentes sciences humaines, unité d'aspirations et solidarité d'intérêts : c'est cette unité et cette solidarité qu'exprime l'Université. Elle a donc une fonction propre, distincte de celles qui incombent aux Écoles spéciales dont elle est composée.

L'organe de cette fonction, c'est le Conseil de l'Université. Ses attributions sont multiples. C'est lui qui administre le patrimoine commun de l'Université, et ce patrimoine a singulièrement grossi

---

1. Il y a une exception pour le directeur et le sous-directeur de l'École normale, qui sont nommés sur une liste de présentation, établie, non par les professeurs de cette École mais par le Conseil de l'Université.

depuis que les Universités sont reconstituées. Outre que l'État français a augmenté dans des proportions considérables sa contribution annuelle aux dépenses de l'Université, la Ville de Paris, des États étrangers, des associations privées, de simples particuliers ont fondé des chaires, des cours, des bourses pour les étudiants, des dotations destinées à faciliter le travail scientifique, à élever des constructions nouvelles, etc. Tous les ans, jusqu'à la guerre actuelle, des noms nouveaux venaient s'inscrire sur les tables de marbre, qui, sous le grand hall de la Sorbonne, commémorent le souvenir des bienfaiteurs de l'Université. C'est le même Conseil qui établit le budget annuel et qui contrôle l'emploi des fonds. Il veille à l'organisation générale des enseignements et à leur coordination. Il représente les intérêts généraux du corps contre le particularisme possible d'une Faculté ou d'une École. Enfin, c'est à lui qu'il appartient d'assurer le respect de l'ordre et de la commune discipline dans l'Université tout entière.

Il comprend, sous la présidence du Recteur, deux sortes de membres : 1° les doyens des Facultés, le directeur de l'École de pharmacie, le directeur et le sous-directeur de l'École normale, qui sont membres de droit; 2° deux représentants de chaque École ou Faculté élus par leurs collègues[1]. Comme, en fait, les doyens et les directeurs sont désignés au choix du Ministre par une élection, on voit que le Conseil ne comprend que des membres élus, à l'exception du Recteur.

Cette situation du Recteur[2] demande à être bien comprise; car elle tient à une particularité essentielle des Universités françaises.

Les corporations universitaires du Moyen Age étaient des groupements privés, comparables à tous les corps de métier; elles ne relevaient pas directement des pouvoirs publics. Cette indépendance n'est pas moins nécessaire aux Universités nouvelles, car la science, qu'elles ont pour charge de cultiver et d'enseigner, ne peut

---

1. Seule, l'École normale, représentée par son directeur et son sous-directeur, n'a pas de délégués élus. On en dira plus loin les raisons (V. 1re partie, chap. V).

2. A Paris, le recteur porte le titre de vice-recteur. C'est que, en vertu d'une vieille tradition, le ministre de l'Instruction publique est considéré comme le recteur de l'Université de Paris. En fait, le ministre n'exerce jamais la fonction rectorale.

se passer de liberté. Aussi jouissent-elles d'une large autonomie : les conseils qui les administrent ou sont formés par l'ensemble même des professeurs (Conseil de chaque Faculté), ou sont désignés presque totalement par l'élection (Conseil de l'Université).

Mais, d'un autre côté, la France est un pays politiquement et moralement unifié. Depuis le xviiie siècle, c'est chez nous un principe que l'enseignement est et doit être une chose essentiellement nationale. On ne pouvait donc laisser chaque Université résoudre à sa façon les questions les plus graves de l'éducation publique; il fallait que des règles générales fussent posées et que l'action de l'État pût s'exercer de manière à prévenir tout particularisme excessif. C'est par l'intermédiaire du Recteur que s'établit la liaison nécessaire entre l'Université et les pouvoirs publics. Le Recteur représente l'État auprès de l'Université; il a pour mission de veiller à l'application des lois et des règlements généraux. Voilà pourquoi il est nommé par le gouvernement et préside de droit le Conseil de l'Université[1].

Là, d'ailleurs, ne se borne pas son rôle. En même temps, il représente, auprès de l'État, l'Université qu'il dirige; il en fait connaître les besoins et il en défend les intérêts; président du Conseil de l'Université, il est chargé d'exécuter les décisions que cette assemblée prend dans les limites de ses pouvoirs. Il remplit ainsi deux fonctions qui, théoriquement, paraissent se contredire; mais, dans la pratique, elles se concilient sans peine grâce à l'esprit dont sont animées nos Universités, grâce à la confiance que leur fait le gouvernement républicain, grâce enfin à l'autorité morale des recteurs, qui sont, à de très rares exceptions près, d'anciens professeurs d'Université.

III. Les Professeurs. — L'Université ainsi réorganisée se fit très vite une vie scientifique et scolaire dont l'exceptionnelle intensité n'a pas été dépassée aux plus belles époques du Moyen Age.

---

1. Dans l'organisation napoléonienne, les Facultés et Écoles supérieures faisaient partie, comme les lycées et tous les autres établissements d'instruction publique, d'unités administratives appelées *Académies*; à la tête de chaque académie se trouvait un Recteur représentant du Ministre. Lorsqu'on a créé les Universités, on a gardé ce cadre administratif et l'autorité du Recteur s'étend toujours, dans son ressort académique, sur les trois ordres d'enseignement : supérieur, secondaire et primaire.

Et d'abord le nombre des maîtres et des enseignements professés s'est accru avec une extrême rapidité.

Pendant l'année scolaire 1882-1883, l'Université de Paris ne comptait encore que 145 maîtres de tout ordre[1].

En 1903, vingt ans après, ce chiffre s'élevait à 242, à 274 en 1904, à 320 en 1909, à 353 en 1913 ; et dans ce nombre ne sont pas compris 30 chargés de cours de clinique annexes. Si l'on fait entrer en ligne de compte, à côté des maîtres qui enseignent, les chefs de travaux, chefs de laboratoires, chefs de cliniques, prosecteurs, préparateurs, tous ceux, en un mot, qui, à un titre quelconque, participent au travail scientifique de l'Université, l'ensemble du personnel atteint le chiffre d'environ 700.

Les maîtres ne portent pas tous le même titre. On distingue parmi eux des professeurs titulaires, des chargés de cours et des maîtres de conférences (les deux titres ont sensiblement la même valeur), des agrégés.

Primitivement, les professeurs titulaires se distinguaient des chargés de cours et des maîtres de conférences par la plus haute importance attribuée à leur enseignement. Les disciplines qu'ils étaient chargés de professer passaient pour particulièrement fondamentales ; pour cette raison, leur enseignement était qualifié de magistral. Les enseignements confiés aux chargés de cours et aux maîtres de conférences étaient considérés comme moins essentiels à la vie de l'Université. Mais cette différence entre enseignement magistral et non magistral tend de plus en plus à s'effacer. Aujourd'hui, ces deux sortes de maîtres ne se distinguent plus guère que par leur âge et leur inégale autorité scientifique. Les chargés de cours et les maîtres de conférences sont, en général, plus jeunes ; leur situation est une situation de début. Le titulariat est le couronnement de la carrière ; c'est pourquoi, comme nous l'avons dit, le Conseil de la Faculté ne comprend que des professeurs titulaires.

---

1. Les professeurs chargés temporairement de remplacer un maître en congé ne sont pas compris dans ce chiffre ni dans ceux qui suivent. Le nombre des maîtres, ainsi établi, donne donc exactement le nombre des enseignements professés.

Pour rendre tous ces chiffres comparables, nous n'avons pas fait entrer en compte les professeurs de la Faculté de théologie protestante, cette Faculté ayant cessé d'appartenir à l'Université à partir de 1904.

Aussi leur nomination est-elle entourée de garanties toutes spéciales. Ils sont nommés par décret du Président de la République, sur une double liste de présentation, établie, l'une par le Conseil de la Faculté intéressée, l'autre par la Section permanente du Conseil Supérieur de l'Instruction publique[1]. Ils sont inamovibles. Les maîtres de conférences et les chargés de cours sont nommés par le Ministre, s'ils sont rétribués sur les fonds de l'État, par le Recteur sur une liste de présentation établie par le Conseil de l'Université, si c'est sur le budget propre de l'Université que leur traitement est prélevé.

Les agrégés n'existent que dans les Facultés de droit et de médecine et à l'École de pharmacie. Ils sont nommés à la suite d'un concours. Leur fonction est de diriger des exercices pratiques et de faire passer des examens. Toutefois, en fait, la plupart d'entre eux sont chargés de cours complémentaires; il est même à peu près de règle que les chargés de cours doivent être agrégés. En somme, l'agrégation est le titre qui ouvre l'accès de ces trois Facultés.

Pour les Facultés des lettres et des sciences, le seul titre exigé des candidats à l'enseignement est le doctorat, soit ès lettres, soit ès sciences. S'il n'existe pas, dans ces Facultés, de concours analogues à l'agrégation, c'est que ces deux doctorats, comme on le verra plus loin, ont une valeur scientifique toute particulière, qu'aucun autre doctorat n'a au même degré ni en France ni à l'étranger. Dans ces conditions, d'autres épreuves probatoires étaient inutiles. D'ailleurs, si le titre de docteur est nécessaire pour enseigner dans ces Facultés, il n'est pas suffisant; il faut en outre que le doctorat ait été soutenu dans des conditions particulièrement honorables. Un docteur n'est nommé, même comme chargé de cours ou maître de conférences, que sur l'avis d'un comité, constitué auprès du Ministre de l'Instruction publique et composé de membres de l'Enseignement Supérieur. Et, pour qu'il soit proposé par ce comité, il faut que ses thèses aient été soutenues avec quelque éclat.

1. Le Conseil supérieur de l'Instruction publique ne se réunit que d'une manière intermittente. Mais certains de ses membres, désignés par le ministre, constituent une section permanente qui examine certaines affaires dont la solution ne peut attendre.

Nul donc n'est admis à enseigner dans une Université que s'il présente des garanties soigneusement contrôlées. En ce qui concerne l'Université de Paris, la sélection est plus sévère encore ; elle se fait à deux degrés, pour ainsi dire. Comme le séjour de Paris est, pour toute sorte de raisons, très recherché, il est tout à fait exceptionnel qu'on y débute. Les maîtres qui sont appelés à l'Université de Paris ont donc commencé par enseigner plus ou moins longtemps dans une Université des départements ; ils y ont déjà fait leurs preuves comme professeurs et comme savants.

Aussi le corps des maîtres de l'Université jouit-il, dans l'opinion, d'une considération toute particulière. Nombreux sont les professeurs qui ont siégé, ou qui siègent encore, dans les Assemblées politiques, et même dans les Conseils du gouvernement. Toutes les fois que le pays traverse une crise, politique ou morale, les professeurs de l'Enseignement supérieur y jouent un rôle qui est parfois de premier plan. On l'a bien vu au cours de la guerre actuelle, où de nombreux maîtres de l'Université se sont faits les directeurs et les guides de l'esprit public, réconfortant leurs concitoyens qu'une guerre prolongée risquait de lasser, éclairant les neutres sur la gravité du débat qui se déroulait sur les champs de bataille, mettant, en un mot, au service de la cause nationale, l'autorité morale dont ils sont investis.

IV. **Les Étudiants.** — Pour être admis à l'Université, et immatriculé dans une ou plusieurs de ses Facultés ou Écoles, aucun grade n'est exigé, si l'on désire simplement suivre l'enseignement qui s'y donne. Il en va autrement si l'on prétend aux diplômes qu'elle confère. Dans ce cas, il faut, en règle générale, si l'on est Français, présenter le diplôme de bachelier, qui se décerne à la sortie de nos lycées et de nos collèges[1]. Les étudiants ont donc, sauf de rares exceptions, terminé leurs études secondaires. L'Université marque ainsi une solution de continuité dans la vie scolaire de notre jeunesse. Au lycée, le jeune homme est soumis à

---

1. Les collèges et les lycées sont des établissements de même ordre et qui donnent le même enseignement. La différence entre les uns et les autres est que les professeurs des collèges sont rétribués par les municipalités, les professeurs des lycées par l'État. Le titre de licencié suffit pour enseigner dans un collège ; pour professer dans un lycée, il faut être agrégé.

une discipline stricte : il est tenu d'assister aux classes, de participer aux exercices prescrits, etc. A l'Université, il n'est plus astreint qu'à une discipline volontaire : c'est lui qui choisit les cours qui lui paraissent utiles ; il ne les suit que s'il le veut : le principe de la liberté académique n'est pas moins cher aux Universités françaises qu'aux Universités allemandes.

Toutefois, pour les étudiants de nationalité étrangère, qui aspirent aux grades, le baccalauréat n'est pas exigé. Pour eux, des équivalences sont établies, variables selon les pays : il suffit, en somme, qu'ils produisent des témoignages attestant qu'ils ont reçu une culture secondaire, plus ou moins analogue à celle que donnent nos lycées, ou, s'il n'y a pas d'enseignement secondaire organisé dans leur pays, qu'ils subissent un examen équivalant à ces témoignages.

Depuis que l'Université est reconstituée, le nombre des étudiants s'est accru comme celui des maîtres.

En 1885-1886, année pour laquelle fut établi le premier rapport d'ensemble sur la situation de l'Université, on comptait 10 644 étudiants. En 1908, ce chiffre était de 16 935, de 17 512 en 1912. Depuis, bien que des causes diverses aient gêné le recrutement de nos Universités (crise économique, guerres balkaniques, etc.), ce nombre est resté sensiblement constant. Au 15 janvier 1914, il était de 17 308.

C'est dans les Facultés des lettres et des sciences que cet accroissement a été le plus marqué. Avant 1877, elles ne comptaient guère d'étudiants réguliers, mais presque exclusivement des auditeurs de passage qui suivaient plus ou moins assidûment les cours publics. Les étudiants proprement dits n'apparaissent vraiment, dans ces Facultés, qu'avec l'année scolaire 1877-1878, et il n'y en avait alors qu'un tout petit nombre. En 1879-1880, ils étaient déjà 120 à la Faculté des lettres ; ils y sont aujourd'hui plus de 3000, et entre 1700 et 2000, suivant les années, à la Faculté des sciences.

Les étudiants étrangers sont pour une part notable dans cette augmentation. Depuis de longues années, ils avaient désappris le chemin de Paris. Même en 1882-1883, on n'en comptait encore que quelques-uns : 164 au Droit, 108 à la Médecine. En 1885-1886, ils étaient déjà 829; 2708 en 1908; 3352 en 1910; et, depuis, le chiffre est toujours resté au-dessus de 3000, sauf, bien entendu, depuis la guerre actuelle.

Sur le nombre total de ces étudiants étrangers, la proportion de femmes est assez élevée. Ce qui est plus intéressant encore, c'est que le nombre des étudiantes de nationalité française croît, lui aussi, d'année en année. Pendant longtemps, on ne les compta que par unités. En 1908, il y en avait déjà 640, 805 en 1909, 927 en 1910, 953 en 1911, 1016 en 1912, 1120 en 1914. En 1908, il y avait encore deux fois plus d'étrangères que de françaises; en 1914, le nombre des françaises dépassait celui des étrangères (1120 contre 1077). Et ces jeunes filles ne se bornent pas à suivre les cours; elles subissent les mêmes examens et conquièrent les mêmes grades que les jeunes gens. Elles deviennent licenciées, agrégées, docteurs. Ces chiffres traduisent une importante et heureuse nouveauté qui est survenue dans nos mœurs : la cloison étanche qui, surtout dans les pays latins, tenait les deux sexes séparés l'un de l'autre, va en s'abaissant et la décence n'y perd rien. Cette importante révolution n'est pas, d'ailleurs, limitée aux seuls étudiants : elle est en train de se produire chez les maîtres eux-mêmes. La Faculté des sciences compte une femme parmi ses professeurs titulaires : c'est la veuve de l'illustre Curie.

Ces masses énormes de jeunes gens ne pouvaient rester à l'état inorganique. Il faut que l'étudiant, surtout quand il est de nationalité étrangère, ne se sente pas perdu dans la foule anonyme; il a besoin de trouver, quand il arrive à l'Université, des milieux qui l'accueillent, qui le guident, le soutiennent, l'assistent même, si c'est nécessaire. De multiples groupes se sont constitués pour cela, qui, tous, ont pour objet d'encadrer moralement les nouveaux venus, de rapprocher ceux qui, en raison de leurs origines, de leurs goûts, peuvent éprouver du plaisir à se rencontrer. Ce sont autant de foyers de vie affective.

Il y a, d'abord, l'*Association générale des étudiants de Paris*, qui a pour rôle de défendre les intérêts communs à tous les élèves de toutes les Écoles et Facultés, et d'entretenir en eux le sentiment de la solidarité universitaire. Elle possède un petit hôtel, d'un caractère historique[1], joliment aménagé, où se donnent de temps en temps des fêtes qui sont pour maîtres et étudiants des occasions de se rencontrer.

Des groupements plus restreints réunissent les élèves d'une même Faculté, tels l'*Association corporative des étudiants en médecine*, et l'*Association amicale des étudiants en pharmacie de France*.

D'autres associations ont pour objet de rapprocher les uns des autres des étudiants d'une même nationalité, tout en leur fournissant des occasions d'entrer en rapports avec des étudiants français. Tel est l'objet de la *Section britannique de l'Université de Paris*, de l'*Association franco-slave*, de l'*Association franco-russe*, du *Cercle d'études franco-hispaniques de l'Université de Paris*, de l'*Association franco-scandinave*, de l'*Alliance universitaire franco-roumaine*, etc. Il y a quelques années, il existait un comité franco-américain. Au moment, où nous écrivons, des efforts sont faits pour constituer un *Home* américain, où les étudiants des États-Unis d'Amérique pourraient se réunir, recevoir leurs maîtres ainsi que les étudiants des autres nationalités.

Deux *Associations amicales*, celle *des Élèves et anciens Élèves de la Faculté des lettres de l'Université de Paris* et celle *des Élèves et anciens Élèves de la Faculté des sciences*, se sont donné pour objet d'établir des liens de solidarité entre les générations qui se succèdent à la Faculté et de faire profiter les débutants de l'expérience et de l'appui de leurs anciens.

Depuis que les femmes s'inscrivent en plus grand nombre à l'Université, des organisations se fondent pour accueillir les étudiantes, les aider dans leur installation et l'organisation de leur vie matérielle à Paris et leur offrir une sorte de foyer. C'est le cas de l'*Association générale des étudiantes de l'Université de Paris*, du *Foyer de l'étudiante*, de l'*Association chrétienne d'étudiantes*.

Enfin, par-dessus tous ces groupements, il existe, en particulier pour les étudiants étrangers, un *Comité de patronage des étudiants*

---

1. Rue de la Bûcherie. C'est là que siégeait l'ancienne Faculté de médecine.

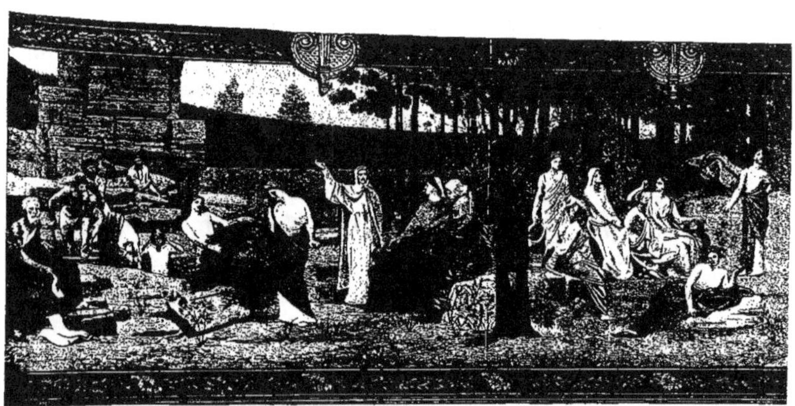

LA FRESQUE DU GRAND AMPHITHÉÂTRE DE LA SORBONNE
par Puvis de Chavannes.
(Fragment; partie gauche de l'œuvre.)

étrangers, qui a pour but de donner à cette catégorie d'étudiants l'appui matériel et moral dont ils peuvent avoir besoin. Ce comité, que présida pendant longtemps l'ancien président de la République, Jean Casimir-Perier, est actuellement en voie de réorganisation.

V. **Les grades.** — Les grades ont, dans les Universités françaises, une autre signification que dans les Universités étrangères.

Chez ces dernières, les grades sont, en général, des titres purement académiques, qui ne donnent aucuns droits. Ils témoignent simplement que l'étudiant a suivi régulièrement certains cours de l'Université et qu'il en a honorablement profité. Les examens qui gardent l'accès des fonctions publiques ou de certaines professions, comme la médecine et la magistrature, sont passés en dehors de l'Université devant des jurys d'État. En France, ainsi que nous l'avons expliqué, les Universités sont des établissements d'État, si grande que soit leur indépendance. Les grades qu'elles confèrent sont donc censés conférés par l'État lui-même; aussi suffisent-ils à ouvrir certaines carrières. La licence ès lettres ou ès sciences confère le droit d'enseigner dans les collèges; la licence en droit est exigée des futurs avocats, des futurs magistrats; le doctorat est nécessaire pour être nommé professeur d'Université, etc. Aussi les examens dont ces grades sont les sanctions sont-ils réglementés par l'État d'une manière stricte. Ils ne sauraient donc se plier à la diversité des goûts et des aptitudes individuelles. De plus, les épreuves qui les constituent sont généralement assez difficiles, en raison des importants privilèges qui sont attachés au succès.

Mais, depuis que les Universités sont réorganisées, un nombre de plus en plus grand d'étudiants les fréquentent, dans le seul but de perfectionner leur culture, et non pour s'ouvrir en France une carrière déterminée : c'est le cas notamment des étudiants étrangers. Aussi a-t-on très vite compris que les anciens grades d'État ne pouvaient suffire à ces besoins nouveaux. On en a donc institué d'autres, purement académiques, analogues à ceux que délivrent les Universités étrangères et qui, sans être soumis à une réglementation rigide, sans être subordonnés à des épreuves compliquées, permissent à ces étudiants d'emporter de l'Université un témoignage de leurs études et des fruits qu'ils en ont retirés. C'est ce qu'on appelle les grades d'Université. Ce qu'ils sont et ce que sont les examens qu'ils sanctionnent, c'est ce qu'on verra dans les chapitres consacrés aux différentes Facultés ou Écoles ; car ils ne sont pas les mêmes dans les différents établissements. Mais le principe général sur lequel repose l'institution de cette double série de grades demandait à être dégagé de ses applications particulières et expliqué, car il tient à un caractère distinctif des Universités françaises.

La question des grades d'Université est, d'ailleurs, toujours ouverte. Au moment même où nous écrivons, elle est, de nouveau, à l'étude. L'Université s'efforce d'assouplir encore les examens qui mènent à ces grades de manière à ce qu'ils s'ajustent sans peine à la diversité des besoins et des aptitudes. En même temps, on cherche pour les grades eux-mêmes des dénominations et des signes qui en disent clairement à tout le monde le sens et la valeur.

Telle est, dans ses grandes lignes, la nouvelle Université de Paris.

Elle est le produit d'une puissante concentration de forces intellectuelles. Déjà le nombre de ses maîtres est imposant par sa masse ; on a vu, de plus, avec quel soin ils sont choisis ; on verra plus loin l'importance de leur contribution positive aux sciences qu'ils enseignent. Autour de ses chaires, dont le nombre a presque triplé, se presse une foule toujours plus considérable d'étudiants de toutes nationalités. La Montagne Sainte-Geneviève, où Abélard attirait la jeunesse cultivée de l'Europe entière, est de nouveau un centre de vie internationale. En un mot, la vieille Université du Moyen Age recommence une nouvelle existence, avec un éclat égal, mais sous des formes nouvelles, appropriées aux conditions nouvelles de l'existence nationale. Au lieu d'être une corporation fermée, jalouse de ses privilèges et de ses intérêts particuliers, elle est devenue une institution d'État, un organe de la vie publique, tout en restant maîtresse de ses destinées intellectuelles. Elle est, comme on a dit,

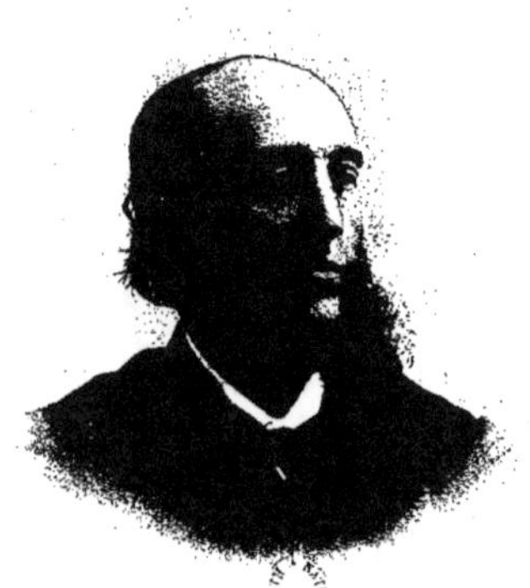

Photo Félix

JULES FERRY (1832-1893)
Son œuvre au Ministère de l'Instruction publique se place
entre les années 1879 et 1883.

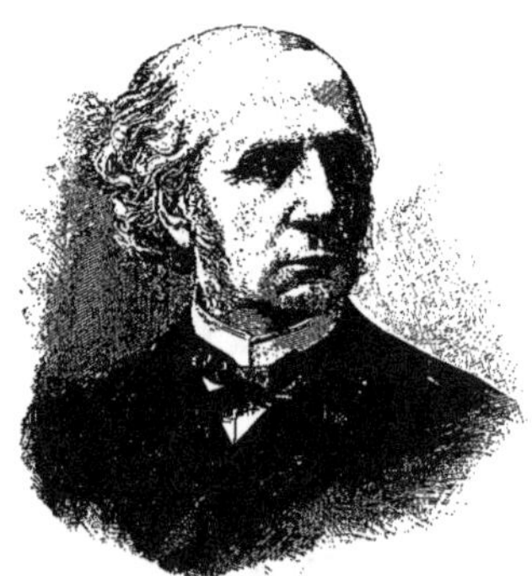

OCTAVE GRÉARD (1828-1904)
Vice-recteur de l'Académie de Paris de 1879 à 1902

très jeune et très vieille[1] : elle joint à la gloire de son passé toute la vigueur de la jeunesse.

Mais, pour pouvoir apprécier la grandeur de l'œuvre qui a été ainsi accomplie, il faut voir avec plus de détails comment fonctionnent les divers organes dont est composé ce grand organisme. C'est ce que montreront les chapitres qui vont suivre[2].

1. LIARD, *L'Université de Paris*, p. 1.
2. *Officiellement*, les quatre Facultés se rangent dans l'ordre suivant : Droit, Médecine, Sciences, Lettres ; nous suivrons ici un autre ordre, savoir : Lettres, Sciences, Droit, Médecine, afin de conduire par degrés le lecteur de l'enseignement le plus général au plus spécialisé. Nous appliquerons le même principe au classement des établissements d'enseignement supérieur indépendants de l'Université.

CHAPITRE III

LA FACULTÉ DES LETTRES

Par Alfred CROISET
Doyen de la Faculté des Lettres.
Membre de l'Institut.

I. Historique. — Dans l'ancienne Université de Paris, ainsi que dans toutes les autres Universités françaises, la Faculté des arts comprenait à la fois l'enseignement des lettres et celui des sciences. Les Facultés des lettres datent, comme les Facultés des sciences, de la création de l'Université impériale en 1808. Mais, surtout à partir de la Renaissance, l'enseignement de la Faculté des arts n'était, ni pour les lettres ni pour les sciences, un véritable enseignement supérieur : il répondait plutôt à ce que nous appelons aujourd'hui l'enseignement secondaire. Quant à l'enseignement supérieur des lettres, il n'existait alors, sous une forme restreinte, qu'au Collège de France, où l'on enseignait le latin, le grec et l'hébreu, et qui était indépendant de l'Université, comme il l'est encore aujourd'hui.

Quand les Facultés des lettres furent créées, par le décret du 17 mars 1808, elles eurent d'abord un caractère assez indécis. La maîtrise ès arts était supprimée et remplacée par le « baccalauréat ès lettres », grade d'État exigé pour certaines carrières. Les Facultés des lettres eurent d'abord pour fonction de conférer le baccalauréat. Mais elles n'eurent pas à donner l'enseignement qui y conduisait : cet enseignement fut donné dans les lycées qui remplaçaient les anciens collèges. De là ce fait bizarre que les premiers professeurs de la Faculté des lettres de Paris, au nombre de six seulement, devaient comprendre, aux termes du décret de fondation, « trois professeurs du Collège de France et trois professeurs de belles-lettres des Lycées ».

Cependant, la Faculté des lettres avait aussi à conférer, outre le baccalauréat, deux grades nouveaux, la licence ès lettres et le

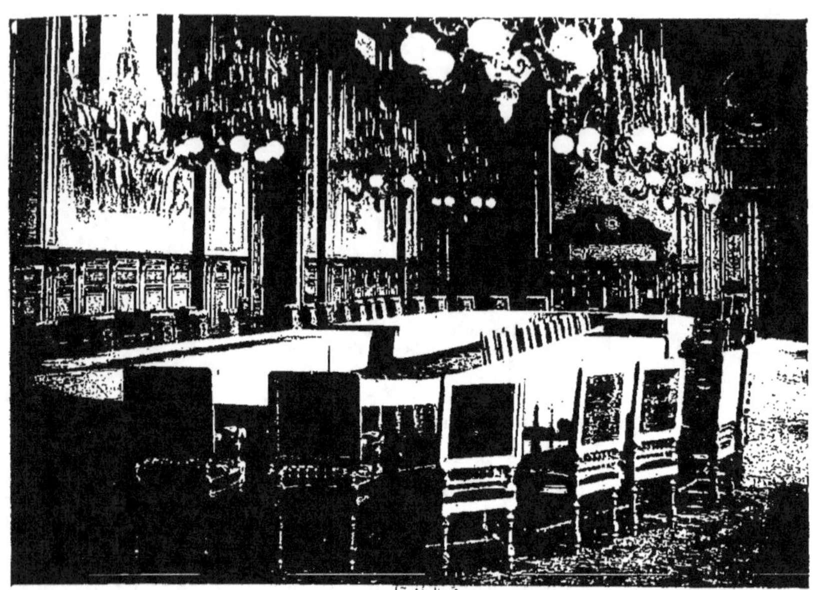

LA SALLE DU CONSEIL DE L'UNIVERSITÉ DE PARIS

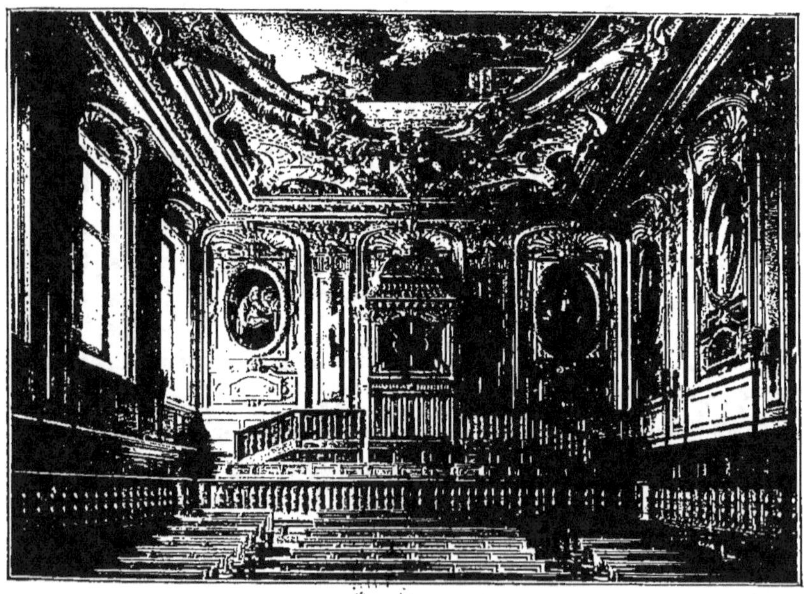

SALLE DU DOCTORAT A LA FACULTÉ DES LETTRES
Vue prise de l'estrade où siège le jury.

doctorat ès lettres, grades d'État comme le baccalauréat, et exigés pour certains postes de l'enseignement. En outre, il était créé une École normale destinée à la préparation des professeurs, et cette École, simple pensionnat à l'origine, était rattachée à la Faculté, qui devait en préparer les élèves à l'examen professionnel de l'« agrégation ». Ainsi, peu à peu, par la force des choses, un enseignement supérieur des lettres devenait nécessaire. Mais quels devaient en être les traits distinctifs? S'agirait-il de leçons d'athénée, consacrées à la lecture et au commentaire des chefs-d'œuvre? Aurait-il le caractère d'une sorte de rhétorique supérieure, où se continueraient avec plus de maturité les exercices du lycée? Ou bien offrirait-il un aspect tout à fait différent et nouveau? Rien, à vrai dire, dans la tradition ancienne de la Faculté des arts, ne permettait de concevoir nettement ce que pouvait être un enseignement supérieur des lettres : il semblait que tout se terminât à former un excellent orateur latin, muni de quelques notions de philosophie et de mathématiques. Une fois ce bagage acquis, que faire de plus, sinon de le perfectionner et de le polir? Cela ne suffisait-il pas à faire un « honnête homme »? L'enseignement traditionnel était essentiellement dogmatique et formel, et il ne pouvait pas ne pas l'être : car il reposait sur ce principe qu'il existe un Beau absolu, dont les règles, formulées une fois pour toutes par Aristote et par la raison, avaient été appliquées en perfection dans les œuvres classiques, si bien que le rôle du professeur était d'enseigner à ses élèves l'art de les y reconnaître pour les appliquer à leur tour par une habile imitation des modèles. Dans ces conditions l'enseignement, à tous les degrés, ne pouvait jamais être qu'une Rhétorique prolongée indéfiniment.

Ce qui modifia cet état de choses, ce fut l'apparition d'un esprit nouveau, l'esprit historique, qui allait substituer à la contemplation d'un idéal immobile, l'étude des réalités vivantes et qui, du même coup, poussait aux recherches neuves et précises. Cette révolution profonde avait sa source dans le mouvement général de la pensée. Elle eut pour ouvriers, à la Faculté des lettres, quelques-uns des hommes illustres de cette génération, les Guizot, les Villemain, les Cousin, tous jeunes alors, et dont l'influence allait être décisive.

Il y eut d'abord une période d'hésitation et de transition. Pendant quelque temps, les thèses de doctorat sont encore des dissertations latines ou françaises assez banales sur des généralités vagues. Mais peu à peu l'orientation nouvelle se dessine. L'enseignement supérieur des lettres prend conscience de son objet et de sa méthode. Il cesse d'être une Rhétorique attardée. Les Facultés des lettres ne se proposent plus seulement de cultiver le goût classique et de conférer des grades : elles étudient les œuvres du passé dans leurs relations complexes avec les circonstances qui les ont vues naître; la littérature ne se sépare plus de la civilisation générale; un champ de recherches illimité s'ouvre ainsi à l'enseignement supérieur des lettres, qui devient une partie intégrante de la science universelle.

En même temps, divers changements extérieurs soulignaient, pour ainsi dire, la transformation profonde qui s'accomplissait. La Faculté des lettres avait été logée d'abord dans l'ancien collège du Plessis[1] : en 1821, elle fut transférée (avec la Faculté de théologie et celle des sciences) dans la « maison de Sorbonne ». En outre, le nombre de ses chaires s'accroissait. Depuis 1814, elle comptait onze professeurs, au lieu des six de la fondation; en 1830, elle en acquit un douzième, et ce chiffre de douze professeurs, qui resta comme « sacramentel » (selon le mot du doyen Himly) jusqu'aux grandes réformes de la troisième République, caractérise en quelque sorte toute cette période du milieu du xixᵉ siècle, où la Faculté, déjà élargie, déjà ouverte à l'esprit historique, s'installe et s'établit définitivement dans sa nouvelle forme d'enseignement.

Durant plus d'un demi-siècle, elle subit peu de changements. Ses douze professeurs, tout en continuant à conférer des grades, faisaient deux leçons par semaine : l'une, plus générale et plus oratoire, consacrée aux vues d'ensemble et qui s'adressait à un public parfois très nombreux, d'autres fois assez clairsemé, selon la nature du sujet traité et le talent de parole du professeur; l'autre, plus technique, destinée surtout aux élèves de l'École Normale,

---

1. Rue Saint-Jacques; ses bâtiments ont disparu lors de la construction du nouveau Lycée Louis-le-Grand.

aux travailleurs, aux rares étudiants bénévoles. Parmi les « grandes leçons », comme on disait alors, quelques-unes rappelaient les beaux jours du trio Guizot-Villemain-Cousin. Parmi les « petites leçons », beaucoup donnaient à un public studieux, mais restreint, un enseignement solide et utile. Le doyen Joseph-Victor Leclerc (1832-1865) était un vivant exemple de savoir aussi étendu que précis. A côté de lui, la Faculté conserve avec respect les noms de beaucoup de maîtres éminents. C'étaient, pour le grec, Boissonade, Egger, Jules Girard; pour le latin, Lemaire, Patin, Constant Martha, Eugène Benoist; pour la littérature française, Saint-Marc Girardin, Nisard, Saint-René Taillandier, Gandar, Lenient, Crouslé; puis les philosophes Royer-Collard, Jouffroy, Garnier, Saisset, Janet, Caro; les historiens Wallon, Geffroy, Fustel de Coulanges; le géographe Himly (doyen de 1881 à 1898); pour les langues vivantes, Ozanam, Alfred Mézières, Beljame, Ernest Lichtenberger; les sanscritistes Bergaigne et Victor Henry; le romaniste Arsène Darmesteter. Mais déjà quelques-uns de ces noms sortent un peu du cadre des douze chaires traditionnelles et annoncent la période plus moderne.

Quand la troisième République entreprit les dernières grandes réformes qui aboutirent à la renaissance des Universités en 1895, il ne s'agissait plus, comme au début du xixᵉ siècle, de modifier l'esprit même de l'enseignement supérieur des lettres ou, pour mieux dire, de le créer de toutes pièces en lui assignant un objet et une méthode qui lui avaient manqué jusque-là. Il s'agissait surtout de permettre à cet esprit, grâce à une organisation plus rationnelle et plus complète, de produire tous ses fruits et de s'exercer plus librement. C'est à quoi tendirent successivement, dans les Facultés des lettres en particulier, l'institution des maîtres de conférences (1877), la création des boursiers (1880), la multiplication considérable du nombre des chaires, et toute une série de mesures administratives qui furent enfin couronnées, après dix ans de progrès réguliers, par le rapprochement des diverses Facultés dans l'unité supérieure de l'Université, grand corps pourvu de tous les organes indispensables, animé d'un même esprit et tendant tout entier vers un même but, qui est de promouvoir la science et de la répandre, pour le plus grand bien de la vie nationale.

De même que la Faculté des lettres avait dû, en 1821, pour remplir tout son rôle, émigrer du collège du Plessis dans la Sorbonne de Richelieu, la Faculté des lettres de la nouvelle Université de Paris s'est installée dans la Sorbonne reconstruite, où elle a pu commencer à vivre d'une vie plus large et répondre plus complètement à ce qu'on était en droit d'attendre de son activité.

C'est là que nous avons maintenant à l'envisager, dans ses installations matérielles et dans les formes diverses de son travail.

II. **Les Locaux.** — Le visiteur de la nouvelle Sorbonne remarque tout de suite la diversité des locaux réservés à la Faculté des lettres ; il y en a de toutes sortes et de toutes dimensions, depuis l'amphithéâtre de six cents places jusqu'à la petite salle de travail où deux ou trois étudiants peuvent se réunir pour lire ensemble un texte ou étudier un document. Expliquer à quoi servent ces locaux, c'est analyser toute la vie de la Faculté.

Nous trouvons d'abord des amphithéâtres, destinés aux cours publics. Selon la nature des cours, le public est plus ou moins considérable. Le nombre des places dans les amphithéâtres varie de cent à six cents, non compris le « grand amphithéâtre » qui en contient près de trois mille, et qui sert surtout aux cérémonies universitaires. Le cours public est la forme la plus ancienne de l'enseignement à la Faculté. Il consiste toujours en exposés suivis, présentés par le professeur à un public mixte, où les auditeurs libres se mêlent aux étudiants. Le professeur parle et ne lit pas. L'enseignement français exclut les lectures de cahiers immuables qui servent indéfiniment moyennant de légères retouches. Le sujet traité est toujours une question étendue ou une période historique plus ou moins longue. Ce sujet change tous les ans, mais le cours d'une année peut être la suite du précédent. Dans un exposé de ce genre, les idées générales tiennent une place importante et servent de fil conducteur. Mais elles sont toujours appuyées sur des études précises de textes ou de documents que la liberté de la parole improvisée permet de rendre aussi minutieuses qu'il est nécessaire. La parole improvisée a en outre cet avantage d'être souple et de se

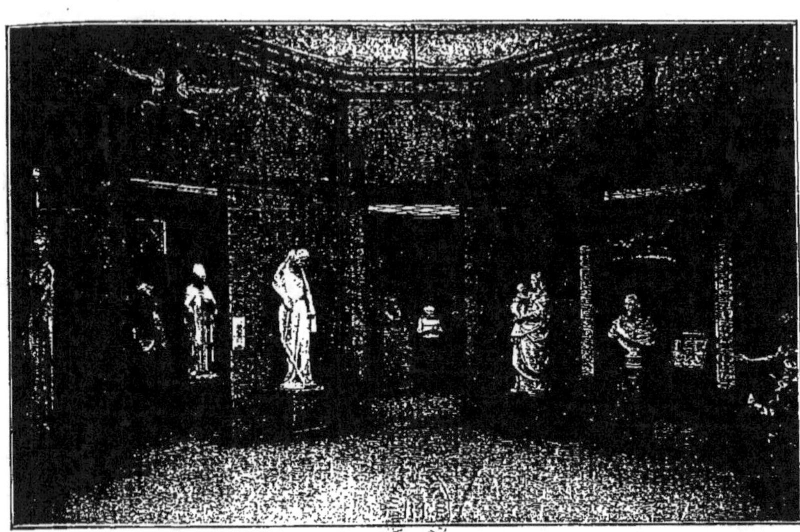

COLLECTION DE SCULPTURES MODERNES
Petit musée qui dépend de la chaire d'histoire de la sculpture moderne.

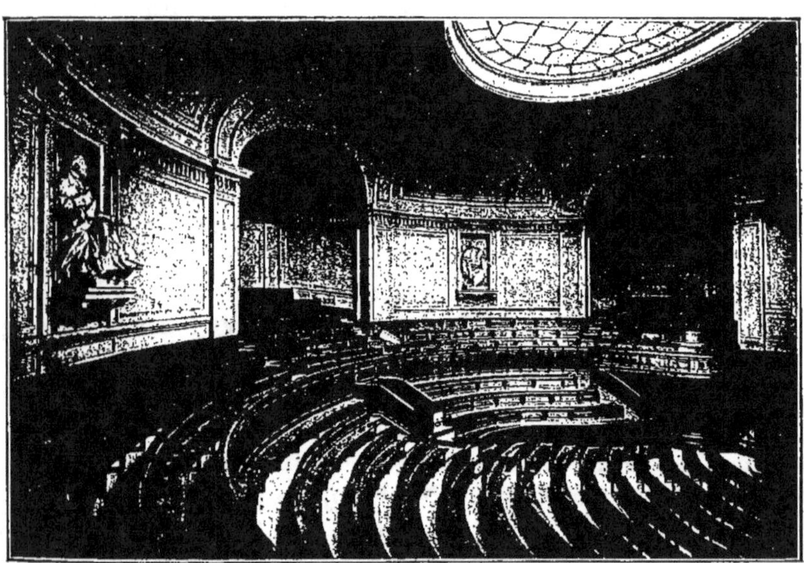

L'AMPHITHÉATRE RICHELIEU
C'est la plus vaste salle de cours que possède la Faculté des Lettres.

proportionner aux besoins des auditeurs. Elle n'a rien d'oratoire, mais elle peut être, à l'occasion, agréable ou éloquente, comme toute causerie où l'on a quelque chose d'important à dire. Cette forme d'enseignement, traditionnelle en France, y paraît toujours nécessaire : on n'y concevrait pas un enseignement de Faculté qui, exclusivement attaché au détail, s'interdirait de conclure et qui ne s'efforcerait pas de justifier l'utilité de ses recherches par l'intérêt des idées générales qui s'en dégagent. Il y a toujours dans un texte, dans un document, une certaine représentation de la vie, donc aussi un élément d'art ou de philosophie. L'interprétation en est incomplète si cet élément n'apparaît pas.

A côté des amphithéâtres, les salles de conférences, nombreuses et d'étendue variable, correspondent à une forme d'enseignement plus « ésotérique », celui qui est réservé aux étudiants proprement dits, et qui prend lui-même des aspects divers. On peut distinguer : 1° Le « cours fermé », c'est-à-dire encore un exposé suivi, mais destiné soit à servir d'introduction à un ordre spécial d'études, soit à discuter des questions d'un caractère technique ou particulièrement difficile ; — 2° la « conférence » proprement dite, de caractère pratique, impliquant la collaboration active du professeur et des élèves. Ici encore, diversité extrême dans les exercices, selon la nature des objets qu'on se propose : explication de textes, études de documents, maniement des instruments de travail, discussion de travaux écrits, leçons faites par les étudiants et critiquées par le maître, etc. La conférence, sous toutes ses formes, a remplacé l'ancienne « petite leçon » qui laissait le professeur séparé de son auditoire, un auditoire variable et qu'il ne connaissait pas : dans les conférences, le maître et les élèves sont en contact direct et sont habitués à travailler ensemble. Ajoutons que beaucoup de conférences, ayant à utiliser des documents nombreux, se font dans les « salles de collections ».

Les « salles de collections » sont une autre nouveauté de la Sorbonne actuelle. Comme rien ne vaut, pour beaucoup d'enseignements, le maniement familier des instruments de travail, on a cherché à mettre ces instruments à la portée des étudiants le plus possible. En dehors de la grande Bibliothèque de l'Université, commune aux deux Facultés des lettres et des sciences, il existe à la Faculté des lettres une bibliothèque usuelle de philologie et d'histoire (Bibliothèque Albert Dumont), une bibliothèque d'histoire de l'art (Bibliothèque Pierre Aubry, donnée par la veuve du musicologue de ce nom), une salle de grec (où l'Association des études grecques a mis ses livres en dépôt, à la disposition de la Faculté), plusieurs salles de géographie, des salles spéciales pour le français, les langues slaves, les langues anglaise et allemande, l'italien, l'espagnol, et le nombre s'en accroît sans cesse.

Parmi ces collections, une place à part doit être faite aux « Archives de la parole », récemment organisées par M. F. Brunot, et où se trouve réunie une collection unique de documents *phonographiques*, en particulier sur les patois de France.

Il faut ajouter aussi à la liste de ces collections documentaires, les deux petits musées organisés par M. M. Collignon pour l'art antique et par M. H. Lemonnier pour l'art moderne.

Après ces salles de collections, mentionnons encore, sans y insister, les petites salles de travail mises à la disposition des étudiants qui veulent se réunir en petit nombre pour un travail collectif.

Enfin, n'oublions pas les salles d'examen, puisque l'une des fonctions de la Faculté est de conférer des grades. Quelques-uns de ces examens exigent, pour les compositions écrites, de fort grandes salles exclusivement réservées à cet usage. Les interrogations sont généralement subies dans des salles de conférence momentanément affectées à cet emploi. Un seul examen possède une salle qui lui est spécialement destinée : c'est le doctorat ès lettres, qui doit cette faveur à son prestige traditionnel. La Salle du doctorat est une sorte d'amphithéâtre brillamment décoré, assez vaste pour recevoir un nombreux public, et où la cérémonie de la soutenance publique garde, malgré la simplicité voulue des habitudes modernes, quelque chose de son antique solennité.

III. L'Enseignement. — Qu'enseigne-t-on aujourd'hui à la Faculté des lettres, et dans quel esprit?

Les contemporains de l'Université impériale, s'ils pouvaient revivre parmi nous, seraient bien étonnés et peut-être un peu scan-

dalisés de voir ce que sont devenus les six professeurs de la fondation. Même les hommes qui ont connu la période plus récente des
douze chaires immuables, n'ont pas vu sans surprise ce nombre
grossir progressivement jusqu'à dépasser le chiffre de quatre-vingts
et quelques-uns ont eu de la peine à s'y habituer. Cet accroissement
extraordinaire résulte, en effet, d'une modification profonde dans
la conception même de l'enseignement supérieur des lettres.
Ainsi qu'on l'a vu plus haut, cet enseignement est parti de la
vieille idée d'une culture exclusivement classique, c'est-à-dire
dogmatique et formelle, et limitée à l'étude des trois littératures
dites classiques. L'histoire même et la philosophie tendaient par
conséquent aussi à s'enfermer dans les mêmes cadres de temps et
de lieu. Quand la conception étroitement classique fit place à une
manière de voir plus historique et plus scientifique, les cadres traditionnels éclatèrent de toutes parts. Le monde était décidément
plus large qu'on ne croyait et la science plus compliquée. Puisque
c'est l'homme même, non pas l'homme abstrait et idéal, mais
l'homme réel qu'il s'agirait d'étudier dans la complexité de sa vie
et de ses œuvres, dans la diversité de ses évolutions, le champ de
la recherche devenait immense. D'autres civilisations que celles de
la Grèce et de Rome méritaient attention, et les procédés anciens
d'investigation ne suffisaient plus. Il fallait faire appel à l'archéologie, aux arts, à la linguistique, et chacune de ces études se
subdivisait à son tour en spécialités toujours plus nombreuses.
L'histoire et la philosophie, comme la littérature, en étaient profondément transformées. De là, ce nombre sans cesse croissant
d'enseignements nouveaux dont la liste, à vrai dire, n'est jamais
close. Nous n'avons pas ici à en faire l'énumération; il suffit
d'indiquer le fait dans son ensemble pour en marquer l'origine et
la raison d'être.

Dans cette extrême diversité, quel peut être le principe d'unité
qui relie les unes aux autres des matières aussi différentes que
celles qui se trouvent juxtaposées sur l'affiche de la Faculté? Sans
vouloir représenter cette unité comme plus étroite qu'elle ne l'est
réellement, on peut dire qu'elle résulte à la fois de l'objet proposé
à toutes ces recherches et de la méthode dont elles s'inspirent.

L'objet de la Faculté des lettres est d'étudier la vie intellectuelle et morale de l'humanité dans les œuvres où cette vie se manifeste sous les formes les plus générales et les plus complètes. Son domaine propre, par conséquent, est la littérature, au sens le plus large du mot; l'art, en tant qu'il exprime la vie idéale; la philosophie, qui est la synthèse des conceptions de la pensée; l'histoire, qui est le tableau de la vie sociale; la géographie, qui en décrit le théâtre. Ce domaine, sur ses confins, touche à d'autres domaines voisins, parce que la réalité ne comporte pas de séparations rigoureuses entre les faits : la géographie voisine avec les sciences de la nature, la philosophie et l'histoire avec le droit et la politique, les lettres et les arts avec les techniques correspondantes. En outre, il y a forcément quelque vague dans la délimitation de ces divers domaines, qui résulte plutôt d'une tradition empirique que d'un classement tout à fait rationnel. Il n'en est pas moins vrai que la Faculté des lettres garde, dans son ensemble, un caractère littéraire par la place dominante qu'elle accorde à la littérature et par l'esprit à la fois historique et psychologique qu'elle porte dans ses diverses recherches[1].

Quels que soient les faits qu'elle étudie, elle ne se propose pas de les juger *a priori*, au nom d'un idéal fixé une fois pour toutes.

1. L'enseignement est donné à la Faculté des lettres par des maîtres qui portent des titres différents : *professeurs, professeurs adjoints, chargés de cours* ou *maîtres de conférences*, mais qui possèdent tous les mêmes grades et remplissent tous les mêmes fonctions; ils se répartissent comme il suit entre les quatre grands groupes de disciplines que la Faculté a peu à peu rassemblés dans son domaine :

I. **Philosophie** : *Philosophie et histoire de la philosophie* (N., p.). — *Philosophie* (Delacroix, m. de c.; Brunschvicg, ch. de c.). — *Psychologie expérimentale* (Dumas, p.). — *Logique et Méthodologie des Sciences* (Lalande, p. a.). — *Histoire de la philosophie ancienne* (Robin, ch. de c.). — *Philosophie du Moyen Age* (Picavet, ch. de c.). — *Histoire de la philosophie moderne* (Lévy-Brühl, p.). — *Histoire de la philosophie dans ses rapports avec les sciences* (Milhaud, p.). — *Science de l'éducation et Sociologie* (Durkheim, p.).

II. **Histoire et Géographie** : *Méthode historique* (Seignobos, p.). — *Histoire ancienne* (Bouché-Leclercq, p.). — *Histoire ancienne des peuples de l'Orient* (N., ch. de c.). — *Histoire de la civilisation des peuples de l'Extrême-Orient* (Revon, ch. de c.). — *Histoire grecque* (Glotz, p.). — *Institutions grecques et épigraphie* (Holleaux, ch. de c.). — *Histoire romaine* (G. Bloch. p.). — *Histoire byzantine* (Diehl, p.). — *Histoire du Moyen Age* (Pfister, p.; Lot, m. de c.; Jordan, ch. de c.). — *Histoire politique et diplomatique des temps modernes* (Bourgeois, p.), — *Histoire de la Révolution française* (Aulard, p.). — *Histoire moderne et contemporaine* (Denis, p.). — *Histoire coloniale* (N., ch. de c.). — *Histoire de la religion d'Israël* (Lods, ch. de c.). — *Histoire du christianisme dans l'Antiquité et au Moyen Age* (Guignebert, ch. de c.). — *Histoire du christianisme dans les Temps modernes* (N., p.). — *Histoire des idées et de la*

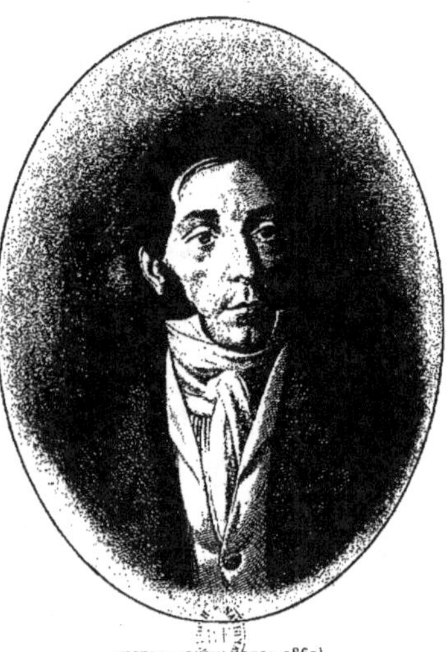

VICTOR COUSIN (1792-1867)

(D'après un portrait dessiné et gravé par Ambroise Tardieu (1828).
La période active de sa vie de professeur se place entre 1828 et 1848.

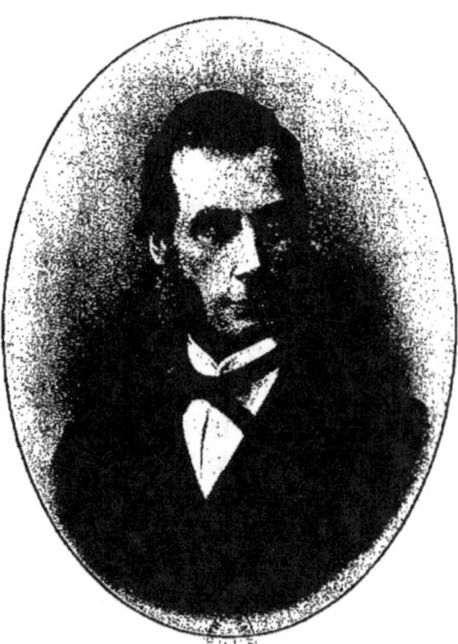

FUSTEL DE COULANGES (1830-1889)

Professeur d'histoire du moyen âge à la Faculté des Lettres
de 1878 à 1889, avec une interruption de trois ans,
durant lesquels il fut directeur de l'École Normale supérieure.

Elle se propose avant tout de les comprendre, c'est-à-dire de les déterminer d'abord avec précision, ensuite d'en voir la relation exacte avec les autres faits qui les expliquent ou qui en dérivent. Le jugement, au nom du goût ou de la morale, n'est pas exclu, mais il ne doit venir qu'après l'exacte compréhension, et il est par conséquent plus éclairé et plus large. Le temps n'est plus où il fallait condamner Shakespeare au nom de Racine ou Racine au nom de Shakespeare. Il s'agit aujourd'hui de savoir à quels besoins différents ont répondu deux formes d'art opposées et quelle espèce de beauté durable peut se rencontrer dans chacune d'elles. De même, en histoire, si l'on compare deux formes politiques, c'est par rapport à leur temps et aux circonstances qui les ont suscitées, non par rapport à un idéal absolu qui ne peut être qu'une abstraction.

De là, une méthode qui, dans ses traits essentiels, sera la même pour les différentes disciplines. Cette méthode est à la fois scientifique par certains côtés et littéraire par d'autres. Elle est scientifique en ceci, qu'elle implique comme toute science du réel, une

---

littérature chrétiennes du XVIᵉ *au* XIXᵉ *siècle* (Rébelliau, ch. de c.). — *Archéologie* (Collignon, p.). — *Histoire de l'art au Moyen Age* (Mâle, p.). — *Histoire de l'Art moderne* (N., ch. de c.). — *Histoire de la musique* (Pirro, ch. de c.). — *Sciences auxiliaires de l'histoire* (C. Bloch et Barrau-Dihigo, ch. de conférences). — *Géographie et topographie* (Gallois, p.). — *Géographie* (De Martonne, ch. de c., et Demangeon, ch. de c.). — *Géographie coloniale* (N., p.). — *Histoire et géographie de l'Afrique du Nord* (A. Bernard, ch. de c.).

III. **Lettres et philologie anciennes** : *Éloquence grecque* (A. Croiset, p.). — *Poésie grecque* (Puech, p.). — *Langue et littérature grecques* (P. Girard, p.; Bourguet, m. de c.; Mazon, ch. de c.). — *Éloquence latine* (Martha, p.). — *Poésie latine* (Cartault, p.). — *Langue et littérature latines* (Gœlzer, p.; Lafaye, p. a.; Plessis, p. a.; Courbaud, p. a.; Durand, m. de c.). — *Grammaire comparée des langues indo-européennes* (Vendryès, ch. de c.), — *Métrique grecque et latine* (Havet, ch. de c.). — *Langues et littératures de l'Inde* (Foucher, ch. de c.).

IV. **Lettres et philologie modernes** : *Éloquence française* (Lanson, p.). — *Langue et littérature françaises* (Reynier, p.; Chamard, p. a.; Michaut, m. de c.; Strowski, ch. de c.). — *Littératures modernes comparées* (Baldensperger, ch. de c.). — *Littérature du Moyen Age et Philologie romane* (Thomas, p.). — *Histoire de la langue française* (Brunot, p.). — *Grammaire historique de la langue française* (Huguet, m. de c.). — *Langue et littérature anglaises* (Legouis, p.; Huchon, m. de c.; Cazamian, m. de c.; Koszul, m. de c.). — *Langue et littérature allemandes* (Andler, p.; H. Lichtenberger, p.; Basch, p. a.; Rouge, m. de c.). — *Littérature de l'Europe méridionale* (Jeanroy, p.). — *Langue et littérature italiennes* (H. Hauvette, p. a.). — *Langue et littérature espagnoles* (Martinenche, m. de c.). — *Langue et littérature russes* (Haumant, p. a.). — *Langue et littérature roumaines* (Mario-Roques, ch. de c.). — *Langues et littératures scandinaves* (Verrier, ch. de c.). — *Langue et littérature grecques modernes* (Pernot, ch. de c.). — *Langue et littérature hongroises* (Eisenmann, ch. de c.).

observation minutieuse des faits, étudiés avec toutes les ressources de la critique et de l'érudition, et que, des faits bien
observés et bien analysés, elle s'élève, par des inductions prudentes, à des conclusions plus générales, qui font la synthèse du
détail. Mais elle est littéraire aussi en ce sens qu'elle ne doit pas
oublier la nature infiniment complexe des faits vivants sur lesquels
elle travaille, ni, par conséquent, se contenter, soit dans l'étude du
détail, soit dans la synthèse, d'une rigueur purement logique qui
ne s'adapte jamais complètemeut au réel. Elle a besoin de tempérer sa rigueur scientifique par ce qu'on appelle, depuis Pascal,
l'esprit de finesse, c'est-à-dire tantôt le goût, tantôt le sens psychologique, tantôt je ne sais quelle intuition délicate qui avertit du
point où la pure logique perd ses droits.

Cette méthode, bien entendu, n'est pas particulière à une nation
plutôt qu'à une autre : c'est celle de tous les bons esprits dans
tous les pays. Mais ce qui est peut-être vrai, c'est que la science
française s'en préoccupe et s'y complaît avec une sorte de prédilection. Elle aime peu l'érudition qui se renferme en elle-même,
qui est sa propre fin et qui n'arrive jamais à des idées générales.

D'autre part, elle se méfie fort des synthèses qui aboutissent à de
vastes systèmes, à des constructions logiques aussi imposantes
qu'aventureuses. Elle aime à se tenir dans une région moyenne,
d'où l'on voit les détails avec précision et d'où cependant, on peut
découvrir un horizon assez large pour ne pas s'y sentir étouffé.
Elle ne veut sacrifier ni l'érudition, ni le goût; ni le savoir exact, ni
la pensée qui éclaire le savoir.

Certains esprits, hostiles à tout changement, ont reproché à la
Faculté des lettres la place plus grande faite par elle à l'érudition
et même cette diversité d'enseignements qui semble réduire la
part des lettres classiques. Ils ont cru voir là une imitation
fâcheuse de certaines Universités étrangères et ils se sont plu à
opposer « l'ancienne Sorbonne » à la « nouvelle », comme s'il y
avait entre elles opposition. C'est une erreur. La Sorbonne des
Villemain, des Guizot, des Cousin était fort « nouvelle » dans son
temps et fort différente de ce qui avait précédé. Celle d'aujourd'hui
continue la Sorbonne du xixe siècle, et les changements accomplis

sont l'effet d'une évolution régulière et nécessaire. Quant à l'érudition qu'on lui reproche, bien loin d'être une importation artificielle, elle se rattache naturellement à la vieille tradition française des XVIᵉ et XVIIᵉ siècles, que le mouvement général de la société avait trop rejetée dans l'ombre.

IV. **Les Étudiants et les grades.** — A mesure que l'enseignement de la Faculté s'est développé et organisé, le nombre des étudiants s'est accru dans des proportions considérables, créant ainsi de nouveaux devoirs à la Faculté.

Avant 1880, il n'y avait d'étudiants proprement dits que les élèves de l'École normale et quelques candidats à la licence ou à l'agrégation. En 1880, la Faculté reçut, en outre, des boursiers de l'État, au nombre d'une cinquantaine environ. Ce noyau d'étudiants réguliers en attira d'autres, de plus en plus nombreux, qui vinrent suivre les conférences, récemment instituées, en vue des grades d'État. Ces étudiants payaient les droits afférents aux grades, mais n'étaient pas immatriculés.

L'immatriculation proprement dite, distincte des frais d'examen, date du rétablissement des Universités en 1895. C'est à partir de cette date que les étudiants affluent de plus en plus et que le progrès se dessine avec une extrême rapidité. En peu de temps, le nombre des étudiants atteint et dépasse trois mille, et il se maintient au-dessus de ce chiffre jusqu'au début de la guerre.

Dans ce chiffre total d'étudiants, les deux tiers environ sont Français, un tiers est formé d'étrangers.

Les étudiants français appartiennent à plusieurs catégories. Un certain nombre sont des étudiants en droit qui veulent compléter parallèlement des études d'histoire ou de philosophie. D'autres sont des candidats à l'enseignement. D'autres encore, sans intention de carrière bien précise, veulent suivre des cours qui les intéressent. Tous, ou presque tous, aspirent à des grades d'État : licence, agrégation, doctorat, soit pour s'ouvrir ainsi une carrière, soit pour donner une sanction à leurs travaux.

Les besoins des étudiants étrangers sont différents. Fort peu visent à la licence (je ne parle pas de l'agrégation, qui est un examen professionnel); ils désirent cependant emporter de leur séjour à la Faculté, un diplôme qui puisse leur être utile dans leur pays. Ils ne peuvent songer au baccalauréat, qui est un grade d'enseignement secondaire, en relation étroite avec l'enseignement donné dans les lycées français. La licence leur conviendrait à certains égards, mais exige un entraînement préalable qu'il est difficile à un étranger d'acquérir s'il n'a passé par les lycées. Quant au doctorat ès lettres, il comporte deux thèses, qui supposent plus de travail et de maturité qu'on n'en peut attendre d'un jeune étudiant étranger dont le séjour en France est ordinairement assez limité. Il fallait pourtant répondre au désir de cette clientèle, plus nombreuse de jour en jour.

C'est à quoi les Universités nouvelles ont pourvu par la création de diplômes et grades « d'Université », c'est-à-dire purement académiques, ne conférant pas les droits officiels qui sont attachés aux grades d'État et dont les étrangers n'ont que faire, mais, en revanche, plus souples que les grades d'État et mieux adaptés aux besoins nouveaux.

La Faculté de Paris institua trois grades académiques superposés : 1° Le certificat d'études françaises, qui constate chez l'étudiant la pratique de la langue française et une connaissance générale de l'histoire et de la littérature de la France; 2° le diplôme d'études universitaires, qui comporte un mémoire original, composé par l'étudiant et discuté par lui devant un jury; 3° le doctorat d'Université, analogue au doctorat d'État, mais n'exigeant qu'une seule thèse, plus courte.

Pour ces trois examens, une période de scolarité, de longueur variable, est exigée. En outre, le diplôme d'études supérieures, qui est comme le vestibule de l'agrégation, mais qui est un diplôme tout universitaire, est accessible aux étrangers. Les Français, d'ailleurs, peuvent aussi rechercher le diplôme d'études universitaires et le doctorat d'Université. L'expérience semble avoir prouvé que cette organisation répondait aux besoins. La Faculté se réserve d'y apporter avec le temps les modifications qui paraîtraient nécessaires.

V. **La Bibliothèque.** — Le dernier point à signaler, et non le moins important, est l'existence de la Bibliothèque de l'Université, com-

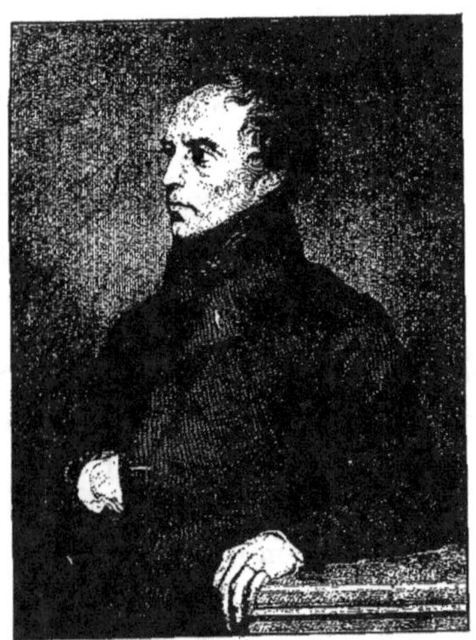

GUIZOT (1787-1874)

(D'après une peinture de Paul Delaroche.)

Professeur d'histoire moderne en 1812 ; c'est entre 1828 et 1830
que se place le principal succès de son enseignement.

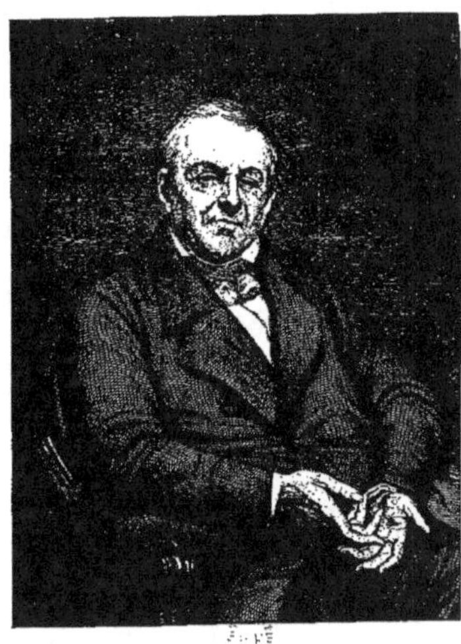

A.-F. VILLEMAIN (1790-1870)

(D'après une peinture d'Ary Scheffer gravée par Lemoine.)

Professeur d'éloquence française en 1815 ; son activité professorale
est contemporaine de celle de Guizot.

mune aux Facultés des lettres et des sciences, et qui, pour la Faculté des lettres en particulier, est un instrument de travail très riche et très apprécié.

La Bibliothèque de l'Université de Paris (Section des sciences et des lettres), plus connue sous le nom de Bibliothèque de la Sorbonne, est, après la Bibliothèque nationale, la plus importante de la France. Chargée de pourvoir aux besoins des professeurs et des étudiants, elle se tient au courant des publications scientifiques, historiques, philologiques et littéraires de tous les pays civilisés. Grâce aux crédits dont elle a bénéficié depuis une trentaine d'années, elle est abonnée à environ 2000 périodiques français et étrangers, dont le Catalogue a été imprimé en 1905 ; beaucoup de nouveaux abonnements ont été ajoutés depuis cette date et la salle où les périodiques avaient été installés en 1896, devenue insuffisante, n'en contient plus que la moitié.

Le Conservateur de la Bibliothèque dirige les acquisitions. Les professeurs sont autorisés et même invités à produire leurs désidérata. Toute demande des étudiants est examinée avec bienveillance.

A côté des acquisitions proprement dites, les dons du Gouvernement et des particuliers constituent une source très appréciable de richesses, parce qu'ils procurent quelquefois des livres rares qui ne pourraient être achetés. Outre la fameuse collection du doyen Victor Leclerc († 1865) et le lot de 8000 volumes que donna, en prenant sa retraite, le recteur Octave Gréard, il faut mentionner les legs de J. et H. Derenbourg, Alfred Rambaud, Alexandre Beljame, Eugène Manuel, auxquels sont venus s'ajouter récemment la collection musicale d'Alexandre Guillemant, les livres de Michel Bréal, L. Mézières, Joseph Halévy, Robert Gauthiot. De l'étranger, et surtout d'Amérique, nous arrivent, sans parler des échanges de thèses avec les Universités John Hopkins, Columbia et Harvard, de précieux dons, comme les publications de *The Smithsonian institution*, *The Carnegie institution*, *The Library of Congress*. N'oublions pas les importants mémoires de géologie et de minéralogie envoyés régulièrement par le Gouvernement du Canada.

L'ensemble des livres de la Bibliothèque, répartis dans deux magasins à cinq étages, dépasse 600 000 volumes et 200 000 brochures.

La grande salle de lecture, longue de 75 mètres, comme la grande cour de la Sorbonne dont elle reçoit le jour par quinze vastes fenêtres, contient 300 places, toujours occupées en temps normal. Il a fallu trouver une salle supplémentaire (dans la Galerie des sciences, au rez-de-chaussée) avec une centaine de petites tables pour les étudiants ou étudiantes préparant le certificat d'études françaises, et on a placé là 2000 volumes d'histoire ou de littérature courante.

La statistique constate que dans l'année 1913-1914, 7000 étudiants assidus ont demandé par bulletins 495 000 volumes, sans parler de ceux qu'ils ont pris sans aucune formalité aux rayons de de la grande salle, garnis de 5000 livres usuels.

Le prêt au dehors fonctionne largement, peut-être même avec excès. Ainsi 20 000 volumes environ sortent chaque année, dont 8000 pour aller au domicile des professeurs de l'enseignement supérieur ou de l'enseignement secondaire, 12 000 à celui des étudiants immatriculés.

Depuis 1887, le prêt a été organisé entre toutes les Universités de France. L'envoi des livres par la poste et *franco* aux Universités de province se chiffre annuellement par 400 ou 500 volumes. Dans des cas assez rares la Sorbonne a recours à son tour aux Universités provinciales pour assurer aux professeurs ou aux étudiants la communication de livres qui ne peuvent se trouver dans le commerce.

Il arrive que d'anciens étudiants de l'Université de Paris, occupant un poste en province, continuent à recevoir de la Sorbonne les livres qui leur sont nécessaires pour leurs travaux, surtout pour la préparation de leurs thèses de doctorat.

Enfin la Sorbonne peut prêter aux bibliothèques de l'étranger, de même qu'elle leur emprunte parfois des manuscrits ou des livres introuvables en France.

Le Catalogue annuel des acquisitions de la Bibliothèque, autographié depuis 1905, imprimé depuis 1909, est mis à la disposition des professeurs et expédié à toutes les bibliothèques en rapport d'échanges avec l'Université de Paris.

Le Catalogue des manuscrits (au nombre de 1590, plus 106 volumes des Archives de l'ancienne Université) a été imprimé récemment dans la collection du Ministère de l'Instruction publique; il faudra y ajouter les 53 volumes manuscrits de cours et notes diverses que le regretté Darboux vient de lui léguer. Le Catalogue des incunables (au nombre de 336) a paru dans la *Revue des Bibliothèques* de 1902 et 1905; celui des livres imprimés entre 1501 et 1540 a été publié dans la même Revue en 1909 et 1910.

Si la Sorbonne possède peu de manuscrits importants, en revanche elle a acquis les nombreux fac-similés de manuscrits et de papyrus qui sont étudiés aujourd'hui avec passion.

En résumé les acquisitions de la Bibliothèque sont dirigées de manière à satisfaire aux besoins présents de l'Université ainsi qu'à servir au développement des études et au progrès de la science dans l'avenir.

CHAPITRE IV

LA FACULTÉ DES SCIENCES

Par Maurice CAULLERY
Professeur de la Faculté.

I. **Histoire sommaire. Noms. Découvertes.** — La Faculté des sciences a pour domaine l'ensemble des mathématiques, de la physique, de la chimie et des sciences naturelles. Elle remonte officiellement à l'organisation générale des Facultés par Napoléon Ier, en 1808, et elle n'avait pas, en somme, de représentant authentique dans l'ancienne Université de Paris, où les sciences n'occupaient qu'une place très restreinte et restaient à un niveau très élémentaire dans les classes supérieures des Collèges de la Faculté des arts. Logiquement, elle eût dû se constituer d'une façon très ample dès la Révolution, comme une conséquence du mouvement philosophique du xviiie siècle français, au sein d'une Université encyclopédique ; mais, ainsi que nous l'avons vu, les circonstances firent prévaloir à cette époque la création d'une série d'écoles spéciales et distinctes, répondant aux besoins les plus immédiats, et cela affecta particulièrement le domaine de la Faculté des sciences. Le Muséum d'Histoire naturelle, l'École normale supérieure, l'École Polytechnique, le Collège de France et, jusqu'à un certain point, les Écoles des Mines et des Ponts et Chaussées tinrent pendant longtemps, dans une large mesure, et tiennent encore pour une certaine part, la place qu'elle eût dû occuper dès cette époque.

Quand la Faculté fut créée en 1808, ce fut sous une forme étriquée et rudimentaire. Elle n'avait que huit professeurs, qui ne lui appartenaient même pas en propre : deux appartenaient en même temps à l'École Polytechnique, deux au Collège de France, deux au Muséum d'Histoire naturelle, et les deux derniers étaient des professeurs de mathématiques des Lycées. En fait la Faculté était surtout une commission d'examens pour la collation des grades

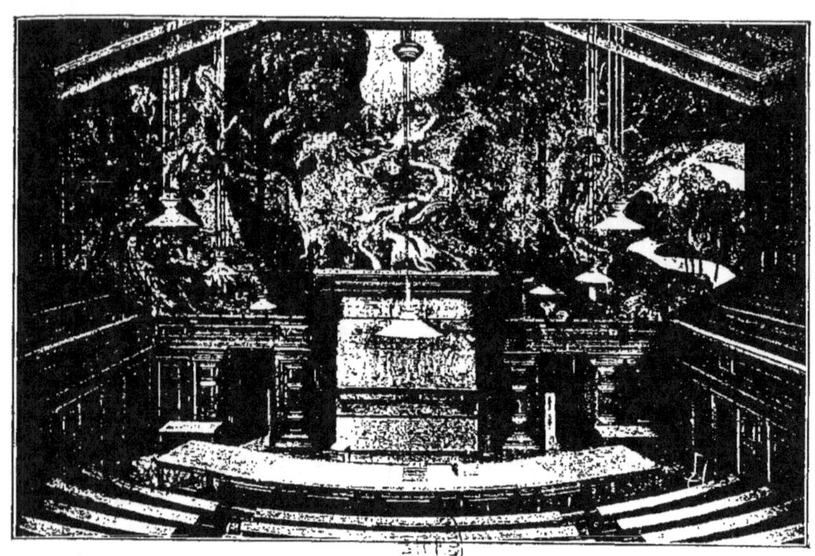

AMPHITHÉÂTRE DE CHIMIE

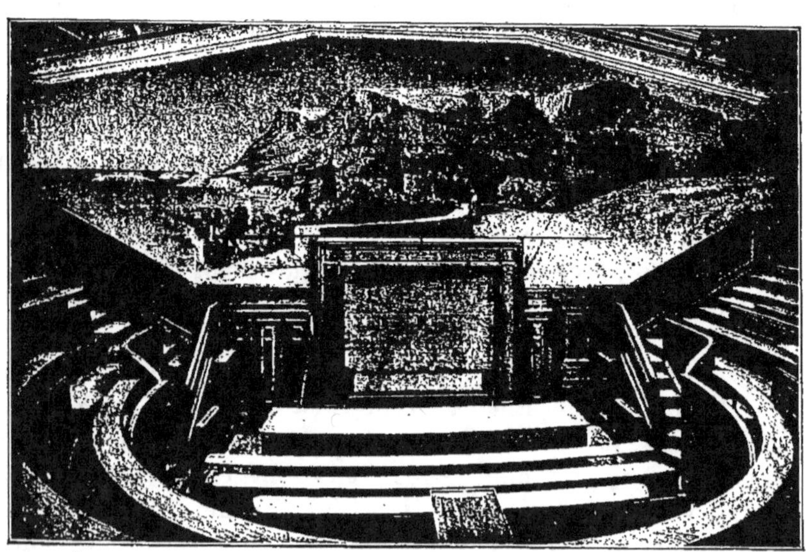

AMPHITHÉÂTRE DE GÉOLOGIE

d'État (baccalauréat, licence, doctorat). Les conditions mêmes dans lesquelles elle fut établie ne permettaient pas à l'enseignement supérieur des sciences de s'y développer à l'aise, puisque cet enseignement était tout entier concentré dans les écoles spéciales et institutions dont nous avons parlé plus haut. Parmi ces écoles, il en est une qui, dès l'origine, a eu avec la Faculté des rapports particulièrement étroits, à la fois par ses professeurs et par ses élèves, c'est l'École normale. Le rattachement officiel de celle-ci à la Faculté en 1904, n'a été, pour la section scientifique, à beaucoup d'égards, que la consécration d'un état de fait.

La situation précaire de la Faculté des sciences ne s'est modifiée que très lentement. Installée d'abord dans le vieux Collège du Plessis, voisin du lycée Louis-le-Grand, elle fut transférée, en 1821, dans une partie de l'ancienne Sorbonne, où elle n'avait encore qu'un logis étroit, sans laboratoires ni instruments de travail; elle y vécut jusqu'en 1895, s'agrandissant seulement de vieilles maisons transformées tant bien que mal. En somme, c'est seulement depuis 20 ans que la Faculté a, dans la nouvelle Sorbonne, une installation digne d'elle.

Pendant les trois quarts de siècle où elle dut l'attendre, les voix ne manquèrent pas pour la réclamer. Ménard, sous Louis-Philippe; Claude Bernard, dans son célèbre rapport sur la Physiologie, pour l'Exposition de 1867, et Pasteur, également sous Napoléon III, plaidèrent chaudement la cause soit de la Faculté elle-même, soit de l'enseignement supérieur scientifique en général et affirmèrent la nécessité urgente de créer un outillage sérieux, de constituer des laboratoires, comme l'Allemagne en possédait dans ses Universités. Victor Duruy, par la création de l'École des Hautes Études, en 1868, n'avait pu qu'améliorer un peu la dotation de quelques chaires.

Malgré ces conditions si défavorables, la Faculté des sciences de Paris, tout le long du xixᵉ siècle, brilla d'un vif éclat; elle compta parmi ses professeurs une série de savants de premier ordre. Il suffit de citer les noms de Cauchy, Lamé, Duhamel, Poncelet et Chasles en mathématiques; de Biot et de Le Verrier en astronomie, de Gay-Lussac, Dulong, Pouillet en physique, de J.-B. Dumas,

Thénard, Balard en chimie, de Haüy et Delafosse en minéralogie, d'Alex. Brongniart, Constant Prévost et Hébert en géologie, de Lamarck, d'Étienne et d'Isidore Geoffroy Saint-Hilaire, de Blainville et d'H. Milne-Edwards en zoologie, etc.... Si certains de ces noms ne lui appartiennent pas d'une façon exclusive, et si toutes les découvertes qui les ont illustrés ne furent pas faites à la Sorbonne même, l'enseignement donné à la Faculté a cependant participé de leur éclat.

A une période plus récente, dans la seconde moitié du xixᵉ siècle, la Faculté a continué à compter de nombreuses illustrations scientifiques; on peut en effet ajouter aux noms précédents ceux plus récents des mathématiciens Liouville, Puiseux, Briot, Bouquet, Ossian Bonnet, ceux de Sainte-Claire Deville, de Claude Bernard, de Pasteur, qui dominent la chimie et la biologie, et, à une époque, toute voisine de nous, — certains de ces hommes viennent à peine de disparaître — ceux des mathématiciens Hermite, Tisserand, H. Poincaré, G. Darboux, du physicien Pierre Curie, des chimistes Würtz, Friedel, A. Debray, Troost, Duclaux et Moissan, des biologistes Paul Bert, de Lacaze-Duthiers, Giard, du géologue Munier-Chalmas.

Cette liste, qui pourrait être allongée, suffit à donner le sentiment du niveau élevé atteint par l'enseignement de la Faculté depuis les origines jusqu'à la période présente.

Il ne saurait être question de présenter ici un résumé, même très bref, des découvertes que tous ces noms rappellent. En ce qui concerne les mathématiques, un récent et très substantiel article de M. E. Picard[1] condense en quelques pages les progrès dus à des géomètres français, dont la plupart enseignaient à la Faculté. Au milieu de ces nombreux maîtres, les noms de Ch. Hermite et de H. Poincaré sont parmi les plus illustres dans l'histoire de ces sciences. Il est significatif que plusieurs des chaires de Mathématiques supérieures remontent au delà de 1850. Celle de Mécanique céleste a été créée pour Le Verrier, en 1846; celle de Géométrie supérieure pour Chasles, également en 1846; celle de

---

1. E. PICARD. Les sciences mathématiques, dans *Un demi-siècle de civilisation française* (1870-1915), Paris, Hachette, 1916.

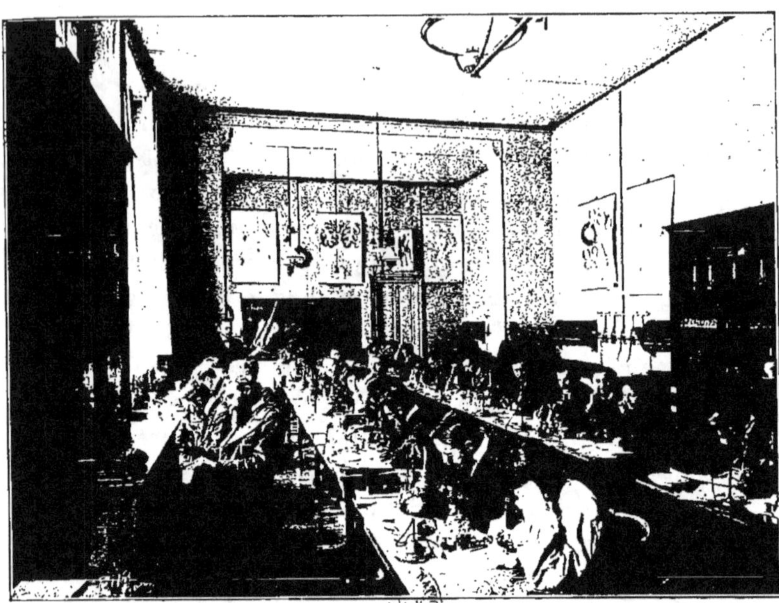

UNE SALLE DE TRAVAUX PRATIQUES
Le laboratoire d'histologie.

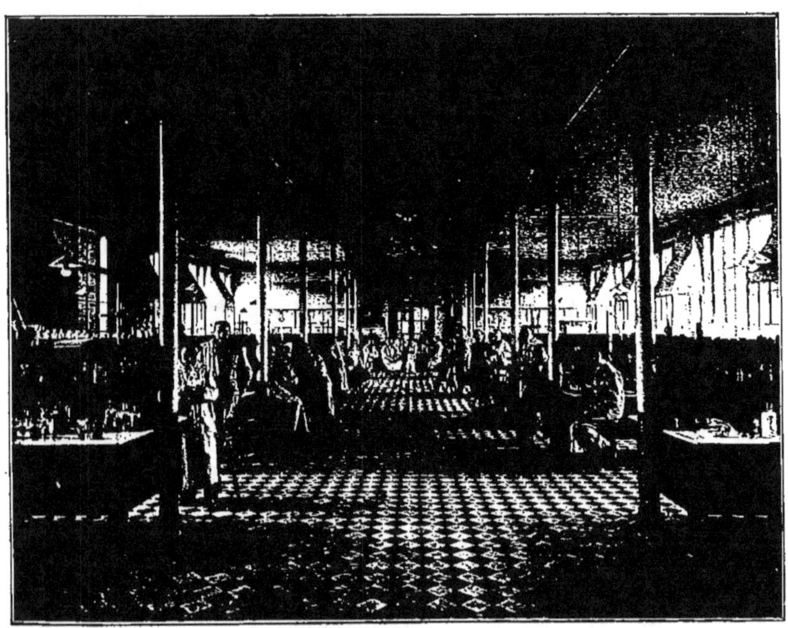

UNE SALLE DE TRAVAUX PRATIQUES
Le laboratoire de chimie biologique.

physique mathématique et Calcul des probabilités, fondée dès 1834, fut occupée presque immédiatement par Lamé. Les noms de Gay-Lussac, de Biot et de Dumas évoquent plusieurs des découvertes fondamentales de la physique et de la chimie, au début du XIXe siècle. La chimie physique dérive en partie de la découverte de la dissociation par Sainte-Claire Deville, dont ce n'est pas le seul titre de gloire, et le nom de Pasteur n'a pas besoin d'être commenté; or, presque toute son œuvre a été accomplie à l'École normale. Würtz et Friedel ont été parmi les pionniers de la chimie organique. Moissan, à une période toute récente, après des travaux importants, comme l'isolement du fluor, a renouvelé une partie considérable de la chimie des métaux. Curie a eu, au moins, une très large part dans la création de la physique des corps radioactifs. Dans les laboratoires de l'École normale ont été conduits une série capitale de travaux sur les métaux du groupe du platine, par Sainte-Claire Deville et ses élèves. C'est là aussi qu'ont été poursuivies les recherches de Cailletet sur la liquéfaction des gaz, et nous ne parlons que des morts.

II. **Habitat.** — Il y a un peu plus de vingt ans, la Faculté des sciences prenait possession de ses laboratoires et de ses amphithéâtres actuels dans la nouvelle Sorbonne. Elle occupe dans celle-ci toute la partie Sud, de la Galerie Gerson à la rue Cujas, et la façade Est, sur la rue Saint-Jacques.

Son Conseil y siège, au Secrétariat, dans une salle qu'ornent les portraits de Pasteur et de Claude Bernard et où une grande toile fixe le souvenir du jubilé de Pasteur, célébré dans le Grand amphithéâtre de la Sorbonne, le 27 décembre 1892.

Les principaux amphithéâtres, ceux notamment de Physique, de Chimie, de Géologie, de Physiologie, etc., tout en étant aménagés pour leur destination spéciale, ont, comme l'ensemble de la Sorbonne, une riche décoration artistique.

La Faculté a sur la rue Saint-Jacques ses laboratoires de Géologie, Zoologie, Anatomie comparée et Histologie, Botanique, Minéralogie et des salles de Mathématiques. Dans la partie Sud de la Sorbonne sont les laboratoires de Physiologie, de Chimie, de Chimie physique et de Physique. La Sorbonne, disait G. Darboux, qui, comme doyen, a dirigé l'installation nouvelle de la Faculté des sciences, est aménagée comme un paquebot transatlantique ; l'architecte avait à résoudre le problème extraordinairement difficile de loger dans un même bâtiment des sciences dont les besoins sont tout à fait différents.

Conçue vers 1875, avec le principe de concentrer au même endroit tous les services de la Faculté et malheureusement inextensible dans le quartier de Paris où elle est établie, la nouvelle Sorbonne s'est trouvée trop petite avant d'être achevée : dès le moment de son inauguration, s'est poursuivi, hors d'elle-même, un véritable essaimage de laboratoires et de services. Une chaire de Zoologie, consacrée à l'étude spéciale de l'Évolution et fondée en 1888 pour A. Giard, n'a pu y trouver place. Elle occupe, 3, rue d'Ulm, depuis 1895, un local essentiellement provisoire. La construction d'un laboratoire nouveau pour cette chaire n'a pu être entreprise qu'au printemps de 1914 et, interrompue par la guerre, ne pourra être terminée qu'après le rétablissement de la paix. La guerre a d'ailleurs surpris la Faculté en pleine période d'extension. Un vaste Institut de Chimie (rue Pierre-Curie), où devaient être concentrés presque tous les services se rattachant à cette science, n'était pas complètement achevé, et, sur le même terrain, se terminait la construction de laboratoires pour l'étude de la Radioactivité et des applications biologiques du Radium, ainsi qu'un Institut de Géographie (commun aux deux Facultés des lettres et des sciences).

Précédemment la Faculté des sciences avait déjà établi une très vaste annexe (12, rue Cuvier) pour tous les enseignements et laboratoires du certificat P. C. N. dont il sera question plus loin, laboratoires de Physique, Chimie, Zoologie et Botanique, fréquentés chaque année par plus de 600 élèves. Sa chaire de Chimie biologique a ses laboratoires à l'Institut Pasteur (26, rue Dutot), et sa chaire de Mécanique expérimentale a été récemment installée dans des locaux particuliers (96, boulevard Raspail).

La Faculté a donc largement débordé, dans Paris, hors de la Sorbonne, quoique celle-ci date d'hier. Mais, en outre, elle a colonisé hors la ville. En nous éloignant graduellement nous trouvons à Saint-Cyr (Seine-et-Oise) un Institut expérimental d'aéro-

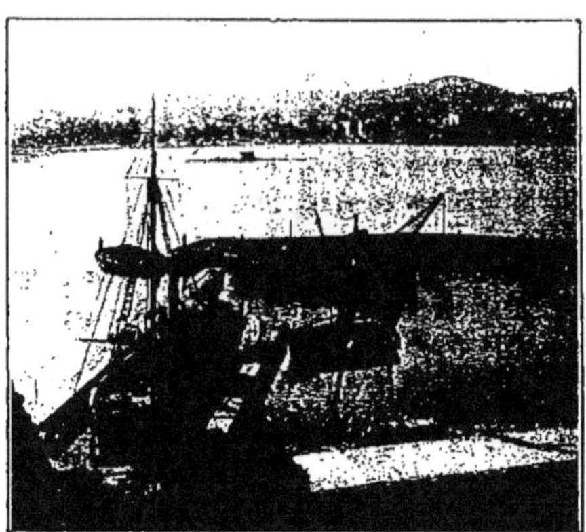

LABORATOIRE ARAGO A BANYULS
Le port et les embarcations.

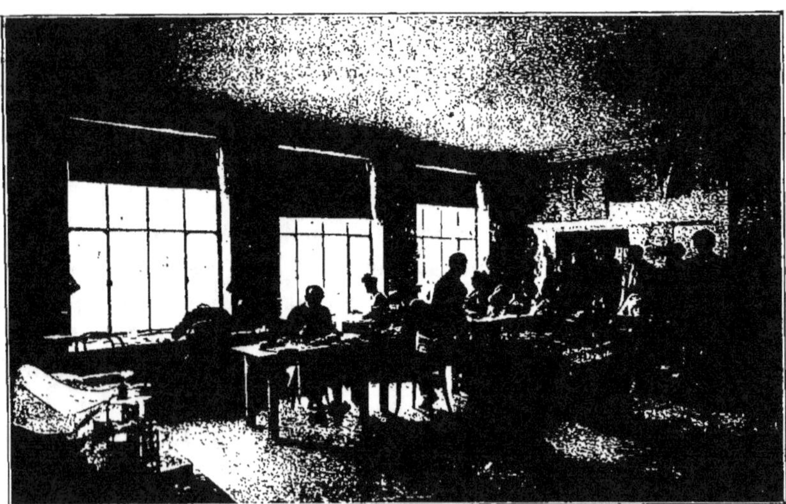

Photo Neurdein

LABORATOIRE DE ROSCOFF
La salle de travaux pratiques.

technique, vaste et bien outillé mécaniquement, qu'elle a reçu de M. Deutsch de la Meurthe, au moment où s'est développée l'aviation, c'est-à-dire à la veille de la guerre.

A Avon, près de Fontainebleau et dans la forêt même, un laboratoire de biologie végétale, fondé par M. Gaston Bonnier, se prête à des recherches expérimentales et à des observations biologiques variées sur les plantes, occasionnellement aussi sur les animaux.

Sur les côtes, trois laboratoires de biologie marine. En Bretagne, celui de Roscoff, fondé par H. de Lacaze-Duthiers, en 1872, c'est-à-dire aux premiers jours de l'existence de cette catégorie de laboratoires. Dirigé aujourd'hui par M. Y. Delage, la station biologique de Roscoff a un équipement des plus complets et des plus pratiques, comme aquariums, viviers, installations mécaniques, flotte, etc., et peut soutenir la comparaison avec les plus belles stations étrangères. Elle est située, en outre, sur une côte dont la richesse faunique est hors de pair.

Le laboratoire Arago, à Banyuls-sur-Mer (Pyrénées-Orientales), fondé également par Lacaze-Duthiers, offre aussi, par son équipement, sa belle bibliothèque et la richesse de la faune locale, de très grandes ressources pour l'étude de la biologie dans la Méditerranée.

Enfin, la station biologique de Wimereux (Pas-de-Calais), fondée, en 1874, par A. Giard, conçue dans des proportions plus modestes, a cet avantage de se trouver à proximité de Paris.

Il faudrait encore citer ici le très bel Observatoire astronomique de Nice, don de R. Bischoffsheim, mais, administrativement, il est rattaché à l'Université de Paris, et non pas spécialement à la Faculté des sciences.

Dans l'ensemble, la Faculté des sciences dispose de 46 laboratoires distincts, complètement organisés et équipés en personnel et en matériel. Et s'il est vrai que l'on peut encore souhaiter et espérer des améliorations importantes à ce qui existe, on peut cependant affirmer sans crainte qu'elle offre au travailleur des ressources considérables dans les disciplines les plus variées.

Le budget de la Faculté à la veille de la guerre (année 1913) était de 1.660 329 fr. 25 pour les dépenses, dont 1.109 657 fr. 25 pour le personnel et 550 672 francs pour le matériel.

Le personnel actuel de la Faculté comprend 34 professeurs titulaires, 55 professeurs adjoints chargés des cours et maîtres de conférences et 88 chefs de travaux pratiques ou préparateurs. Les enseignements se groupent autour de 36 chaires magistrales[1].

III. L'enseignement[2]. — L'activité scientifique de la Faculté est multiple; on peut commodément l'envisager sous trois points de vue, qui ont été assez souvent proposés : enseigner la science, la faire, l'appliquer. Voyons donc comment y sont compris et pratiqués l'enseignement proprement dit, la recherche scientifique pure et le développement de la science appliquée.

Pour être étudiant régulier à la Faculté des Sciences, en vue de l'obtention des grades, il faut, si l'on est Français, posséder le diplôme de bachelier qui est la sanction normale des études secondaires.

Le baccalauréat est obtenu à un âge moyen de 17 ou 18 ans. C'est donc à 18 ans que commencent normalement les études de la Faculté.

1. En voici les titres (avec le nom du professeur) : 1er groupe, **Mathématiques** : *Géométrie supérieure* (N.), *Analyse supérieure* (Em. Picard), *Calcul différentiel et intégral* (E. Goursat, Cartan), *Théorie des fonctions* (E. Borel), *Mécanique analytique et Mécanique céleste* (P. Appell), *Astronomie* (Andoyer), *Physique mathématique et Calcul des probabilités* (Boussinesq), *Mécanique physique et expérimentale* (G. Kœnigs), *Mécanique rationnelle* (P. Painlevé), *Mathématiques générales* (C. Guichard).

2e groupe, **Physique et Chimie** : *Physique* (G. Lippmann, Bouty, Abraham, P. Janet), *Physique. Radioactivité* (Mme P. Curie), *Chimie physique* (J. Perrin), *Chimie* (Haller, G. Urbain, H. Le Chatelier, Joannis), *Chimie appliquée* (Chabrié), *Chimie biologique* (Gab. Bertrand).

3e groupe, **Sciences naturelles** : *Zoologie* (Delage, Pruvot, Houssay), *Evolution des êtres organisés* (Caullery), *Physiologie* (Dastre), *Botanique* (G. Bonnier, Matruchot), *Physiologie végétale* (Molliard), *Géologie* (Haug), *Géographie physique* (Vélain), *Minéralogie* (Wallerant).

Les cours complémentaires et les conférences sont professés, *en Mathématiques*, par MM. Puiseux (*Astronomie*), Cahen (*Théorie des nombres*), Lebesgue (*Analyse*), Vessiot et Drach; *en Physique*, par MM. Cotton, Sagnac, Leduc, A. Guillet, Maurain; *en Chimie*, par MM. Lespieau, Péchard, Fernbach (*Fermentations*), Blaise, M. Guichard et Auger; *en Sciences naturelles*, par MM. F. Le Dantec (*Biologie générale*), R. Perrier, Hérouard, Ch. Pérez, pour la *Zoologie*, Rabaud (*Tératologie*), Portier (*Physiologie*), Dangeard, Viguier pour la *Botanique*, Blaringhem (*Biologie agricole*), L. Bertrand, Dereims (*Géologie*), Gentil (*Pétrographie*), Thevenin (*Paléontologie*), Michel (*Minéralogie*).

2. On a cherché à donner ici l'esprit des divers enseignements de la Faculté. Tous renseignements d'ordre administratif, programmes, frais de scolarité, conditions d'admission se trouveront aisément dans le livret de l'étudiant publié annuellement par la Faculté sous le titre de *Programmes des certificats d'études supérieures*.

Pour les étrangers, qui sollicitent un grade d'État, le baccalauréat français peut être remplacé par des diplômes d'enseignement secondaire ou supérieur jugés équivalents[1]. La Faculté reçoit, en outre, à titre exceptionnel, ou pour certains enseignements, comme ceux du P. C. N., des étudiants venant de l'enseignement primaire supérieur, ou des jeunes filles qui ont des diplômes féminins distincts du baccalauréat.

Il est à remarquer que les études secondaires préparent très inégalement aux divers enseignements de la Faculté. La préparation est très bonne pour les mathématiques, grâce surtout aux classes de *Mathématiques spéciales* des lycées, qui ouvrent l'accès des concours d'entrée des Écoles Polytechnique, Normale supérieure et Centrale, et permettent de faire des études mathématiques déjà très fortes (géométrie analytique, algèbre, éléments d'analyse); les conditions sont assez analogues pour la physique et pour la chimie. Mais l'enseignement des sciences naturelles est beaucoup moins favorisé dans les études secondaires. Il résulte de là que les Facultés des sciences ont toujours eu un recrutement aisé et de bonne qualité pour les mathématiques, et qu'elles ont senti le besoin de renforcer la base de leurs études dans les autres sciences.

A cette préoccupation répond un premier degré de leur enseignement, organisé dans les dernières années et représenté par la préparation à deux diplômes, le certificat de Mathématiques générales et le certificat des Sciences physiques, chimiques et naturelles; ce dernier communément appelé P. C. N.

Le programme du certificat de Mathématiques générales (M. G.) correspond dans les grandes lignes aux matières enseignées dans les classes de Mathématiques spéciales des lycées; il s'adresse aux étudiants qui n'ont pas passé par ces classes et veulent pourtant aborder l'étude des mathématiques supérieures ou de la physique pure ou appliquée. Il comprend l'algèbre, le calcul infinitésimal, la géométrie analytique et les éléments de la mécanique rationnelle. Les notions mathématiques essentielles sont présentées

1. Voir plus haut, p. 28.

sous une forme précise et correcte, mais sans développements théoriques. Les démonstrations exposées sont aussi simples que possible, mais rigoureuses ; les plus difficiles ou les plus abstraites sont seules supprimées et remplacées par un appel à l'intuition, par des images géométriques ou physiques. On veut offrir aux étudiants une idée correcte de la méthode mathématique, les habituer à ne pas s'illusionner sur la valeur des mots, leur donner le goût de la netteté et de la rigueur. Cet enseignement répond à un besoin sérieux, comme l'atteste le grand nombre des étudiants qui le suivent et le chiffre élevé des examens subis chaque année (200 environ).

Le P. C. N. n'est pas moins utile et constitue une base excellente, à la fois théorique et expérimentale, pour les études de biologie ou de chimie. Il a été institué en principe pour les futurs étudiants en médecine, qui doivent posséder ce certificat pour commencer leurs études médicales proprement dites ; mais il s'adresse à tous les étudiants. Il comprend un cours général de physique élémentaire (80 leçons environ), de chimie (80 leçons), de zoologie (40 leçons) et de botanique (40 leçons). Chacun de ces cours théoriques est complété par des travaux pratiques très développés, où l'élève expérimente et observe lui-même. Un enseignement de géologie s'ajoute aux précédents d'une façon facultative. L'examen à la fin de l'année, à la fois oral et pratique, porte sur chacune des sciences enseignées. Le P. C. N. implique donc une culture suffisamment encyclopédique, qui constitue un fondement solide pour des études ultérieures, plus spéciales, de biologie ou de chimie.

Les enseignements dont il vient d'être question ne représentent proprement qu'une introduction à l'enseignement type de la Faculté des sciences, qui est d'un niveau plus élevé.

Jusqu'il y a une vingtaine d'années, il était organisé en vue de la *licence ès sciences*, dont il existait trois sections : sciences mathématiques (comprenant l'étude de l'analyse, de la mécanique rationnelle et de l'astronomie), sciences physiques (physique générale, chimie générale, minéralogie) et sciences naturelles (zoologie, physiologie, botanique, géologie). Ces trois licences avaient été combinées surtout en vue de former des professeurs d'enseignement secondaire, et, à l'origine, c'était là la tâche essentielle des Facultés des sciences.

A ce régime a été substitué celui des *certificats d'études supérieures*. Chaque enseignement, ou groupe d'enseignements, organisé dans la Faculté, portant sur une science spéciale, et ayant une étendue suffisante, peut faire l'objet d'un examen particulier, auquel correspond un certificat. Tous les certificats sont indépendants les uns des autres, mais l'acquisition de trois d'entre eux confère le titre de licencié. L'avantage de ce système est de permettre dans les études beaucoup plus de liberté et de diversification. Chacun prendra ce qui correspond à ses besoins. Il faut souligner en particulier le profit qu'y trouvent les étrangers. Ils peuvent perfectionner les études commencées chez eux, choisir les certificats qui correspondent aux enseignements qu'ils ont déjà suivis ou ceux qui les complètent dans une direction spéciale. Tel, qui aura étudié la chimie générale ou la physiologie, sera heureux, par exemple, de suivre l'enseignement théorique et pratique du certificat de Chimie biologique.

L'esprit de l'enseignement qui conduit aux certificats d'études supérieures est de donner aux étudiants les éléments essentiels des sciences, de développer en eux l'esprit scientifique, en leur faisant connaître et appliquer les méthodes de recherche. A côté des cours didactiques, sont organisées des conférences et des manipulations. Dans ces dernières, les élèves entrent en contact direct et personnel avec les professeurs et peuvent être suivis individuellement dans leur travail.

En mathématiques, les étudiants sont exercés sur des problèmes du calcul différentiel et intégral et de mécanique; en astronomie, ils sont familiarisés avec le calcul numérique et l'usage des instruments (à l'Observatoire du Bureau des Longitudes, à Montsouris). Dans les sciences physiques et naturelles, les travaux pratiques sont organisés de façon très complète dans les divers laboratoires. En physique, les étudiants font de nombreuses mesures; en chimie, des préparations de corps et des analyses; en physiologie, des expériences variées. En zoologie et en botanique, ils sont exercés à la dissection et à la micrographie; en géologie et en géographie physique, les travaux pratiques sont complétés par des excursions, comme, d'ailleurs, en botanique et en zoologie (dans les laboratoires maritimes).

La Faculté des sciences de Paris délivre actuellement 23 de ces certificats : *Calcul différentiel et intégral, Mécanique rationnelle, Astronomie approfondie, Analyse supérieure, Géométrie supérieure, Mécanique céleste, Physique mathématique, Mécanique physique et expérimentale, Physique générale, Chimie générale, Chimie appliquée, Chimie biologique, Minéralogie, Zoologie, Histologie, Embryogénie générale, Physiologie générale, Botanique, Géologie, Géographie physique.* Le *P. C. N.* (complété par de la Géologie) et les *Mathématiques générales* ont également la valeur de certificats d'études supérieures.

Bien que tous ces certificats soient légalement équivalents au point de vue de l'acquisition du grade de licencié, il est évident qu'ils correspondent à des niveaux d'enseignement très différents, le *P. C. N.* et le *M. G.* restent élémentaires, comme il a été dit plus haut; d'autre part, certains certificats tels que ceux d'*Analyse supérieure, Géométrie supérieure, Mécanique céleste, Physique mathématique, Embryologie générale,* etc., correspondent à des parties spécialisées et élevées des sciences et supposent déjà acquises les connaissances fondamentales qui constituent le programme des autres.

Ce qui précède suffit à montrer la souplesse de cette organisation et les ressources qu'elle offre, en particulier, aux étudiants étrangers dont les études sont déjà plus ou moins avancées.

IV. **La Recherche scientifique.** — La recherche scientifique originale, qui fait avancer la Science et qui, au dogmatisme, substitue la transformation incessante des idées, apparaît, dans tous les pays, comme la raison d'être supérieure des Universités, comme leur fin véritable. Quels que soient les services rendus par l'enseignement pour la préparation aux diverses carrières, — et il n'est pas question d'en diminuer l'importance — cet enseignement n'est, à un certain point de vue, que préparatoire.

La conception administrative des Facultés des sciences, au début du xixe siècle, était, comme on l'a vu, toute différente, mais elle est périmée. La recherche scientifique était alors plus ou moins explicitement dévolue à des établissements comme le Collège de France ou le Muséum d'Histoire Naturelle. Ils faisaient la Science; la Faculté enseignait la Science faite. Il ne saurait plus être question aujourd'hui d'une pareille distinction. Si le rôle du Collège de France et du Muséum est resté de faire la Science, la Faculté a la double mission de l'enseigner et de la faire, ou mieux de l'enseigner en vue de la faire. C'est-à-dire de suggérer constamment, en se gardant de dissimuler les lacunes des connaissances actuelles, les problèmes nouveaux à résoudre. L'enseignement de toutes ses chaires doit être pénétré de cet esprit, même dans les parties les plus classiques. Les professeurs doivent être des hommes ayant fait et continuant à faire des recherches originales. A cette seule condition, ils peuvent communiquer à leurs élèves cet esprit de curiosité scientifique et de recherche de la vérité pour elle-même, en dehors de toute application et de tout profit immédiat, qui fait le véritable savant.

Certaines chaires de la Faculté, consacrées à des parties supérieures et tout à fait spéculatives des sciences, sont plus que d'autres orientées dans ce sens et, pour cette raison, ne peuvent attirer que peu d'élèves. Leur existence est justifiée par le seul fait qu'elles fournissent à leurs titulaires les loisirs et le moyen de poursuivre leurs travaux et de laisser mûrir leurs idées. Un Pasteur, méditant dans son laboratoire de Strasbourg et se préparant, par une discipline scientifique de tous les instants, à ses découvertes futures, rend par là, un plus grand service à l'Humanité et à la France que par l'enseignement de licence qu'il a pu donner à cette époque. L'importance d'une chaire d'un caractère élevé doit se mesurer aux découvertes qui y ont été faites ou qui peuvent s'y faire. Il faut se rappeler, en outre, que des résultats paraissant n'avoir qu'une beauté théorique peuvent conduire à des applications inattendues. Les exemples ne manquent pas dans les domaines les plus divers, depuis les études astronomiques, qui, en amenant Newton à énoncer les principes de la dynamique, ont préparé la mécanique moderne, ainsi descendue du ciel sur la terre, jusqu'aux recherches sur les organismes microscopiques, qui ont conduit Pasteur à renouveler une partie des sciences chimiques et naturelles et à ouvrir un champ immense d'applications à la médecine, à l'agriculture et à l'industrie. Tout récemment encore la télégraphie sans fil est née de recherches théoriques d'un ordre très élevé.

Afin de favoriser et de développer ces travaux de découverte sur les sciences mathématiques, en particulier, on a établi à la Faculté, à côté des cours généraux, comme l'Analyse mathématique, la Mécanique rationnelle et l'Astronomie, qui ont un programme à peu près invariable, des cours portant sur les parties les plus élevées de la Science, dans lesquels le professeur indique l'état actuel de certaines questions et conduit ses auditeurs jusqu'à ces régions noyées d'ombre où s'élabore la Science de demain. Ces cours, devant se renouveler d'année en année, exigent de leurs titulaires des efforts d'invention et d'érudition incessants : tels sont ceux de Géométrie supérieure, d'Analyse et d'Algèbre supérieure, de Mécanique céleste, de Physique mathématique, de Théorie des Fonctions. Telle est aussi la signification de certaines chaires dans les sciences physiques ou naturelles.

Dans les diverses branches des sciences, l'étudiant, ayant déjà terminé ses études générales et voulant faire l'apprentissage de la recherche, trouvera, à la Faculté des sciences de Paris, des ressources considérables, à la fois par l'outillage des laboratoires et par l'action stimulante du milieu.

On a rappelé plus haut les noms de savants aujourd'hui disparus. La composition actuelle de la Faculté donne des garanties dignes du passé et, quoiqu'il soit difficile de parler des travaux des vivants, la liste même des professeurs, dans l'ordre des sciences mathématiques, suffit à montrer que la Faculté reste une école de mathématiciens des plus complètes et des plus élevées. La liste des thèses de doctorat soutenues dans les dernières années serait une preuve de la valeur de cette école pour le progrès de ces sciences. Elles sont disséminées dans de nombreux recueils, mais on peut citer particulièrement ici les *Annales de l'École normale supérieure*, qui en sont principalement alimentées.

Pour les sciences physiques, la recherche peut être aisément

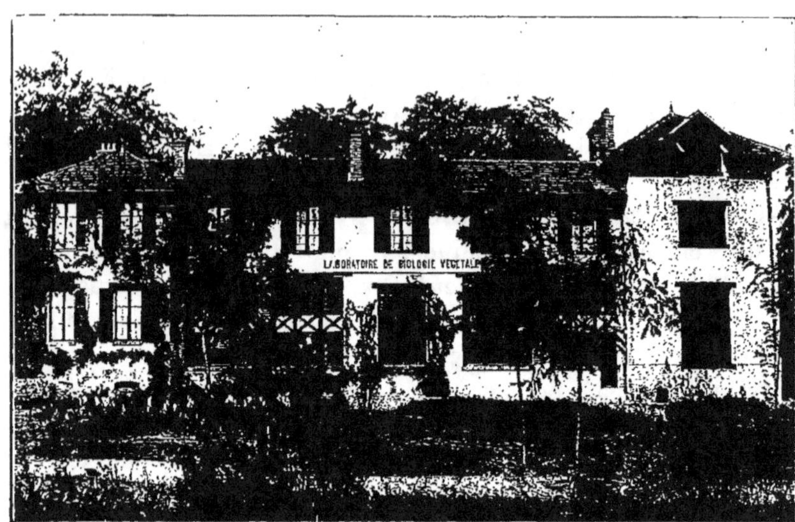

LABORATOIRE DE BIOLOGIE VÉGÉTALE DE FONTAINEBLEAU

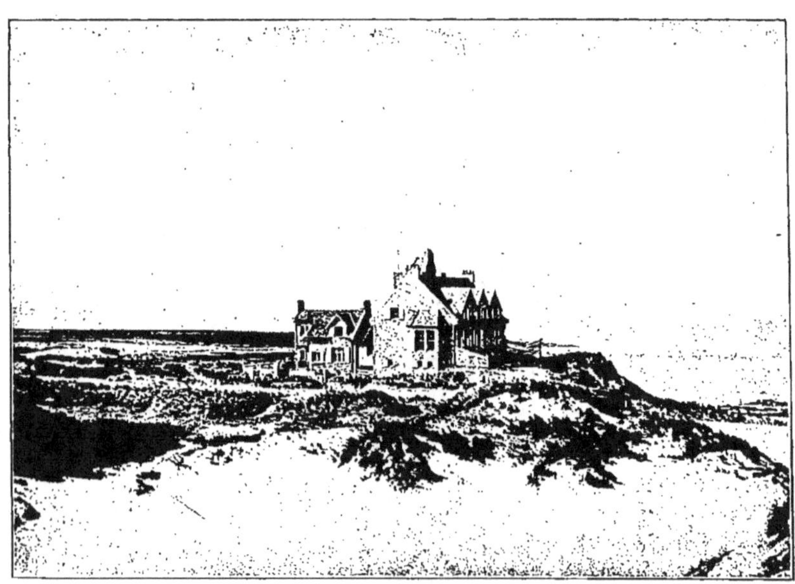

LABORATOIRE DE WIMEREUX

pratiquée dans les deux grands laboratoires que dirigent MM. Lippmann et Bouty, dans celui de Radioactivité que dirige Mme Curie, dans le laboratoire de Chimie Physique, de M. J. Perrin, et aussi au Laboratoire de Physique de l'École normale, qui a fourni sa part importante de recherches originales dans les années récentes.

En chimie, les laboratoires de la Faculté sont équipés pour les recherches les plus variées : chimie minérale, chimie organique, chimie biologique. Dans les sciences biologiques, la Faculté possède, pour la physiologie, un laboratoire outillé de la façon la plus complète. Les cinq laboratoires de zoologie sont complétés par les trois stations maritimes de Roscoff, Banyuls et Wimereux, dont il a été question plus haut, et celui de botanique par la station biologique de Fontainebleau. Les travaux produits par ces laboratoires remplissent une bonne part des périodiques zoologiques et botaniques français, comme les *Archives de Zoologie expérimentale*, le *Bulletin Scientifique de la France et de la Belgique*, les *Annales des Sciences naturelles (Zoologie et Botanique)*, la *Revue générale de Botanique*, etc. Ces divers laboratoires possèdent des bibliothèques spéciales, dont quelques-unes sont fort riches.

Le laboratoire de Minéralogie est organisé à la fois pour l'étude de la cristallographie et pour l'étude pratique des minéraux; il est également bien pourvu d'instruments d'optique, de collections et de livres.

Le laboratoire de Géologie, dirigé par M. E. Haug, est un des plus importants de l'Europe par son outillage. Il possède une bibliothèque géologique très considérable et des collections paléontologiques d'Invertébrés extrêmement riches, fruit de l'activité d'Hébert, de Munier-Chalmas, et des recherches de nombreux élèves du laboratoire, ainsi que de divers géologues, dont les collections ont été léguées ou acquises. Les thèses de géologie, préparées dans ce laboratoire, sont des travaux considérables, qui ont porté en particulier, dans les dernières années, sur le domaine colonial de la France et aussi sur l'Europe; il suffit de citer ici la remarquable monographie de J. Boussac sur les Alpes. Un second laboratoire de Géologie, pour l'enseignement, existe à l'École normale.

Enfin le laboratoire de Géographie physique, créé assez récemment, est très riche en collections pétrographiques, clichés de projection, instruments, reliefs, etc., et a une bonne bibliothèque. La *Revue annuelle de Géographie* en est l'organe.

V. Les grades. — Cette énumération, nécessairement très brève, ne peut donner qu'une indication générale des ressources offertes par la Faculté. Il est bon d'y ajouter quelques mots sur la consécration que les étudiants, et en particulier les étrangers, peuvent obtenir des travaux qu'ils font dans ces laboratoires. Ils ont le choix entre deux diplômes correspondant à des efforts d'ampleur très différente : le *diplôme d'études supérieures* et le *doctorat*. En voici l'esprit; tout ce qui concerne les règlements spéciaux devant être cherché dans le *Programme des certificats d'études supérieures*, ainsi qu'il a déjà été dit.

Le *diplôme d'études supérieures* a été institué, il y a seulement quelques années, comme une des épreuves préparatoires aux agrégations de l'enseignement secondaire (*V. infra*), afin que tous les futurs professeurs des lycées aient eu l'occasion de pratiquer quelque peu la recherche de laboratoire, ou l'étude personnelle d'une question.

L'étudiant présente pour ce diplôme un travail préparé dans un laboratoire de la Faculté. Ce travail ne doit pas nécessairement contenir de faits nouveaux, mais peut être la vérification directe de résultats précédemment acquis; ce peut être aussi, par exemple en mathématiques, l'exposition d'une question déterminée, faite en résumant une série de mémoires ou en développant un point qui y est sommairement traité; ce peut être même le résumé d'un cours de mathématiques supérieures. Le diplôme d'études supérieures pourra être facilement obtenu en un an par un étudiant qui a terminé préalablement ses études générales.

Le *doctorat ès sciences* (mathématiques, physiques ou naturelles) est la sanction la plus haute que la Faculté puisse décerner à des recherches, sous forme de diplôme. Il est un grade d'État, exigé par la loi des candidats aux fonctions enseignantes dans les Universités françaises.

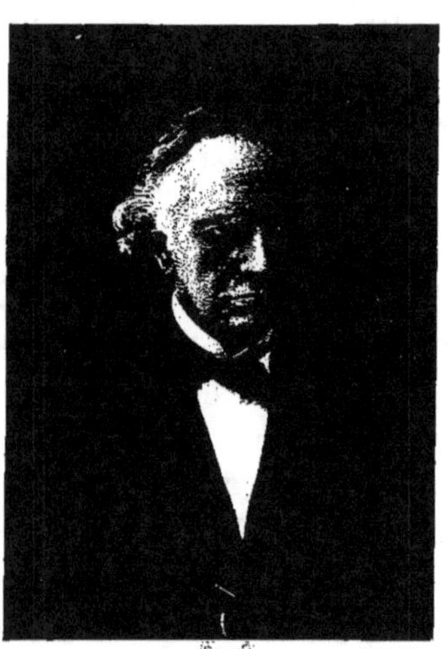

Photo Pirou.

CH. HERMITE (1822-1901)

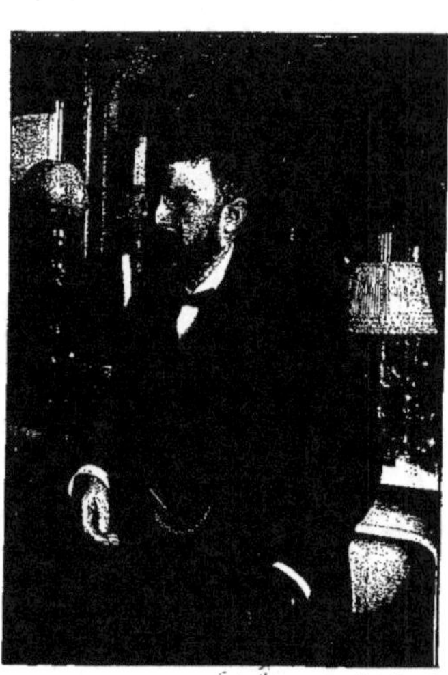

Photo Manuel

HENRI POINCARÉ (1854-1912)

Ce n'est donc pas, comme le doctorat en philosophie allemand, la consécration habituelle de la série normale des études à l'Université. C'est notre licence qui peut être à ce point de vue l'équivalent du grade allemand, et la licence est exigée des candidats au doctorat. Depuis l'institution des certificats d'études supérieures, pour se présenter à l'un des trois doctorats, il faut même posséder une licence composée de certificats déterminés, indiquant une éducation scientifique étendue et homogène[1].

La thèse est un travail qui doit renfermer des résultats nouveaux et, quoique l'intérêt et l'importance de ceux-ci varient beaucoup, naturellement, d'un cas à l'autre, on peut dire, d'une façon générale, que les thèses de doctorat ès sciences soutenues devant la Faculté, sont des travaux qui contribuent réellement au progrès de nos connaissances scientifiques sur des questions souvent assez étendues. C'est donc le résultat d'un effort long et sérieux.

Par suite des conditions précédentes, le doctorat ès sciences est peu accessible aux étrangers, s'ils n'ont pas commencé leurs études en France; la licence est une condition préalable qui les arrête, même s'ils peuvent disposer de deux à trois ans, durée minima, dans la pratique, pour faire et soutenir une thèse.

C'est ce qui a déterminé, en 1898, l'institution d'un doctorat spécial, délivré, non plus au nom de l'État, mais au nom de l'Université et dit *doctorat de l'Université de Paris*. Il s'obtient, comme l'autre, par une thèse soumise aux mêmes règles, mais sans condition préalable de licence. La seule infériorité de ce doctorat, par rapport à l'autre, est qu'il ne confère pas le droit d'être candidat à des fonctions enseignantes dans les Facultés. Les étudiants étrangers peuvent facilement le conquérir, sans avoir à passer d'examens préliminaires. Il leur suffit pour cela de s'inscrire à un des laboratoires de la Faculté, en soumettant à celle-ci leurs titres, diplômes, *curriculum vitæ*, etc., en vue d'être admis à la scolarité, qui doit être d'un an au minimum.

---

1. Pour le doctorat ès sciences mathématiques, on exige les certificats de Calcul différentiel et intégral, de Mécanique rationnelle et un troisième au choix du candidat; pour le doctorat ès sciences physiques, ceux de Physique générale, de Chimie générale et un troisième au choix; pour le doctorat ès sciences naturelles, ceux de Zoologie ou de Physiologie, de Botanique et de Géologie ou Minéralogie.

Le doctorat d'Université permet donc aux étudiants étrangers, qui ont acquis ailleurs les connaissances générales et la maturité d'esprit nécessaire à la recherche scientifique, d'obtenir, dans un laps de temps raisonnable, le titre de docteur.

VI. L'application de la Science. — La Faculté des sciences de Paris, par l'esprit qui a présidé à sa création, il y a un siècle, a été essentiellement une institution de science pure. Les sciences appliquées étaient enseignées dans des Instituts techniques spéciaux, indépendants encore aujourd'hui de l'Université (École des mines, École des Ponts et Chaussées, École centrale des Arts et Manufactures, Institut national agronomique, etc...) et qui se recrutent, en général, au concours, admettant d'ailleurs, pour la plupart, des élèves étrangers, aussi bien que français. C'est là une différence importante entre les Universités françaises et celles d'Amérique, par exemple, où les Écoles techniques sont incorporées dans l'Université même. Depuis un certain temps, toutefois, les Facultés des sciences ont usé de la liberté qui leur a été accordée, pour tourner une partie de leur activité vers les sciences appliquées. Il n'y a du reste qu'une seule Science, et ses applications à l'industrie ne peuvent être fructueuses qu'aux mains d'hommes possédant des connaissances de science pure solides. Un enseignement uniquement technique est insuffisant à les donner. A chaque instant, des éléments scientifiques nouveaux apparaissent, d'autres procédés doivent être imaginés; il faut pour cela des hommes ayant fréquenté les laboratoires d'enseignement et de recherches. De là la création, encore récente, de laboratoires ou d'Instituts de sciences appliquées dans diverses Universités françaises.

La Faculté des sciences de Paris, pour sa part, a organisé un *Institut technique de chimie appliquée*, patronné par un groupe d'industriels, dans lequel les études durent trois ans et où les élèves sont admis sur un examen de capacité. La sanction est un diplôme d'ingénieur chimiste de l'Université de Paris. Les études se composent d'un ensemble complet de cours de chimie, (les uns spéciaux, les autres communs à l'Institut et à la Faculté) et de travaux pratiques très développés. Pendant la troisième année, l'assiduité au laboratoire est obligatoire tous les jours après midi.

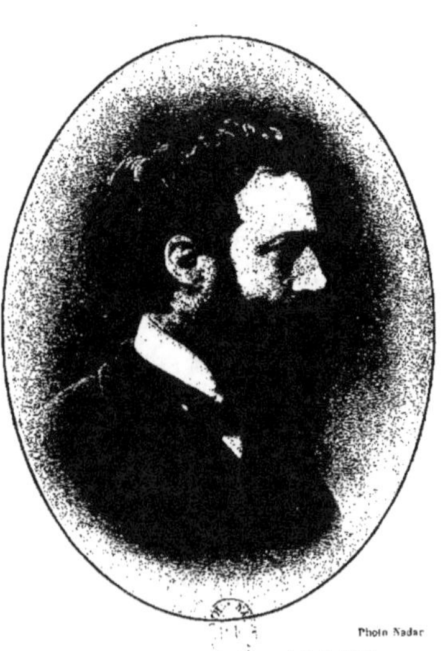

Photo Nadar

HENRI SAINTE-CLAIRE DEVILLE (1818-1881)

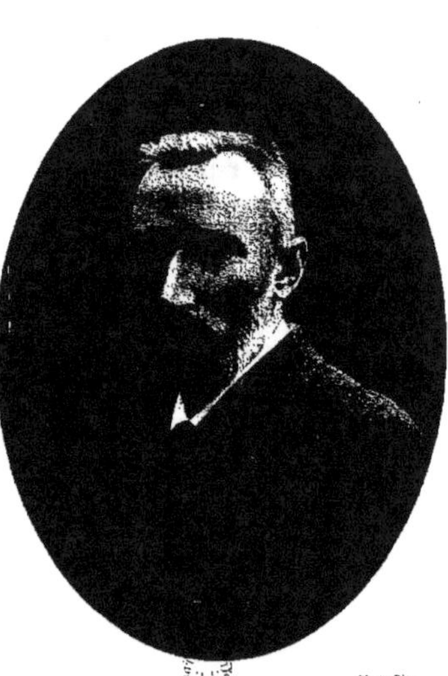

Photo Pirou

PIERRE CURIE (1859-1906)

Depuis 1912, un don de M. Deutsch de la Meurthe a permis la création d'un *Institut aérotechnique*, situé à Saint-Cyr (Seine-et-Oise) et outillé pour tous essais ou recherches concernant la technique des appareils en équilibre ou en mouvement dans l'air. Il reçoit des travailleurs dans ses laboratoires. Un règlement (que l'on trouvera avec les programmes des Certificats d'études supérieures) fixe les conditions matérielles des essais qui lui sont demandés et celles de l'admission des travailleurs.

Le cours d'Aviation, fondé en même temps à la Faculté par M. B. Zaharoff, est coordonné à l'Institut aérotechnique. Au cours est rattaché un centre d'informations scientifiques, où l'on trouve tous les traités et périodiques relatifs à l'aérotechnique.

Le professeur chargé de cet enseignement, M. Marchis, a organisé, en outre, à la Faculté un centre analogue d'informations pour l'industrie frigorifique.

En dehors de ces organisations spéciales, la Faculté se préoccupe, en ce moment même, d'instituer un enseignement expérimental supérieur, en vue de la préparation générale à l'industrie.

VII. **Les Étudiants.** — Comment la jeunesse utilise-t-elle les diverses ressources qui viennent d'être brièvement énumérées? C'est ce que montrera un coup d'œil rapide sur la population scolaire de la Faculté, et, comme la guerre a apporté à cet égard une perturbation majeure, on choisira une des années qui l'ont précédée, soit l'année 1911-1912.

En 1911-1912, 1902 étudiants étaient inscrits à la Faculté des sciences de Paris; 1382 étaient de nationalité française et 520 étaient étrangers; il y avait 1639 hommes et 263 femmes, dont 146 Françaises et 117 étrangères.

Les 520 étrangers se répartissaient, quant à leur pays d'origine, de la façon suivante :

Iles-Britanniques	9	Espagne	1	Russie	314
Scandinavie	2	Grèce	11	Perse	1
Pays-Bas	4	Portugal	3	Japon	1
Belgique	1	Italie	1	Mexique	2
Suisse	12	Bulgarie	8	États-Unis	5
Empire allemand	9	Serbie	4	Canada	2
Alsace-Lorraine	3	Roumanie	44	Brésil	3
Luxembourg	5	Empire ottoman	40	Amérique du Sud	13
Autriche-Hongrie	13	Egypte	6	Amérique Centrale	5

Au point de vue des études poursuivies, 576 étudiants se préparaient au P. C. N. (551 se sont présentés à l'examen et 346 y ont été admis). La majorité de ces jeunes gens se destine aux études médicales et quitte par suite la Faculté des sciences pour celle de médecine. Mais un nombre assez notable continue des études dans les diverses sciences expérimentales, pour lesquelles le P. C. N. est une excellente préface.

919 étudiants étaient inscrits pour la préparation aux Certificats d'études supérieures et le tableau suivant, relatif aux nombres d'examens subis, indique quelle est la fréquentation relative des divers certificats.

	Nombre d'examens.	Candidats admis.
Calcul différentiel et intégral.	110	46
Mécanique rationnelle	149	95
Astronomie	16	14
Analyse supérieure.	33	11
Géométrie supérieure	18	14
Mécanique céleste	»	»
Physique mathématique	5	4
Mécanique physique et expérimentale.	65	17
Physique générale	144	45
Chimie générale	109	60
Chimie appliquée.	56	47
Chimie supérieure	4	4
Minéralogie	52	38
Chimie biologique	52	26
Zoologie.	25	15
Botanique	116	57
Géologie	23	15
Physiologie générale.	81	40
Géographie physique.	45	32
Embryologie générale	7	5
Histologie	25	18
Mathématiques générales	197	87
P. C. N. supérieur[1].	64	43

L'Institut de chimie appliquée comptait 96 élèves.

27 étudiants ont obtenu le diplôme d'études supérieures et 80 se préparaient au doctorat d'État ou d'Université. Les thèses de doctorat d'État soutenues se décomposent en : 6 de mathématiques, 13 de physique ou de chimie et 23 de sciences naturelles; celles de doctorat d'Université étaient : 1 en mathématiques, 2 en sciences physiques et 6 en sciences naturelles.

1. C'est le P. C. N. complété par de la géologie et qui, dans ces conditions, prend la valeur d'un certificat pouvant concourir à former la licence.

167 étudiants étaient immatriculés sans postuler aucun grade.

A ces diverses catégories, il faut en ajouter une dont il n'a été qu'incidemment question jusqu'ici, celle des candidats à l'agrégation de l'enseignement secondaire, au nombre de 57. L'Agrégation n'est pas un grade de la Faculté, mais un titre d'État décerné, chaque année, après un concours qui porte sur toute la France, et par des jurys nommés par le ministère de l'Instruction publique. Ce titre confère le rang de professeur titulaire dans les lycées nationaux. La préparation à ce concours est organisée à l'École normale supérieure, dont c'est, depuis 1808, la fonction spéciale. L'École normale, tant par ses élèves que par ses professeurs, avait vécu d'une vie très intimement liée à celle de la Faculté des sciences, mais elle était restée administrativement distincte de celle-ci jusqu'en 1904 où elle a été rattachée à l'Université de Paris, tout en gardant encore à quelques égards une certaine autonomie. Elle est maintenant véritablement le séminaire pédagogique de la Faculté. Elle a ses élèves propres, nommés chaque année au concours, et qui suivent ensuite l'enseignement de la Faculté pour y obtenir la licence et le diplôme d'études supérieures. La dernière année de leur séjour à l'École est consacrée à la préparation pédagogique de l'agrégation, préparation à laquelle peuvent prendre part, moyennant autorisations individuelles, les étudiants ordinaires licenciés de la Faculté. Le concours d'agrégation — et par suite sa préparation — est subdivisé en trois sections indépendantes : l'une pour les sciences mathématiques ; l'autre pour les sciences physiques, la troisième pour les sciences naturelles.

On remarquera que les étudiants de la Faculté des sciences suivent ses divers enseignements, en vue de buts extrêmement variés ; le temps est loin maintenant, où l'on ne voyait à ses cours que de futurs professeurs de sciences dans l'enseignement secondaire. Le rôle de la Faculté s'étend de plus en plus ; chaque jour plus nombreuses s'ouvrent les carrières qui exigent plus ou moins impérieusement une préparation scientifique solide. Parmi les jeunes gens qui viennent ainsi faire des études plus ou moins approfondies, peut se révéler l'élite que les qualités intellectuelles et le désintéressement attirent vers la Science pure.

La Faculté des sciences offre à ses étudiants, plus peut-être que les autres, l'occasion de développer des rapports de camaraderie. La fréquentation des laboratoires, par ses longues heures et la liberté relative qu'elle comporte, amène plus de rapprochements que la simple fréquentation des cours. Beaucoup de laboratoires sont très hospitaliers aux étudiants sérieux; des bibliothèques spéciales — dont quelques-unes fort riches —, les collections diverses permettent d'y travailler d'une façon commode et fructueuse. La Faculté a organisé, en outre, à la Sorbonne, une grande salle de travail commune, qui est pourvue des livres les plus usuels.

Une Association des élèves et anciens élèves de la Faculté entretient la camaraderie des années d'études et assure la continuité parmi les générations qui viennent successivement s'instruire à la Sorbonne.

Mais tous, maîtres comme élèves, savent que ce côté sociable de la vie d'étudiant attend encore de nombreuses améliorations. Ce sera l'une des œuvres de l'après-guerre et non la moins intéressante.

CHAPITRE V

L'ÉCOLE NORMALE SUPÉRIEURE

Par E. LAVISSE
Directeur de l'École.
Membre de l'Académie française.

L'École normale supérieure est une des institutions les plus originales de notre organisation scolaire. Il en est peu qui aient joué dans l'histoire scolaire et intellectuelle du pays un rôle aussi considérable.

I. **Le passé.** — L'idée d'où elle est née remonte à la Convention. Pour assurer l'unité intellectuelle et morale de la France, la Convention décida de réunir à Paris un certain nombre de jeunes gens et même d'hommes mûrs, qui posséderaient, ou seraient censés posséder, une instruction suffisante et auxquels on apprendrait l'art d'enseigner. Pour cela, on les mettrait à l'école des maîtres les plus illustres et, une fois leur initiation terminée, ils reviendraient à leurs lieux d'origine où ils transmettraient à d'autres les méthodes qu'ils auraient appris à pratiquer.

Sous cette forme, l'idée n'était pas viable. On put bien rassembler, dans les bâtiments du Muséum, une masse considérable d'élèves — il y en avait près de 1 400 — mais qui étaient aussi différents par l'âge que par la culture. C'était une cohue, nécessairement dénuée de toute unité morale. Ce n'est donc pas sur elle qu'on pouvait compter pour unifier la nation. Aussi, au bout de quelques mois, l'École ferma-t-elle ses portes.

Mais l'idée resta. Elle fut reprise plus tard, lorsque, en 1808, fut créée l'Université napoléonienne. Pour fournir aux Collèges, aux Lycées et aux Facultés, qui venaient d'être institués, les professeurs qui leur étaient nécessaires, on décréta qu'il serait fondé à Paris un « pensionnat normal », où « trois cents élèves seraient formés dans l'art d'enseigner les lettres et les sciences ». C'est à ce pensionnat que fut donné le titre d'École normale supérieure.

Les élèves étaient répartis en deux sections distinctes et indépendantes, suivant qu'ils se destinaient à enseigner les sciences ou les lettres. Les premiers suivaient, à la Sorbonne, les cours de la Faculté des sciences; les seconds, ceux de la Faculté des lettres; car l'École, primitivement, n'avait pas d'enseignement qui lui appartînt en propre. Mais, très vite, des conférences y furent instituées, où les élèves s'exerçaient à l'apprentissage de la parole et de l'enseignement. Ces conférences tendirent rapidement à devenir l'essentiel, surtout à la section des lettres. Les cours de la Sorbonne furent considérés comme l'accessoire. L'École finit ainsi par acquérir une autonomie à peu près complète. Elle n'exerçait pas seulement ses élèves à la technique de leur profession; elle leur donnait une culture complète, approfondie, et l'une des plus riches qui fussent alors données dans les établissements d'enseignement supérieur. En définitive, elle était, par elle-même, une Faculté des lettres et une Faculté des sciences, qui se suffisaient à elles-mêmes, mais qui, à la différence de celles qui siégeaient à la Sorbonne, avaient le privilège de posséder de véritables élèves, des étudiants attitrés, et même des étudiants d'une valeur exceptionnelle, car ils étaient recrutés à la suite d'un concours difficile et que seules des intelligences d'élite pouvaient subir avec succès. La section des lettres, en effet, n'admettait tous les ans qu'une vingtaine d'élèves, et celle des sciences moins encore.

L'École ainsi organisée traversa glorieusement tout le xixe siècle. D'elle sortirent les plus grands savants, philosophes, historiens, dont se soit honoré notre pays. Il suffit de rappeler les noms de Victor Cousin, de Vacherot, de Cournot, de Taine, d'Augustin Thierry, de Victor Duruy, de Fustel de Coulanges, de Bréal, de Pasteur pour ne citer que les plus illustres parmi les morts.

Mais cette situation ne put durer à partir du moment où l'Université de Paris fut reconstituée, car les Facultés des lettres et des sciences devinrent alors, ce que l'École était depuis un siècle, de véritables écoles d'enseignement supérieur, riches en élèves et en ressources. Elles donnaient le même enseignement; pourquoi ne se seraient-elles pas adressées aux mêmes étudiants? Il y avait là un double emploi qui devait être évité. Une transformation s'imposait.

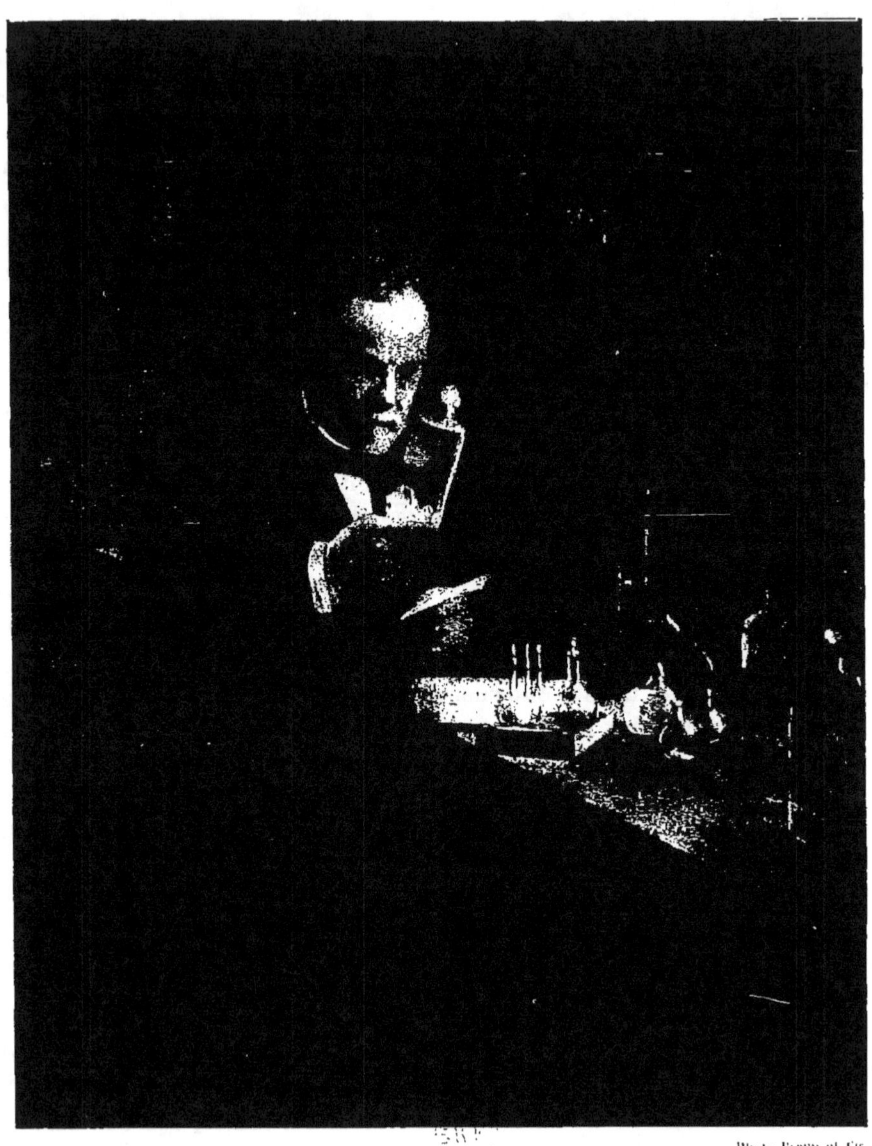

LOUIS PASTEUR (1822-1895)
Directeur des études scientifiques à l'École Normale de 1857 à 1867.

Un décret, du 10 novembre 1903, rattacha l'École à l'Université.

II. **Le présent.** — Les deux sections de l'École, sciences et lettres, continuent à se recruter par voie de concours. Une direction générale est donnée aux études par la préparation aux divers concours de l'agrégation : philosophie, langues et littératures classiques, langues et littératures étrangères, histoire, sciences mathématiques, sciences physiques et chimiques, sciences naturelles. Les élèves suivent les cours de l'Université; mais un certain nombre de conférences sont données à l'École; à l'École aussi est professé l'enseignement pédagogique. A ces conférences et aux cours pédagogiques sont, d'ailleurs, admis les étudiants de l'Université de Paris candidats aux agrégations.

Le régime de l'École a été complètement transformé.

Avant la réunion à l'Université, les élèves suivaient obligatoirement les enseignements donnés à l'École; aujourd'hui ils choisissent librement leurs maîtres. Ils étaient tous internes; aujourd'hui, un certain nombre d'entre eux sont externes. Le régime de l'internat les assujettissait à une étroite surveillance; cette surveillance a disparu; la discipline est assurée par le bon esprit des élèves.

On pouvait craindre que cette transformation n'enlevât à l'École tout caractère particulier, toute individualité. Il n'en est rien.

L'École a gardé des instituts qui lui sont propres, des laboratoires, une bibliothèque très riche, appropriée à tous les besoins intellectuels. Le directeur des études littéraires et le directeur des études scientifiques aident les élèves dans leur travail par des conseils sans entraver l'indépendance de leur esprit. Mais surtout l'École normale a le privilège de réunir sous un même toit des jeunes gens d'élite, recrutés, après de très sérieuses études secondaires, par un concours difficile, et qui font côte à côte, dans les ordres de connaissance les plus variés, l'apprentissage de la recherche scientifique et de l'exposition doctrinale. La vie en commun de ces jeunes gens est d'une intensité et d'une richesse exceptionnelles. L'École maintiendra, sous son nouveau régime de liberté intellectuelle et de liberté morale, la renommée que lui a valu son glorieux passé.

Comme une des conditions exigées pour l'admission au concours est la qualité de Français, l'École normale est une institution exclusivement nationale. Toutefois un certain nombre d'étrangers, Luxembourgeois, Suisses, Serbes, Roumains, Hongrois, Grecs, Danois, Américains y ont été admis, sans concours, sur présentation de leurs gouvernements. Ces admissions dépendent et de la valeur attestée des candidats et des possibilités matérielles de logement à l'École.

CHAPITRE VI

LA FACULTÉ DE DROIT

Par F. LARNAUDE
Doyen de la Faculté.

1. **Le véritable nom et le caractère réel des Facultés de droit en France.** — Les Facultés de droit, en France, ne portent pas le nom qui leur convient, surtout depuis les réformes de 1878, 1880, 1889, mais particulièrement depuis la réforme du doctorat de 1895. Elles devraient s'appeler aujourd'hui *Facultés de droit et des sciences politiques et économiques.* Car au droit proprement dit, au droit conçu comme donnant lieu à l'application extra-judiciaire, par les conventions entre particuliers, par les actes dressés par les notaires, ou nécessitant l'application judiciaire, qui exige chez les juges, chez les avocats et tous les auxiliaires de justice des connaissances juridiques étendues, se sont ajoutées successivement des matières d'un autre ordre, mais reliées au droit par les liens les plus étroits. Le *droit public*, d'abord, celui de l'administration, celui des élections, celui des Parlements, dans les pays libres, celui des rapports entre États. Les sciences qui s'y rapportent, relativement nouvelles, et qu'on tend à désigner de plus en plus sous le nom de *Sciences politiques*, bien que le droit en forme la base essentielle, ont dans les Facultés de droit françaises et surtout à la Faculté de droit de Paris, une ampleur qui n'est nulle part égalée. Nous le montrerons plus loin.

Quant aux *Sciences économiques*, bien qu'elles soient les dernières venues dans les Facultés de droit, elles y ont pris tout de suite, par le nombre des chaires qui leur ont été consacrées, par la place qu'elles occupent dans les programmes, par la renommée de leurs professeurs, une situation des plus enviables.

Cette trilogie : Sciences juridiques, Sciences politiques, Sciences économiques, est caractéristique de l'époque moderne. Une

Faculté de droit doit nécessairement aujourd'hui être aussi une Faculté des sciences politiques et économiques. Car les Facultés de droit ne doivent pas seulement former des juristes (et le juriste, d'ailleurs, serait-il complet s'il ignorait le droit public et la science économique?), elles doivent aussi enseigner les principes et la méthode qui doivent former la base fondamentale des connaissances nécessaires aux hommes politiques, aux administrateurs et même aux grands hommes d'affaires.

II. **Les anciennes Facultés de droit. — Elles n'ont jamais été des Écoles professionnelles.** — Les Facultés de droit de l'ancienne France n'ont jamais été que ce qu'indiquait leur nom, même aux époques de leur plus grande renommée, lorsque les Cujas, les Doneau, les Domat, les Pothier y créaient l'enseignement du droit romain ou du droit français.

Comme dans tous les pays de chrétienté, d'ailleurs, les deux bases fondamentales de l'enseignement étaient constituées par le droit canonique et le droit romain (*jus civile*, droit civil).

Mais il ne faut pas méconnaître la valeur de cet enseignement, qui était fort grande. N'est-ce pas le droit romain qui a donné naissance à cette race de légistes dont le rôle, dans l'histoire de la reconstitution de l'État moderne en France, a été si capital?

Et, bien qu'il soit devenu un lieu commun de gémir sur la décadence des Écoles de droit au xviiie siècle, il n'en est pas moins vrai qu'il resterait à expliquer, si cette décadence était si grande, comment les hommes qui ont été élevés dans nos Écoles de droit, à la veille de la Révolution, ont pu se révéler législateurs si admirables dans les grandes lois de la Révolution et surtout dans les Codes que, nouveau Justinien, Napoléon Ier donnait à la France et au monde au commencement du xixe siècle.

C'est que le droit canonique et le droit romain, de même que les langues anciennes sont les meilleurs facteurs de la culture générale de l'esprit, formaient, eux aussi, ce qu'il y a d'essentiel dans le juriste; ils créaient chez lui l'esprit juridique, ils développaient en lui l'art de dire en peu de mots, justes et précis, ce qu'il y a d'essentiel dans une idée, même nouvelle. Ils formaient cet art de

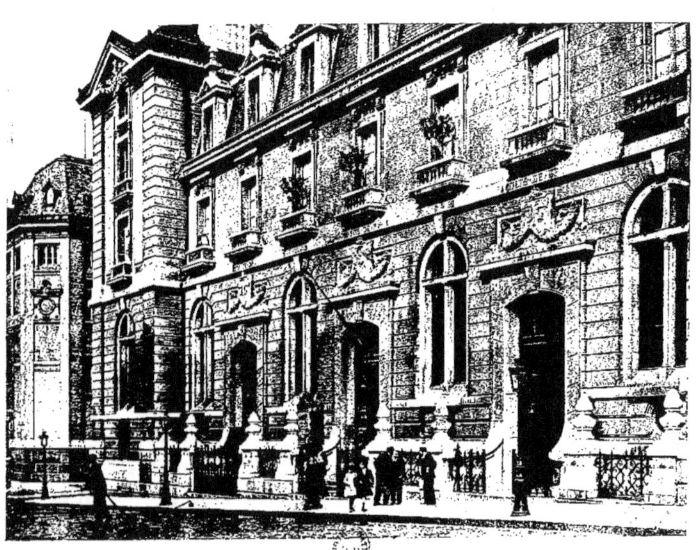

FACULTÉ DE DROIT

La façade sur la rue Saint-Jacques.

raisonner, d'enchaîner logiquement ces idées, qui sera toujours le caractère propre de la science juridique et de la langue juridique.

Et c'est pourquoi il est tout à fait injuste et, ce qui est plus grave, tout à fait erroné de dire que les Écoles de droit n'ont été, pendant longtemps, que des Écoles professionnelles. La vérité, c'est qu'elles ne l'ont jamais été complètement.

Un vieil adage, resté toujours vrai, le dit dans sa forme naïve : « *jura in scholis deglutiuntur in palatiis digeruntur* ». Le métier ne s'apprend que par son exercice. C'est en forgeant qu'on devient forgeron : « *Fabricando fit faber* ».

Qu'on relise, d'ailleurs, les considérations sur l'organisation des Écoles de droit du tribun Sédillez[1] et on y remarquera ces sages paroles : « Dans aucun temps, dans aucun pays, un élève n'a « jamais appris son état dans les Écoles, on ne doit y chercher et « l'on ne peut y trouver que des *moyens d'apprendre*. »

Les Facultés de droit, même lorsqu'elles n'avaient pas reçu l'afflux énorme des nouveaux enseignements fournis par les sciences politiques et économiques, n'ont jamais appris le métier d'avocat, de magistrat, d'avoué, de notaire, à personne. Elles se sont toujours attachées à former de bons juristes, en enseignant la méthode et les principes. Leurs professeurs n'ont jamais oublié les prescriptions renfermées dans l'Instruction du 19 mars 1807, relative à l'exécution des règlements concernant les Écoles de droit[2]. On peut les consulter encore aujourd'hui avec fruit. L'article 44 demande au professeur de Code civil « de se livrer à tous les déve-« loppements qu'il jugera nécessaires, et qui auront pour objet de « lui faire connaître le mobile de la loi, son esprit, son origine et « son application, en la conférant avec le droit romain, et *même* « *autant qu'il sera nécessaire, avec les législations étrangères.* »

« Il en sera de même, porte l'article 46, des cours de législation

---

1. *Considérations sur l'organisation des Écoles de droit, suivies d'un tableau de l'enseignement du droit, présentées au Tribunal par M. L.-E. Sédillez*, le 21 ventôse an XII (dans le *Recueil des règlements des Facultés de droit* de M. DANIEL DE FOLLEVILLE, p. 28).

2. Instruction du 19 mars 1807 relative à l'exécution des règlements concernant les écoles de droit (dans le *Recueil des règlements des Facultés de droit*, de M. DANIEL DE FOLLEVILLE, p. 71).

« criminelle et de procédure criminelle et civile. L'enseignement
« des matières positives consiste moins à faire connaître les textes
« qui sont entre les mains de tout le monde qu'à bien développer
« les *principes généraux* sur lesquels ces textes sont appuyés. Un
« étudiant aura beaucoup profité dans ses cours, s'il en rapporte
« une *bonne méthode* pour étudier, pour bien entendre la loi.... »

On n'a jamais mieux défini le rôle du professeur des Facultés de
droit, ni plus exactement caractérisé notre enseignement.

C'est en cela que consistera toujours, même lorsque des préoc-
cupations plus scientifiques et d'une plus haute portée auront
pénétré chez elles, le rôle des Facultés de droit. Faire connaître les
principes et la méthode, ce sera toujours leur tâche, même lorsque
les sciences historiques, politiques, économiques se seront, par
suite de transformations opérées dans la société elle-même, introduites chez elles.

Car ce droit nouveau ainsi créé, le droit de l'État moderne et de
l'homme moderne, il faudra toujours le traduire en formules nettes,
précises, susceptibles de trouver leur place dans une loi ou dans
un arrêt, et ce seront toujours les Facultés de droit qui apprendront
au législateur et au juge en quoi il consiste, d'abord, mais aussi
comment il convient de le formuler.

III. **Les sciences politiques et économiques, l'histoire du droit et des
institutions, la législation comparée dans les Facultés de droit.** —
La comparaison du nombre des enseignements et des matières sur
lesquelles ils portaient, dès la réorganisation des Écoles de droit,
sous le Consulat et le Premier Empire, au lendemain de la Révolution, avec le programme des cours de la Faculté de droit de Paris
aujourd'hui montrera, mieux que tout développement, le chemin
parcouru.

En 1806, lors de son inauguration solennelle, le 6 frimaire, sous
la présidence de Fourcroy, conseiller d'État, on n'enseignait, à la
Faculté de droit de Paris, que les matières suivantes :

1° Le droit civil français dans l'ordre établi par le Code civil ;

2° Les éléments du droit naturel et du droit des gens ;

3° Le droit romain dans ses rapports avec le droit français ;

4° Le droit public français et le droit civil dans ses rapports avec l'administration publique ;

5° La législation criminelle et la procédure civile et criminelle[1].

Pour donner ces enseignements, dont les éléments du droit naturel et du droit des gens furent bientôt retranchés, il y avait cinq professeurs et quatre suppléants.

En 1913-1914, le nombre des enseignements est de 46, et celui des professeurs, professeurs adjoints, professeurs agrégés, de 44.

C'est surtout à partir de la Restauration que des enseignements nouveaux ont pénétré dans les Facultés de droit, et toujours en premier lieu à la Faculté de droit de Paris[2]. Et il faut remarquer aussi que ce sont les régimes libéraux qui ont doté nos Facultés des enseignements politiques fondamentaux. C'est, en effet, sous la Monarchie de Juillet que la première chaire de *droit constitutionnel* est créée à la Faculté de droit de Paris, au profit de l'illustre Rossi, dont on a pu dire que les doctrines forment le véritable point de départ du droit constitutionnel européen de notre époque[3].

Mais c'est principalement sous la Troisième République et en particulier depuis la restauration des Universités, due à la persévérante et inlassable activité de M. Liard, directeur de l'Enseignement supérieur[4], qu'un afflux toujours renouvelé d'enseignements nouveaux, de l'ordre historique, politique et économique, vient complètement transformer, surtout depuis 1895, les Facultés de droit.

Actuellement, les Facultés de droit ne fournissent pas seulement leurs sujets aux professions nobles du droit, le barreau et la magistrature ; les hommes publics, les hauts administrateurs, les

1. Loi relative aux Écoles de droit du 22 ventôse-2 germinal an XII (13 mars 1804) et Décret du 1er jour complémentaire an XII, concernant l'organisation des Écoles de droit, qui constituent encore aujourd'hui la charte fondamentale de l'enseignement du droit en France (*Op. cit.*, p. 56 à 68).

2. La première chaire de *droit des gens* dans les Facultés de droit a été créée à la Faculté de droit de Paris, en 1829, au profit de M. Royer-Collard. Il en a été de même pour le *Droit constitutionnel*, en 1835, en faveur de Rossi, en 1864, pour l'*Économie politique*, dont le premier titulaire fut M. Batbie.

3. Introduction de Bon-Compagni à la publication, après la mort de Rossi, de son *Cours de droit constitutionnel*, tome I, p. 23.

4. Voir Liard, *L'Enseignement supérieur en France*, 1789-1889, 2 vol. in-8, où se trouve si admirablement décrit le mouvement de rénovation de l'enseignement supérieur.

grands hommes d'affaires même, viennent chercher chez elles les principes essentiels des sciences dont la connaissance constitue le viatique nécessaire à leur profession.

Que l'on considère, en effet, la liste des chaires ou des enseignements de la Faculté de droit de Paris, et on y verra représentés tous les objets qui composent le riche complexus des sciences juridiques, politiques et économiques.

Le droit y est sans doute encore à la place d'honneur. Et il ne saurait en être autrement. Mais deux caractères nouveaux se sont introduits dans les enseignements qui le distribuent; c'est, d'une part, le point de vue historique, et, d'un autre côté, un appel plus complet à la législation comparée.

Je dis que ces directions nouvelles animent aujourd'hui tous les enseignements juridiques.

Même lorsqu'il s'agit d'un enseignement qui porte sur une matière exclusivement juridique, même lorsqu'il s'agit de droit civil, de procédure civile, de droit commercial, de droit pénal, il n'est pas un professeur qui, sans négliger le côté essentiel d'application pratique, ne montre l'enchaînement historique des institutions et ne les passe au crible de la critique que fournit la comparaison avec les législations étrangères.

Mais il y a plus et nous possédons un ensemble de chaires qui ont un objet proprement historique. Il n'y en a pas moins de six.

Cinq chaires sont consacrées au droit comparé, privé ou public[1].

C'est là le plus riche fonds d'enseignements juridiques d'ordre essentiellement scientifique, à caractère général et universel, qui existe dans une Faculté de droit à l'heure actuelle, non pas seulement en France mais à l'étranger.

Et l'étudiant étranger, que nous ne pouvons pas, cela va sans dire, préparer aux carrières judiciaires de son pays, peut cependant trouver dans ces enseignements généraux le plus utile complément de ses études. Il peut en profiter, au même titre que l'étudiant français, pour compléter, affiner, perfectionner son éducation juridique nationale.

---

1. On trouvera plus loin l'indication de ces chaires et les noms de leurs titulaires.

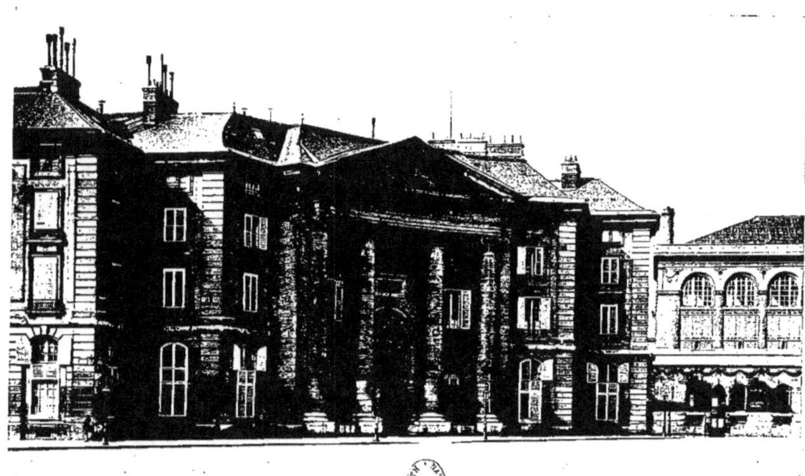

LA FAÇADE SUR LA PLACE DU PANTHÉON

Mais c'est surtout dans l'ordre des *Sciences politiques et économiques* que les Facultés de droit françaises, et spécialement la Faculté de droit de Paris, se sont enrichies dans ces dernières années.

Les sciences politiques, qui avaient fait une si brillante entrée à la Faculté de droit de Paris avec Rossi, sous le gouvernement de Juillet et grâce à l'initiative heureuse de Guizot, bon juge en matière d'instruction publique et de politique, forment maintenant un groupe compact et homogène avec onze chaires ou cours.

Répartis dans les programmes de licence et de doctorat, ces onze chaires, ou enseignements, épuisent, ou à peu près l'ensemble des matières auxquelles s'attache dans l'ère moderne une si grande importance, à raison de ce qu'elles s'occupent de l'État, de son organisation, de son fonctionnement, de ses rapports avec les autres États et qu'elles examinent le problème toujours discuté de la situation de l'individu au regard de la société politique.

Enfin, dans l'*ordre économique* proprement dit, la réforme de 1895 a fait pénétrer dans les Facultés de droit l'étude des problèmes les plus graves que soulève l'organisation de la vie matérielle des sociétés modernes. Dix chaires se partagent l'ensemble des sciences économiques et de leur histoire.

On remarquera que, soit dans l'ordre juridique, soit dans l'ordre politique, soit dans l'ordre économique, comme au point de vue historique et de celui de la législation comparée, chacun de ces enseignements forme un tout organique et complet. Ce n'est pas un *fragment* du droit administratif, ou du droit constitutionnel, ou de l'économie politique générale, ou de l'économie financière qui forme l'objet de l'enseignement; c'est la discipline tout entière qui, dans une série de leçons, qui peuvent aller jusqu'à 80 par an et ne descendent jamais au-dessous de 40, est envisagée et épuisée. Ce caractère des enseignements de la Faculté de droit nous paraît tout à fait essentiel. On n'enseigne pas, dans le sens vrai du mot, quand on se borne, dans quelques leçons seulement, à effleurer ou même à approfondir un sujet très spécial, très restreint, qui a plus ou moins d'actualité. Pédagogiquement c'est là un système qui ne peut être fructueux, à moins qu'il ne s'adresse à des étudiants munis des connaissances générales qui concernent la matière sur laquelle porte ce cours spécial.

La Faculté de droit de Paris possède d'ailleurs deux groupes organiques d'enseignements spéciaux qui présentent ce caractère, mais amélioré par l'intervention de cours généraux encadrant les cours fragmentaires qui les composent.

.Elle délivre, en effet, des certificats de *Science pénale* et d'*Études administratives et financières* (diplômes d'Université), où, avec les cours afférents aux matières de l'ordre ordinaire des études, se combinent des cours plus spéciaux.

C'est ainsi que dans le *certificat de science pénale* l'enseignement comprend, outre le droit pénal et la procédure criminelle qui en constituent la base fondamentale, la médecine mentale, la médecine légale, la criminalogie et la science pénitentiaire.

Et quant au *certificat d'études administratives*, outre les cours généraux ordinaires de droit administratif, d'économie politique, nous y rencontrons des cours spéciaux portant sur le budget et la comptabilité, sur l'enregistrement et le timbre, les impôts, les institutions d'assistance et de prévoyance, le régime administratif du département de la Seine et de la ville de Paris, le crédit public.

La création d'autres certificats est à l'étude pour le droit international, le droit constitutionnel, l'économie politique[1].

Ils présentent le même caractère, c'est-à-dire la combinaison d'un certain nombre de cours généraux et fondamentaux avec des cours spéciaux auxiliaires.

IV. **La répartition des matières et les programmes.** — Tous ces enseignements sont répartis entre un certain nombre de groupes organiques, auxquels correspondent des diplômes, des certificats, des grades.

Les deux groupes importants et traditionnels sont constitués par la *licence* et le *doctorat*.

La *licence en droit*, qui est unique, et dont les études durent trois

---

1. Il faut ajouter aux matières que je viens de détailler et qui forment la base même des programmes de la Faculté de droit de Paris, celles, très variées, que viennent enseigner à la Faculté, quand elles y sont autorisées par elle et par le Conseil de l'Université, les personnes, soit de nationalité française, soit de nationalité étrangère, sous la forme de *cours libres*.

ans, comprend, à une dose forcément inégale, des enseignements juridiques, politiques, économiques et historiques.

L'*Histoire* y est représentée par les cours de droit romain (trois semestres, dont un à option), et par l'histoire générale du droit français (deux semestres).

Les *Sciences politiques* comprennent les éléments du droit constitutionnel et garanties des libertés individuelles (un semestre), le droit administratif (deux semestres), la législation financière (un semestre, cours à option), le droit international public (un semestre, cours à option).

L'*Économie politique* est représentée par quatre semestres, qui figurent en 1re et 2e année, et par la législation industrielle, la législation financière, la législation coloniale, qui sont des cours à option.

Enfin les *études juridiques proprement dites*, qui restent le substratum essentiel du grade, comprennent six semestres de droit civil (deux dans chaque année), deux semestres de droit criminel, deux semestres de droit commercial, deux semestres de procédure civile et voies d'exécution, et quelques cours semestriels à option : droit commercial complémentaire, droit commercial maritime.

C'est, comme on l'a dit, une construction un peu massive, où il y a peut-être un dosage trop copieux de matières juridiques, politiques, économiques et historiques. Mais on ne peut nier qu'il y ait là un ensemble de sujets qui peuvent merveilleusement meubler l'intelligence du futur avocat, du futur administrateur, du futur diplomate, du futur magistrat. Une révision prochaine éliminera certaines matières trop peu essentielles; elles alourdissent inutilement les trois examens[1] qui, passés au bout de chacune des trois années d'études, permettent d'obtenir le diplôme de licencié.

A l'inverse de la licence, qui a conservé son unité, le *doctorat* est double, depuis la réforme du 30 avril 1895. Le doctorat avec mention *Sciences juridiques*, recherché par ceux qui se destinent plus particulièrement aux carrières judiciaires (avocats, magis-

---

1. LIARD, *La guerre et les universités françaises* dans *la Guerre et la vie de demain.* Conférences faites à l'Alliance d'hygiène sociale en 1914-1915 et 1915-1916, tome I, p. 505.

trats, avoués, notaires, etc.,) renferme, dans ses *deux examens*, l'ensemble des matières considérées comme constituant les disciplines juridiques par excellence : le droit romain, sans l'étude duquel il ne peut pas y avoir, même aujourd'hui, de véritable jurisconsulte, le droit civil dans son entier, l'histoire du droit français.

Cet ensemble de matières est obligatoire. Aucune ne peut être retranchée.

Il en est six autres, au contraire, entre lesquelles peut s'exercer l'option du candidat (une seule, d'ailleurs, suffit) et qui, quoique contribuant, elles aussi, à former l'esprit juridique, sont considérées comme moins essentielles que le droit romain et le droit civil. Ce sont la législation civile comparée, le droit international privé, le droit commercial, le droit criminel, la procédure civile et voies d'exécution, et le droit administratif (juridictions et contentieux).

La seconde branche du doctorat correspond aux *Sciences politiques et économiques* et comporte, elle aussi, deux examens.

Le premier comprend obligatoirement l'histoire du droit public français, le droit administratif, le droit international public, et au choix du candidat : le droit constitutionnel comparé et les principes généraux du droit public.

Le second, tout entier consacré aux matières économiques, comprend, comme matières obligatoires, l'économie politique, l'histoire des doctrines économiques, la législation française des finances et la science française. Quant à la quatrième interrogation, les candidats peuvent la faire porter, suivant les nécessités de leur carrière, sur la législation et l'économie industrielle, sur la législation et l'économie rurales, la législation et l'économie coloniales.

La thèse, dans l'une et l'autre branche du doctorat, ne peut porter que sur l'ordre d'études auquel correspond le doctorat choisi.

Tels sont les deux grades principaux que confèrent nos Facultés de droit. Les diplômes qui les consacrent sont des diplômes d'État, c'est-à-dire conférant par eux-mêmes des droits pour l'entrée dans certaines carrières.

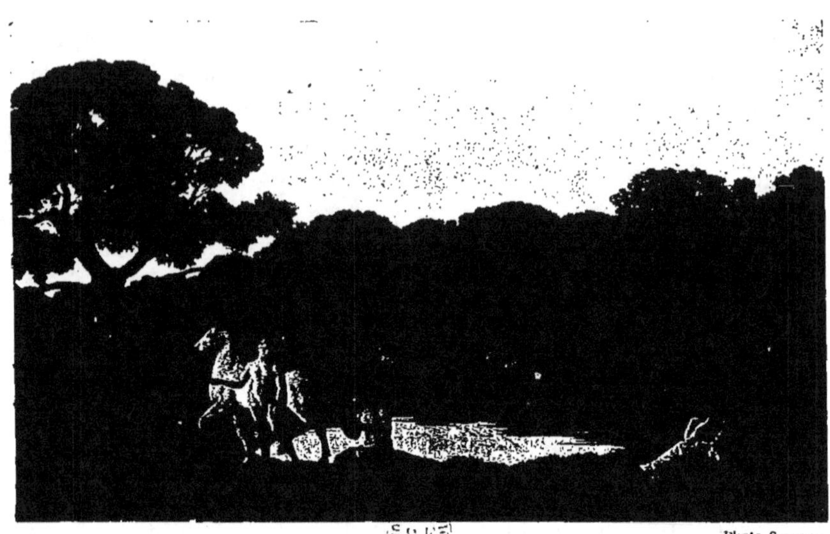

Photo Crevaux

L'AGE D'OR

Une des fresques de René Ménard qui décorent la salle des Actes.

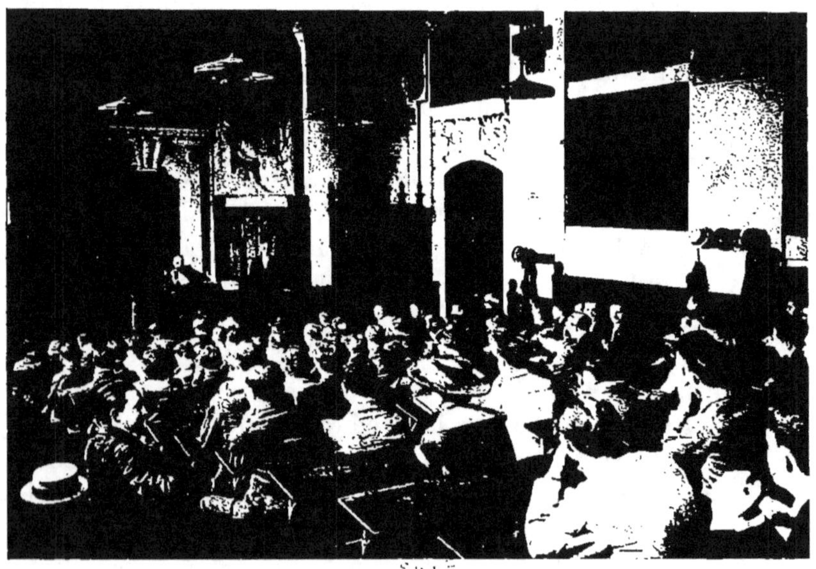

UN AMPHITHÉÂTRE

A côté de ces diplômes d'État[1] existent des *diplômes d'Université*.

Il y a d'abord un *doctorat d'Université*, qui pour les épreuves, ne diffère en rien du doctorat d'État et qui n'est accessible qu'aux étudiants de nationalité étrangère. La seule différence qu'il présente pour eux avec le doctorat d'État, c'est que l'équivalence des titres ou grades, qui permet d'en entreprendre les études, est prononcé par la Faculté au lieu de l'être par le Ministre de l'Instruction publique.

Quant aux *certificats d'études pénales* et *d'études administratives et financières*, ils constituent aussi, tous deux, des grades d'Université, mais accessibles aux étrangers comme aux Français. Nous en avons déjà parlé. Ajoutons à ce que nous en avons dit que le *certificat de science pénale* et celui des *sciences administratives et financières*, comportent, à la différence des examens de licence et de doctorat, qui sont exclusivement oraux, des épreuves écrites.

Au certificat de science pénale, l'une de ces épreuves consiste en un mémoire qui peut être comparé à une petite thèse. Depuis 1905, date de création de ce certificat, 11 de ces mémoires ont été publiés. Ils forment une collection des plus intéressantes[2] et attestent la haute valeur des études placées sous la direction de MM. Le Poittevin et Garçon, professeurs de droit pénal à la Faculté de droit de Paris.

V. **La forme de l'enseignement.** — La forme de l'enseignement donné dans les Facultés de droit françaises diffère profondément de celle qui est en vigueur, par exemple, dans les Facultés de droit américaines.

---

1. Nous laissons de côté un autre grade d'État, le *certificat de capacité en droit*, qui n'a aucune importance pour des étrangers. Il comporte deux ans d'études et n'exige aucune justification préalable de connaissances quelconques.

2. Voici les sujets qui ont été traités dans ces mémoires : Essai d'une théorie juridique et médico-légale de la préméditation criminelle (Cornsvisiouno); — Réforme du droit pénal en Allemagne (Rapaport); — L'action civile exercée sous la forme collective dans la législation française actuelle (Crémieu); — La publicité frauduleuse et le droit pénal (Rouast); — Les chemins privés et le droit pénal (Guyot); — Du droit du propriétaire sur les animaux qui pénètrent sur son fonds (Desserteaux); — De l'abus de confiance commis par les officiers ministériels (Granier); — La soustraction des lettres missives et le droit pénal (Fonlupt) : — De la protection de la fonction et des fonctionnaires contre les outrages et les violences (Henry); — De la publicité de la justice criminelle (Gazin); — Le recel délit distinct (Henry et Beauchois, Derumeaux, Emmanuel, Farchy, Koral, Roudenko).

Aux États-Unis la forme presque unique de l'enseignement, consiste dans l'explication d'espèces qui se sont présentées devant les tribunaux, de « cases » ; c'est le « case system », le « système des cas », où on familiarise l'élève avec la méthode de raisonnement des juges. Ce système, né à Harvard il y a bien près de quarante-cinq ans, est rapidement devenu le mode unique d'enseignement. Les ouvrages d'enseignement du droit aux États-Unis sont à peu près tous des « cases books ».

En France, c'est le cours dogmatique, exclusivement oral, qui constitue le fonds même de l'enseignement du droit et des sciences politiques et économiques. Il a toujours donné d'excellents résultats. Quand elle est bien construite, pourvue de bonnes divisions organiques, nourrie de doctrine et appuyée sur l'observation des faits, la leçon dogmatique nous paraît encore le meilleur moyen de faire pénétrer dans le cerveau de l'étudiant la substance et comme le suc de la matière traitée. Le professeur sait éliminer les détails, condenser les parties essentielles du sujet, enchaîner logiquement les idées, et il donne par là à l'étudiant, quand il est attentif et surtout quand il prend des notes et les revoit ensuite, la meilleure leçon de méthode. On n'enseigne pas la méthode. Elle se dégage, pour qui sait écouter et prendre des notes, de la construction même que le professeur a donnée à sa pensée, de la logique interne qui relie entre eux les développements qu'il lui a consacrés.

Mais il y a dans les Facultés de droit françaises, et spécialement à Paris, d'autres formes d'enseignement. L'enseignement magistral, doctrinal, *ex cathedra*, présente le défaut de ne pas établir le contact entre le professeur et l'élève, contact qui constitue le grand avantage du *case system*. Mais il est complété par d'autres exercices où ce contact s'établit nécessairement.

Soit dans les *conférences* préparatoires aux examens et où le professeur peut s'assurer que l'élève a compris les leçons par les questions qu'il lui pose, soit dans les *salles de travail* où le professeur initie les étudiants au travail scientifique, leur apprend le maniement des grandes collections si nécessaires à consulter, en particulier dans les études d'économie politique et de statistique, où enfin l'étudiant est quelquefois exercé à l'étude critique d'un texte, d'un arrêt (ceci est le *case system*), quelquefois même à la rédaction d'un projet de loi, de règlement, de jugement, l'enseignement prend un tout autre caractère[1].

Les avis sur la valeur respective de ces deux modes d'enseignement sont très partagés. Je suis persuadé qu'ils doivent se combiner et se compléter. Mais je ne crois pas que l'un doive faire disparaître l'autre. Ce sont des frères jumeaux et non des frères ennemis !

Quoi qu'il en soit, les *salles de travail* se multiplient à la Faculté de droit de Paris. Pourvues de bibliothèques spéciales et appropriées, elles sont au nombre de huit et sous la direction de MM. Cuq et Audibert (Droit romain et épigraphie et papyrologie juridiques), Capitant (Droit civil), Paul Fournier (Histoire du droit et droit canonique), Percerou (Droit commercial et droit maritime), Larnaude (Droit public), Louis Renault (Droit international public), Le Poittevin et Garçon (Droit criminel et Sciences auxiliaires).

---

1. Nous donnons la description que fait d'une des salles de travail de la Faculté de droit de Paris, M. Gascon y Marin (José GASCON Y MARIN, *La Enseñanza del derecho y la autonomia universitaria en Francia*, Zaragoza, 1909), professeur à la Faculté de droit de l'Université de Saragosse, qui l'a visitée et fréquentée.

Après avoir décrit son installation matérielle, indiqué les principaux ouvrages qui composent la bibliothèque, il arrive aux exercices qui s'y pratiquent.

« Les exercices pratiqués, dit-il, consistent d'abord dans la traduction, par ceux des assistants qui connaissent une langue étrangère, d'articles des Revues étrangères (allemandes, anglaises, américaines, espagnoles, italiennes...). Les traductions forment une collection qui reste dans les archives de la salle de travail. On y examine aussi et on y analyse des décisions judiciaires et administratives françaises ou étrangères. On y pratique quelquefois des enquêtes, sur des points déterminés, dans une administration publique. On y travaille à la formation d'un catalogue bibliographique, sur fiches, du droit public. Enfin on y fait des exposés oraux, qui deviennent ensuite des articles originaux.

Voici comment se fait ce dernier exercice. Le directeur de la salle de travail indique une question à traiter au moins quinze jours à l'avance. L'exposé dure en moyenne une demi-heure. Le directeur de la salle de travail fait ensuite la critique de l'exposé, en la forme et au fond. Et cette critique devient souvent un nouvel exposé.

Les étrangers (en 1905-1906, nous étions trois Espagnols à suivre les exercices de cette salle de travail) sont toujours invités à fournir des indications bibliographiques sur leur pays, et à indiquer les questions et les réformes qui s'y agitent dans l'ordre des études qui rentrent dans l'objet que se propose la salle de travail.

Le catalogue est formé par des fiches de carton de deux sortes. Sur les unes se trouve seulement mentionné le titre du livre ou de l'article, avec le nom de l'auteur et de la date de publication. D'autres fiches renferment l'analyse aussi complète que possible de l'article ou du livre, analyse qui est toujours revue par le directeur de la salle de travail. »

Une place à part doit être faite à la *Salle de travail d'économie politique et de statistique*, non seulement à raison de la richesse de ses collections, mais aussi par suite de cette particularité que tous les professeurs d'économie politique, de statistique, de science financière y conduisent leurs élèves pour les initier au maniement des documents (statistiques, publications officielles, graphiques, etc.).

Quelques professeurs complètent aussi leur enseignement par des visites à des établissements dont la destination correspond à la matière même de leurs cours, à l'objet de leur enseignement.

C'est ainsi que les professeurs d'histoire du droit font visiter à leurs élèves la Bibliothèque nationale et notre grand dépôt d'Archives; les professeurs d'économie politique, les grands établissements d'assistance et de prévoyance.

De ce côté-là des progrès sont encore à faire, des développements nouveaux pouvant être donnés à ces visites d'application, qui constituent ainsi une forme d'enseignement essentiellement utile et pratique.

VI. **Les professeurs.** — Les professeurs de la Faculté de droit de Paris sont au nombre de 44.

Bien que leurs titres soient différents (professeurs titulaires, professeurs adjoints, professeurs agrégés), ils ont tous la même origine, la même formation intellectuelle, déterminée par le concours d'agrégation, base fondamentale du recrutement du corps professoral (agrégation de droit privé, agrégation d'histoire du droit, agrégation d'économie politique, agrégation de droit public), concours auquel préparent des professeurs de chacune de ces branches des études juridiques, politiques et économiques (conférences d'agrégation).

La différence des titres n'a qu'une signification administrative. C'est l'une des particularités les plus significatives du corps professoral des Facultés de droit, à laquelle ces membres tiennent le plus, que cette égalité absolue de tous ceux qui en font partie, qu'ils aient une chaire (professeurs titulaires), ou qu'ils n'en aient pas (professeurs adjoints, agrégés).

Sans doute, les agrégés ne font pas partie du Conseil, où se débattent les questions qui intéressent la Faculté personne morale, et où se font les présentations aux chaires vacantes. Mais, à tous les autres points de vue, ils prennent part à tous les exercices de la Faculté au même titre que les professeurs, et sont pourvus aussi bien qu'eux des enseignements de licence ou de doctorat, prennent la même part qu'eux aux examens et au même titre. La société professorale, dans les Facultés de droit, est essentiellement démocratique et égalitaire.

Il n'est pas rare que, soit parmi les professeurs, soit parmi les agrégés, il y en ait qui fassent partie du Parlement ou soient délégués pendant quelques années dans quelque grand service public.

Pardessus, le grand érudit de la Restauration, a fait partie du Corps législatif sous le premier Empire, et de la Chambre des députés sous la Restauration ; Rossi, sous le gouvernement de Juillet, fut membre de la Chambre des pairs. Les deux grands civilistes Valette et Demante, entrèrent à la Législative, sous la République de 1848 ; Batbie, sous la troisième République, a été membre de l'Assemblée nationale et du Sénat, et ministre de l'Instruction publique ; Léveillé, l'éminent criminaliste, a été membre de la Chambre des députés ; M. F. Faure, professeur de statistique, a été aussi député et directeur général de l'Enregistrement des domaines et du Timbre ; M. Perreau, professeur de législation coloniale, a été député et M. P. Beauregard, professeur d'économie politique, l'est en ce moment.

En outre, les professeurs et agrégés de la Faculté sont appelés fréquemment à faire partie des nombreux comités et commissions administratifs, qui sont institués dans les différents ministères, pour étudier les questions d'ordre législatif ou contentieux, sur lesquelles le Ministre a besoin d'être éclairé. Le *Comité consultatif de législation*, et le *Comité de législation étrangère et de droit international* du Ministère de la justice renferment tous deux un assez grand nombre de professeurs. Il en est de même dans les Ministères de l'Instruction publique, du Travail, des Finances, du Commerce, des Travaux publics, etc.

M. L. Renault, l'éminent professeur de droit international public, est jurisconsulte du Ministère des Affaires Étrangères. M. A. Weiss y est jurisconsulte-adjoint, M. A. De La Pradelle y est attaché, lui aussi, pour les affaires du Maroc, au même titre.

En un mot, il n'est pas une branche de l'activité politique ou administrative de l'État où ne soient appelées et hautement appréciées les compétences si variées que la Faculté renferme dans son sein. La Faculté de droit de Paris sert l'État sous toutes les formes et dans tous les domaines[1].

1. Les enseignements professés à la Faculté sont pratiquement divisés, d'après la disposition des examens auxquels ils préparent, en cours de *licence* (première, deuxième et troisième année), en cours de *doctorat* (une année), en cours du *certificat de capacité en droit* (deux années) et en cours des *certificats d'Université* ; nous ne nous attachons ici qu'à les énumérer en les répartissant entre les quatre grandes disciplines auxquelles ils se rapportent : sciences juridiques, sciences politiques, sciences économiques, sciences historiques.

I. **Sciences juridiques** : *Droit romain* (Audibert, May, Jobbé-Duval, N...). — *Pandectes* (Girard). — *Droit civil* (Planiol, Bartin, Piedelièvre, Wahl, N..., Carpentier, professeur adjoint, Demogue, professeur agrégé, — *Droit civil comparé* (Capitant). — *Procédure civile* (Tissier). — *Droit commercial* (Thaller). — *Droit commercial maritime et législation commerciale comparée* (Lyon-Caen); *Droit industriel* (Percerou, professeur adjoint). — *Droit criminel, Législation pénale comparée* (Garçon, A. Le Poittevin). — *Droit administratif* (Berthélemy, Jacquelin, Geouffre, de Lapradelle). — *Droit international privé* (A. Weiss).

II. **Sciences politiques** : *Principes généraux du droit public* (Larnaude). — *Droit public* (Jèze). — *Droit international public* (A. Weiss). — *Éléments du droit constitutionnel* (Barthélemy, professeur agrégé). — *Principes généraux de droit constitutionnel et d'organisation administrative* (Carpentier, professeur adjoint). — *Droit constitutionnel comparé* (Chavegrin.) — *Droit international public* (Renault.

III. **Sciences économiques** : *Économie politique* (Perreau, Allix, professeur adjoint; Truchy, Rist, agrégé; Hitier). — *Histoire des doctrines économiques* (Deschamps). — *Économie sociale comparée* (Gide). — *Science financière* (Hitier). — *Législation française des finances* (Jèze, professeur adjoint). — *Législation et économie industrielles* (Jay). — *Législation et économie rurales* (Souchon). — *Législation coloniale* (Perreau). — *Législation et économie coloniales* (Lescur). — *Statistique* (F. Faure).

IV. **Sciences historiques** : *Histoire du droit public romain* (Cuq). — *Histoire générale du droit français* (Chénon). — *Histoire du droit privé français considéré dans ses origines féodales et coutumières* (Lefebvre). — *Histoire du droit romain et du droit français* (Meynial). — *Histoire du droit public français* (P. Fournier). — *Histoire des traités* (Pillet). — *Histoire des doctrines économiques* (Deschamps).

V. **Enseignements complémentaires** : *Conférences pratiques sur l'instruction criminelle* (G. Le Poittevin, conseiller à la Cour d'appel). — *Médecine légale* (Dr Balthazard, agrégé à la Faculté de médecine; Dr Dupré, professeur à la Faculté de médecine). — *Cours théorique de psychiatrie* (Delmas et Barbé, chefs de clinique des maladies mentales). — *Cours théorique de psychiatrie médico-légale* (Dr Laignel-Lavastine). — *Cours clinique de psychiatrie* (N.). — *Matières administratives : les institutions de prévoyance et d'assistance* (Georges-Cahen, maître des requêtes au Conseil d'État). — *Le régime administratif du département de la Seine et de la Ville de Paris* (Raiga, chef de service à la Préfecture de la Seine). — *Législation budgétaire et comptabilité publique* (Jèze). — *Droit fiscal* (Wahl). — *Législation française des finances, impôts* (Dartiguenave, inspecteur des finances). — *Sciences des finances et crédit public* (Truchy).

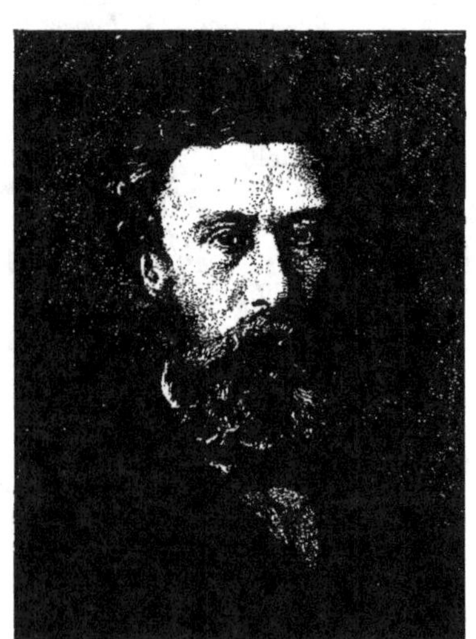

PAUL GIDE (1832-1880)

Professeur de droit romain.

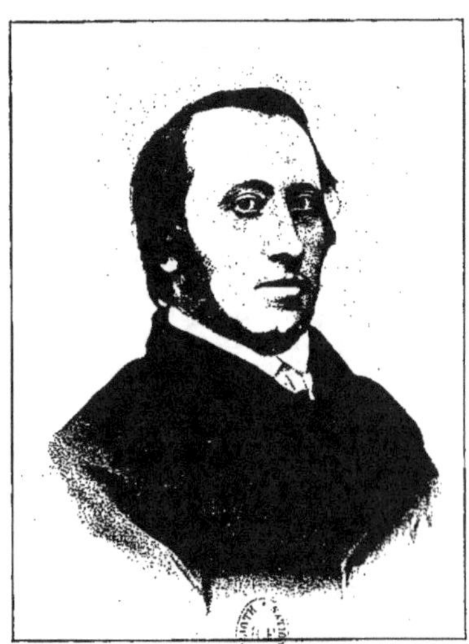

J.-G. LABBÉ (1857-1893)

Professeur de droit romain.

VII. **Les cours libres.** — Depuis 1882, des *cours libres* peuvent être autorisés par l'Assemblée de la Faculté et le Conseil de l'Université. Ils sont faits soit par des professeurs mêmes de la Faculté, soit par des professeurs étrangers, soit par des personnes qui n'appartiennent pas à l'enseignement, mais qui se sont spécialisées dans l'étude de certaines questions et que la Faculté et le Conseil de l'Université jugent dignes de faire profiter le public scolaire de leurs connaissances.

Depuis 1882, date de la création de ces cours libres, 78 sujets ont été traités par une trentaine de professeurs, dont plusieurs appartiennent aux Universités des États-Unis (M. Grafton Wilson, M. Ferrari, du Brésil (R. Octavio de Menendez), etc., etc..

Les sujets de ces cours sont des plus variés : philosophie du droit, sociologie, histoire politique, médecine légale, assurances, économie sociale, économie politique, droit international privé, sciences auxiliaires de l'histoire du droit, droit criminel comparé y reviennent le plus fréquemment.

VIII. **Les étudiants.** — Le nombre des étudiants appartenant à la Faculté de droit de Paris en 1810 était de 1100. Dans l'année scolaire 1912-1913, il était de 7822. Dans ce nombre figurent 85 étudiantes (elles n'étaient que deux en 1884-1885), et 1093 étrangers. Le nombre de ces derniers a plus que triplé depuis dix ans, car ils n'atteignaient que le chiffre de 354 en 1902-1903. Dans ce contingent tous les pays et toutes les nationalités du monde sont représentés, excepté les Guyanes !

C'est dire combien l'enseignement de la Faculté de droit de Paris attire de tous les points du monde ceux qui font confiance au grand renom de science, de désintéressement, de dévouement, de ses professeurs.

Cette population scolaire formidable est évidemment composée d'éléments très variés. Il ne faudrait pas croire que seuls y figurent ceux qui recherchent des grades en vue du *barreau* et de la *magistrature*, professions dans lesquelles le grade de licencié est exigé. De tout temps, les candidats aux hauts emplois dans les administrations publiques, ceux aussi qui ont l'ambition de devenir des hommes publics, ont considéré qu'il leur était nécessaire de venir chercher à la Faculté les connaissances juridiques et économiques que rendent indispensables les affaires dont ils ont à s'occuper. Nos grandes administrations centrales sont peuplées de licenciés et de docteurs en droit.

Récemment, un ministre plénipotentiaire me disait le profond secours que fournissent dans les négociations diplomatiques non pas tant la connaissance approfondie des matières juridiques que l'habitude du raisonnement juridique, de l'argumentation serrée, que développe l'étude du droit en particulier. Ce ne sont donc pas seulement les connaissances historiques ou de droit public, comme on le croit trop souvent, qui font le bon, le grand diplomate; c'est aussi et principalement l'habitude du raisonnement délié, subtil au besoin; c'est la possibilité de discerner, par l'analyse, dans une affaire, ce qui peut être soutenu et ce qui n'est qu'argument de surface. On chercherait vainement ailleurs que dans les Facultés de droit l'initiation qui donne ces qualités.

Mais ce n'est pas seulement parmi ceux qui veulent devenir des avocats, des magistrats, des diplomates, des hommes politiques, des administrateurs que la Faculté de droit de Paris recrute des élèves. En particulier, depuis que les sciences économiques et financières ont fait leur entrée chez nous, on voit croître le nombre des étudiants qui viennent y chercher un fonds solide de connaissances théoriques et pratiques, d'ordre commercial, économique, financier, en vue de leur entrée dans le commerce, et dans l'industrie, dans les affaires de banque en particulier.

Causant dernièrement avec le directeur d'un des plus puissants établissements de crédit français, il ne me cachait pas de quel secours lui avait été, dans sa carrière, l'instruction juridique supérieure qu'il avait reçue.

Il n'est plus possible aujourd'hui de diriger une grande usine, une maison de commerce quelque peu importante et ayant des relations d'affaires avec l'étranger, surtout de ces puissants établissements de crédit dont le rôle est si intimement lié à celui du développement industriel et commercial du pays, sans avoir reçu une instruction économique très développée. Les notions purement techniques et de comptabilité ne suffisent plus. Il y faut la

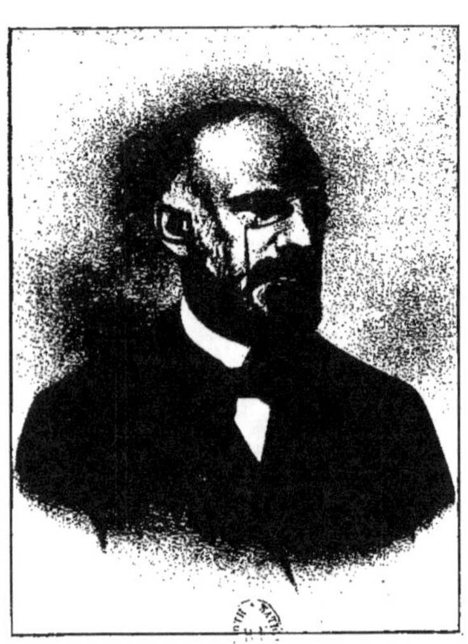

GLASSON (1839-1907)
Professeur de procédure civile.

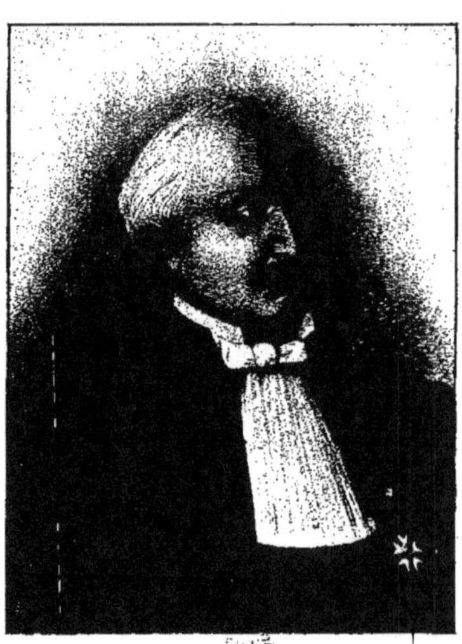

BEUDANT (1829-1895)
Professeur de droit civil.

connaissance des grands marchés du monde, l'habitude de voir haut et loin, la possibilité de discerner le général et l'universel au milieu des innombrables faits de chaque jour ou de chaque genre d'affaires. Ce ne sont plus, aujourd'hui, seulement les grands hommes d'État, pour les peuples qui ont le bonheur d'en avoir encore, qui guident ceux-ci vers les grandes destinées, ce sont aussi les grands hommes d'affaires. Et les grands hommes d'affaires doivent venir désormais puiser les éléments de l'instruction qui leur est nécessaire dans les Facultés de droit.

Pour satisfaire cette clientèle, la Faculté de droit de Paris, avec son nombreux personnel qui doit s'augmenter encore, avec ses cours si variés, peut mieux que toute autre servir les intérêts qui viennent chercher chez elle l'initiation indispensable à leur organisation et à leur fonctionnement.

On trouvera dans d'autres parties de ce volume les renseignements relatifs aux institutions qui se rapportent à la vie des étudiants : Associations, patronages, vie matérielle et intellectuelle. Il n'y a rien ici qui soit particulier à la Faculté de droit.

Je dois toutefois mentionner que fréquemment les étudiants de la Faculté de droit se réunissent en petits groupements qui organisent des séances de discussion sur des questions de droit privé, de droit public, d'économie politique.

Les plus nombreux de ces groupements examinent dans leurs réunions ce qu'en Amérique on appelle des « *moot cases* ». Ils organisent un pseudo-tribunal, avec deux avocats plaidant l'un le pour, l'autre le contre, et un ministère public qui donne ses conclusions. Le président est tantôt un autre étudiant, tantôt et plus souvent un professeur de la Faculté, qui, après avoir entendu les orateurs, résume les débats. Quelquefois aussi un membre de l'assistance demande la parole et ajoute un argument nouveau à l'une des thèses qui ont été soutenues.

Les étudiants prennent dans ces réunions familières, placées la plupart du temps sous l'invocation du nom d'un grand jurisconsulte, d'un grand professeur, d'un grand avocat, d'un orateur politique, l'habitude de parler en public, de discipliner leur pensée. Je ne saurais dire, pour ce qui me concerne, tout ce que je dois à la conférence dont j'ai été, il y a bien longtemps déjà, un membre assidu.

L'une de ces associations, la plus ancienne de toutes, la conférence *Molé-Tocqueville*, simule non des procès, mais des débats politiques sur les grandes questions à l'ordre du jour des Chambres.

IX. **Les Universités de France et les étudiants étrangers.** — Les étudiants étrangers ont toujours été fort nombreux à l'Université de Paris. Près de onze cents suivaient les cours de la seule Faculté de Droit en 1913-1914.

Je me contenterai, pour indiquer les raisons de cette affluence, de citer quelques témoignages étrangers.

Boccace[1] remarque déjà, au XIVᵉ siècle, que bon nombre de gens étudiaient longuement à Paris, « non pour vendre ensuite la « science par le menu, mais pour *savoir la raison des choses et leurs* « *causes*, ce qui sied excellemment à un gentilhomme ».

Le grand humoriste écossais Buchanan[2] disait de la France, au XVIᵉ siècle, quand il y suivait les enseignements de l'Université de Paris :

> ,.... beata Gallia
> Salve! bonarum blanda nutrix artium,
> Orbem receptans hospitem atque orbi tuas
> Opes vicissim non avara, impertiens,
> Sermone comis, gentium omnium
> Communis.....

On me permettra enfin de citer quelques extraits d'une lettre qu'au lendemain de la soutenance de sa thèse de doctorat en droit un jeune Suédois écrivait à un de nos professeurs, à la fin de juin 1917.

« La France m'a pendant des années offert l'hospitalité de son « beau sol et l'accès de la science solide, claire et élevée de son « Université de Paris. Un autre que moi aurait peut-être su en

---

1. Boccace, *Le Décaméron*, huitième journée, nouvelle VII « Il advint qu'en ces temps un jeune homme nommé Rinieri, gentilhomme de notre cité, après avoir longuement étudié à Paris, — comme le font bon nombre de gens, non pour vendre ensuite la science par le menu, mais pour savoir la raison des choses et leurs causes, ce qui sied excellemment à un gentilhomme — s'en revint de Paris à Florence.... »

2. Coissac, Les étudiants écossais à l'Université de Paris (*Revue internationale de l'Enseignement*, 1917, p. 30).

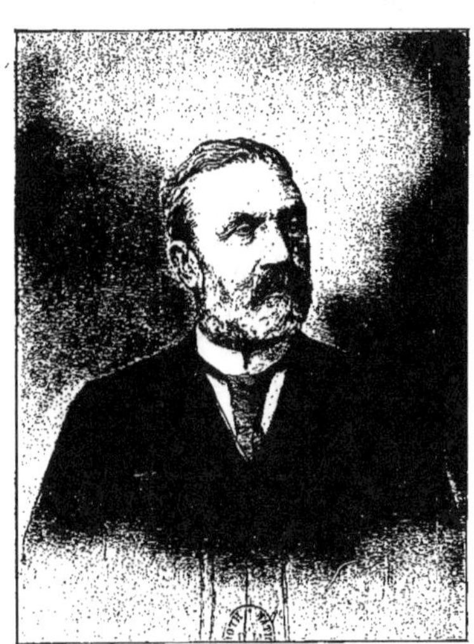

BUFNOIR (1832-1898)
Professeur de droit civil.

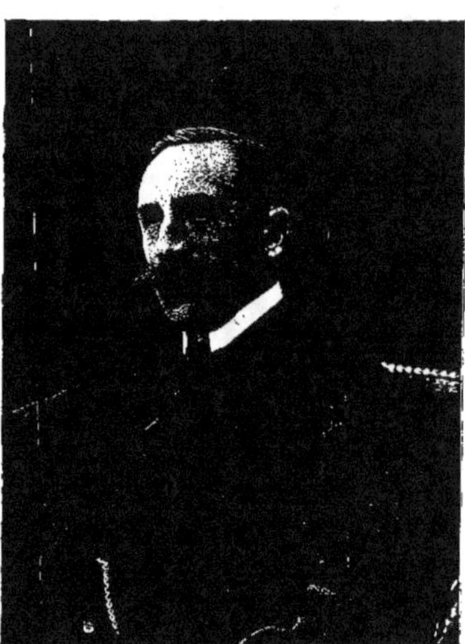

Photo Pirou.

SALEILLES (1855-1912)
Professeur de droit civil.

« profiter encore mieux ; mais, en tout cas, j'ai appris une chose
« que je n'oublierai point, c'est que derrière la France qu'on voyait
« il y avait la France qu'on ne voyait pas, et celle-là possède les
« plus hautes vertus et la civilisation la plus brillante et la plus
« accueillante. Ainsi la France m'est apparue, tel un arbre
« immense plusieurs fois séculaire, dans l'ombre duquel ont
« germé et sont écloses maintes pensées parmi les plus nobles et
« les meilleures de l'humanité.... »

Ce sont là citations entre mille que nous pourrions multiplier.
Mais si la France et ses Universités sont accueillantes, elles savent
aussi le prix de la discrétion. C'est un des plus grands penseurs de
notre pays qui a dénoncé le caractère haïssable du « moi ».

ANNEXES

I. — *Les sciences juridiques, politiques et économiques en dehors de la Faculté de droit.*

Il faut mentionner au premier rang, parmi les institutions où se
trouvent enseignées, en dehors de la Faculté de droit, les sciences
juridiques, politiques et économiques, d'une part la *Faculté libre
de droit de l'Institut catholique* de Paris, 74, rue de Vaugirard,
d'autre part, *l'Ecole libre des Sciences politiques*, 27, rue Saint-
Guillaume.

La *Faculté libre de droit de l'Institut catholique* fondée après l'établissement de la liberté de l'enseignement supérieur, en 1875, a
une organisation calquée sur celle de la Faculté de droit de
l'Université de Paris, mais comporte un bien moins grand nombre
de professeurs et d'enseignements.

L'*École libre des Sciences politiques*, créée, en 1871, par M. E. Boutmy et dont le succès a été si grand, a pour but principal de préparer aux concours qui ouvrent l'entrée de la diplomatie, du Conseil d'État, de l'administration centrale et départementale, des Inspections des finances et des colonies, de la Cour des Comptes, etc. Les études y durent deux ans, et comportent des cours et des conférences. Des diplômes sont délivrés à la suite d'examens subis devant les professeurs de l'École.

Mais il existe aussi des cours se rapportant aux sciences politiques et économiques dans d'autres établissements soit d'État, soit libres.

A la *Faculté des lettres*, par exemple, sont professés de nombreux cours d'histoire, de géographie ou de philosophie qui peuvent être considérés comme de très utiles compléments de l'enseignement des sciences politiques. Ajoutons-y l'*École pratique des Hautes-Études*, et surtout l'*École nationale des Chartes*, où l'histoire des institutions tient une si grande place.

Quant au *Collège de France*, il renferme plusieurs enseignements qui se réfèrent d'une manière encore plus directe aux sciences politiques et économiques. La chaire d'*Économie politique* du Collège de France, une des premières fondées en France (1830), a eu pour professeurs des économistes illustres : J.-B. Say, Michel Chevalier, Baudrillart, Paul Leroy-Beaulieu.

L'économie politique est d'ailleurs enseignée à Paris dans un grand nombre d'autres établissements publics : au *Conservatoire national des Arts et Métiers*, à *l'École nationale des Ponts et Chaussées*, à *l'École nationale supérieure des Mines*, à *l'École des Hautes études commerciales*, à *l'Institut national agronomique*. Dans ces Écoles spéciales, l'enseignement économique demeure naturellement en rapport avec l'ordre même des études qui y sont poursuivies et n'a point la portée générale qu'on lui donne à la Faculté de droit.

Mentionnons enfin deux créations récentes de l'initiative privée et où se donnent non pas des enseignements suivis mais des conférences soit isolées, soit groupées, sur des sujets tenant aux matières sociales, politiques et économiques. C'est le *Collège libre des Sciences sociales* et l'*École des Hautes Études sociales*.

II. — *Les bâtiments de la Faculté de droit.*

La Faculté de droit de Paris a vécu, pendant trop longtemps, fort à l'étroit, dans les anciens bâtiments, commencés en 1770, sous Louis XV, et payés sur sa cassette particulière. Soufflot, le célèbre architecte du Panthéon, en avait dressé le plan, et ils ne furent terminés que le 24 novembre 1783, sous le règne de Louis XVI. Le portail de ces anciens bâtiments, surmonté d'un médaillon en bas-relief du roi Louis XV, est d'ordre ionique. Il est couronné d'un fronton et soutenu par quatre colonnes terminées par un chapiteau.

De 1892 à 1896, des agrandissements considérables ont été apportés à l'ancienne Faculté. Ses bâtiments, anciens et nouveaux, forment maintenant un vaste quadrilatère compris entre la place du Panthéon, la rue Soufflot, la rue Saint-Jacques et la rue Cujas. Le style des nouveaux bâtiments, sauf dans la partie située rue Soufflot, où la façade, continuation de l'ancienne, a grand air, est d'ailleurs sans caractère bien déterminé. Dans ces nouveaux bâtiments c'est sur deux vastes halls que s'ouvrent la bibliothèque et les grands amphithéâtres de la Faculté. Ces amphithéâtres, au nombre de quatre, contiennent de 400 à 250 places.

Il y a 7 amphithéâtres plus petits, contenant de 100 à 30 places, 25 salles de conférences, de travail ou d'examens, une Salle des Actes de la Faculté, une Salle des fêtes, une très belle et très spacieuse bibliothèque pouvant contenir 300 travailleurs, renfermant plus de 115 000 volumes et recevant environ 460 périodiques.

Sans doute l'afflux toujours plus grand des étudiants rendra bientôt insuffisants les locaux qui abritent les Services de la Faculté. Tels qu'ils sont, ils permettent cependant à nos cours, à nos conférences, à nos directions d'études, de fonctionner dans des conditions très favorables.

Nous signalons, comme particulièrement digne d'une visite, la décoration, œuvre du peintre René Ménard, de la grande salle des Actes, au 1er étage.

III. — *Principales thèses couronnées par la Faculté de droit de Paris* (Sciences politiques et économiques).

1913

De la vitesse considérée comme facteur économique dans l'industrie des transports maritimes (Basso).

Histoire économique de l'industrie cotonnière en Alsace. Étude de sociologie descriptive (Lévi dit Lévy).

Rapport des changes avariés et des règlements extérieurs (Théry).

Des différentes espèces de nullités des actes administratifs (Alcindor).

La réforme des bourses de marchandises en France et l'organisation de ces bourses en Allemagne (Bloch).

L'exploitation des mines par l'État dans le royaume de Prusse (Henry-Gréard).

L'organisation technique du commerce d'exportation (Giraud).

1914

Des nouvelles formes d'ententes entre producteurs devant la loi pénale (Amiaud).

La réforme bancaire aux États-Unis (Bechmann).

Le traité d'Utrecht et les lois fondamentales du royaume de France (prince de Bourbon de Parme).

Les syndicats d'émission (Le Roy).

La conception des droits de l'État en matière successorale, dans les projets du Code civil Suisse (Cassin).

Les idées politiques des physiocrates (Cheinisse).

De la politique économique, administrative et financière à suivre en matière de travaux publics (ports maritimes et canaux) (Le Trocquer).

IV. — *Statistique des étudiants étrangers de la Faculté de droit de Paris pendant l'année scolaire 1913-1914.*

La statistique des étudiants étrangers de l'année scolaire 1912-1913 relève 1093 étudiants appartenant à 56 nationalités (le continent africain, l'Amérique centrale et l'Amérique du Sud, n'étant comptées chacune que pour une unité).

Voici les noms des pays représentés avec le nombre de leurs étudiants : Iles Britanniques (7), Suède (1), Norvège (2), Pays-Bas (1), Belgique (7), Luxembourg (15), Suisse (18), Danemark (2), Empire allemand (22), Alsace-Lorraine (9), Autriche-Hongrie (23), Espagne (6), Portugal (2), Italie (5), Grèce (23), Monténégro (2), Monaco (2), Bulgarie (30), Serbie (25), Roumanie (249), Empire Ottoman (121), Empire Russe (214), Perse (11), Japon (4), Chine (7), Égypte (233), Tunisie (3), Continent Africain (3), Canada (2), États-Unis (10), Mexique (3), Antilles (1), Brésil (4), Républiques de l'Amérique centrale (4), Républiques de l'Amérique du Sud (19), Haïti (3).

V. — *Statistique générale des étudiants de la Faculté de droit de Paris.*

Le nombre des étudiants inscrits ou immatriculés pendant l'année scolaire 1912-1913 s'est élevé au chiffre de 7822.

Ce nombre se décompose ainsi :

1° Étudiants ayant pris des inscriptions et passé des examens. 5892

2° Étudiants ayant passé des examens sans prendre d'inscriptions 1062

3° Étudiants ayant pris des inscriptions sans passer d'examens. 885

4° Étudiants n'ayant pris que l'inscription du premier trimestre 125

5° Étudiants n'ayant fait aucun acte de scolarité, mais dont les inscriptions ne sont pas périmées (durée du délai de prescription : 2 ans) 1523

6° Auditeurs dits bénévoles (immatriculations, pour la plupart, d'étrangers) 265

TOTAL. 7822

CHAPITRE VII

LA FACULTÉ DE MÉDECINE

Par G.-H. ROGER
Doyen de la Faculté, Membre de l'Académie de Médecine.

I. **L'ancienne Faculté de médecine (1270-1792).** — Les premières tentatives pour organiser à Paris un enseignement de la médecine remontent au règne de Charlemagne. Mais ce fut seulement en 1270, qu'on institua une Faculté de médecine. Rattachée à la Faculté des arts, elle fit partie de l'Université et fut placée sous la tutelle de l'autorité ecclésiastique. Maîtres et élèves recevaient les ordres et bien souvent abandonnaient la médecine pour bénéficier d'une dignité sacerdotale. Plus tard, une séparation se fit, mais l'empreinte persista. Les médecins ne pouvaient plus briguer les fonctions ecclésiastiques, mais ils étaient condamnés au célibat. Ce fut seulement en 1452 que le cardinal d'Estouteville abrogea cette vieille coutume et leur permit le mariage.

Imbue d'idées scholastiques, gardienne fidèle des vieilles traditions, jalouse de ses droits et de ses prérogatives, dédaigneuse de l'observation et ignorante de l'expérience, la Faculté de médecine se contenta trop longtemps de commenter Hippocrate et Galien et d'étudier les ouvrages des Arabes. Tandis qu'elle se complaisait aux discussions stériles, la Faculté rivale édifiée à Montpellier ne tardait pas à acquérir une réputation mondiale. Elle avait emprunté aux médecins arabes non leurs livres mais leurs tendances : elle avait su profiter de la renaissance scientifique que les Arabes avaient commencée : au lieu de discuter sur les écrits des anciens, elle s'efforçait de déchiffrer le grand livre de la nature. Montpellier faisait des médecins habiles; Paris consacrait des rhéteurs diserts.

La Faculté de Paris était primitivement reléguée dans un étroit local de la rue du Fouarre. Un escabeau, deux chandelles, quelques bottes de paille éparses sur le sol, voilà le mobilier et

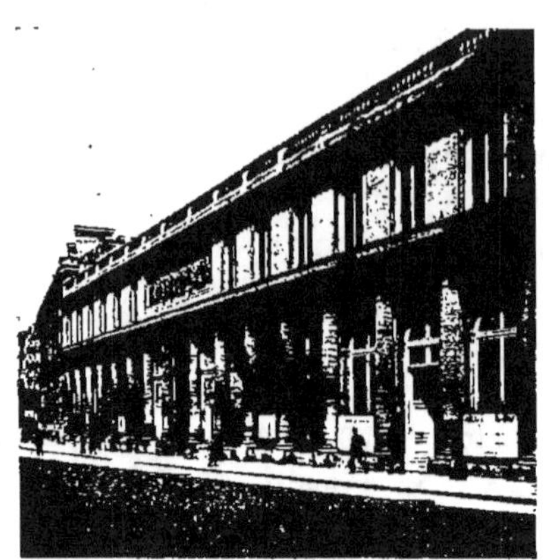

Photo Tombeck.
FAÇADE SUR LA RUE DE L'ÉCOLE DE MÉDECINE

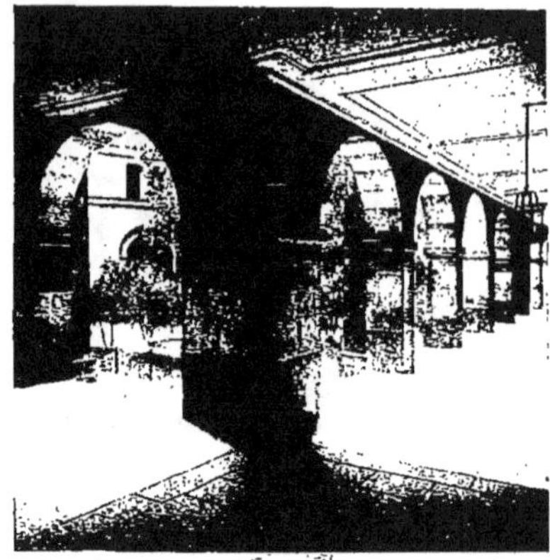

Photo Tombeck.
COUR INTÉRIEURE DE L'ÉCOLE PRATIQUE

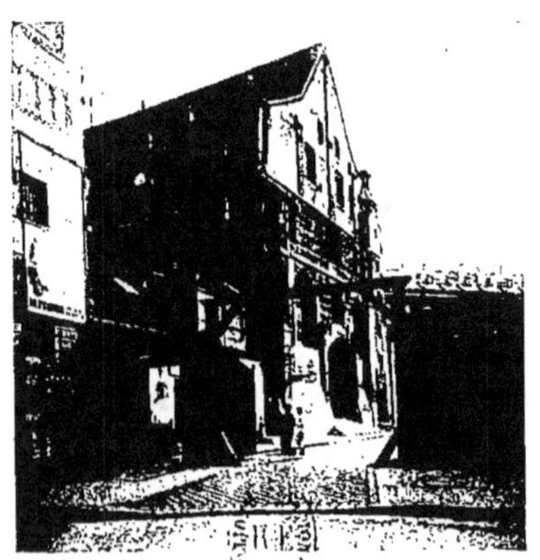

Photo Tombeck.
MUSÉE DUPUYTREN
Ancien réfectoire du couvent des Cordeliers (xvᵉ s.).

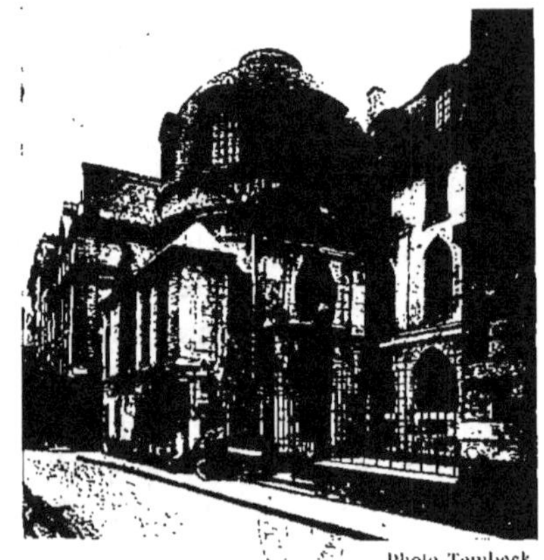

Photo Tombeck.
ANCIENNE ÉCOLE DE MÉDECINE
(rue de la Bûcherie).
Aujourd'hui siège de l'Association générale des étudiants.

les richesses de l'École. Les élèves s'y pressaient dès 5 heures du matin et venaient en foule s'initier aux discussions théoriques et s'entraîner à l'argumentation sur des textes. En 1369, la Faculté se transporta rue des Rats. L'agencement n'était pas meilleur et la salle était si exiguë que les examens se passaient au domicile du doyen et que les assemblées se tenaient autour du bénitier de l'église Notre-Dame.

En 1456, Jacques Desparts donna l'argent nécessaire pour acheter un immeuble un peu plus confortable rue de la Bûcherie. La Faculté s'y installa et y demeura jusqu'à la fin du xviiie siècle. On peut voir encore aujourd'hui, entre la rue de la Bûcherie et la rue Saint-Julien-le-Pauvre, le petit édifice qui, pendant plus de trois siècles, abrita la Faculté. Le changement de local n'améliora pas la situation. L'enseignement se traînait, incoordonné et insuffisant, parce qu'il n'existait pas de corps professoral. Tous les docteurs participaient, à tour de rôle, à l'instruction des élèves; ils étaient élus pour un an et ce court passage à la Faculté ne leur permettait pas d'organiser un enseignement sérieux. Peu leur importait d'ailleurs. Les médecins formaient un corporation batailleuse, plus préoccupée de maintenir ses droits que de faire avancer la science. Elle fut constamment en lutte avec une école rivale, animée d'un esprit essentiellement pratique. C'était le collège de Saint-Côme, qui formait d'habiles chirurgiens et prit, dans la seconde moitié du xvie siècle, une importance considérable. On y donnait un enseignement professionnel et, au lieu d'épiloguer sur des textes, on y examinait et on y soignait des malades. En 1615, sous Louis XIII, les maîtres du Collège Saint-Côme, furent reconnus officiellement et reçurent des appointements fixes. Mais, pour ménager la susceptibilité de la Faculté, le titre de professeur leur fut refusé; on en fit de simples démonstrateurs. Cependant la Faculté s'inquiétait des progrès réalisés par les chirurgiens. En 1660, elle obtint un jugement qui leur enlevait la robe et le bonnet, leur faisait défense de conférer les grades de bachelier et de licencié, leur permettant simplement de donner à leurs diplômés le titre de maître ès arts.

Deux autres établissements faisaient encore concurrence à la

Faculté. Le Collège de France, fondé par François Ier, ne dédaignait pas l'enseignement médical et le Muséum d'histoire naturelle possédait une chaire d'anatomie, qui fut souvent occupée par des savants illustres et attirait un grand nombre d'auditeurs.

Malgré sa mauvaise organisation, la Faculté compta quelques hommes éminents qui firent réaliser de notables progrès à la médecine. Ce furent des anatomistes tels que Riolan, Little, Méry, Pecquet, un transfuge de Montpellier, Ferrein, un ancien professeur du Muséum ; ce furent des médecins comme Fernel, qui s'efforça de réglementer les méthodes d'observation et Baillou, qui donna la description exacte de certaines maladies infectieuses et isola le rhumatisme articulaire aigu ; ce fut Guy Patin, plus célèbre par son érudition et son esprit, que par sa valeur médicale. Et puis il y avait les chirurgiens, et le plus illustre de tous, Ambroise Paré, qui, au milieu du xvie siècle, en pratiquant la ligature des vaisseaux sanguins rénova l'art chirurgical, sans oublier Mauriceau, le célèbre accoucheur, d'abord prévôt à la confrérie de Saint-Côme.

L'importance des chirurgiens augmenta encore au xviiie siècle, par la création de l'Académie royale de Chirurgie, qui groupa une pléiade d'hommes éminents, tels que La Peyronie, Lamartinière, Lecat, Pilbrac, Ledran, Quesnay, J. L. Petit, Desault, Chopart, Lassus, Garengeot, Sabatier, Louis, Pelletan et des accoucheurs comme Levret, l'inventeur du forceps à cueillers courbes. Une organisation analogue allait se faire pour la médecine. Plusieurs épidémies s'étant développées, le Gouvernement sentit le besoin de s'adresser à des conseillers techniques. Ainsi fut fondée, sous la direction de F. de Lassone et de Vicq d'Azyr, la Société royale de médecine. La Faculté comprit le danger, mais ne parvint pas à le conjurer. Incapable de se réformer, impuissante à lutter contre les tendances nouvelles, alourdie de privilèges surannés, empêtrée dans la routine, elle s'immobilisait dans sa dignité, et refusait d'entrer dans la voie du progrès. Sans doute on trouve encore à la fin du xviiie siècle, des noms illustres : Sénac, qui publia un superbe ouvrage sur l'anatomie et la pathologie du cœur, Portal, Hallé, Corvisart. Mais ces quelques hommes éminents ne pouvaient empêcher la décadence finale. La Faculté agonisait dans son petit local de la rue de la Bûcherie, tandis que, près d'elle, se développaient, dans une somptueuse demeure, vaste, aérée et bien aménagée, le Collège et l'Académie de chirurgie. Abandonnée par les élèves dont le nombre diminuait rapidement, elle ne reçut pas un seul docteur de 1785 à 1792 et, de 1790 à 1792, pas un seul licencié.

Une réorganisation complète s'imposait, Vicq d'Azyr essaya de la réaliser. En 1790 il présenta à l'Assemblée nationale, au nom de la Société de médecine, un rapport remarquable. Mais le vent de la Révolution soufflait, qui abattait les institutions vermoulues de l'ancien régime. En 1792, l'Assemblée législative abolit les corporations et, du même coup, supprima la Faculté de médecine et l'École de chirurgie. Pendant deux ans il n'y eut pas d'enseignement. En 1794, Fourcroy, reprenant et complétant le travail de Vicq d'Azyr, faisait approuver par la Convention la création d'une École de santé. La distinction entre médecins et chirurgiens était abolie. La nouvelle école était installée dans les bâtiments du Collège de chirurgie et ce sont les locaux que la Faculté occupe encore aujourd'hui. On s'efforça d'organiser un enseignement à la fois théorique et pratique, scientifique et professionnel. On créa une bibliothèque; on ouvrit un musée pour les collections; on institua des services de clinique dans trois hôpitaux spécialement affectés à l'instruction des élèves. Ainsi commença l'ère moderne. Ainsi fut fondée l'École qui devint, en 1808, la Faculté de médecine.

II. La nouvelle Faculté de médecine. — Il y avait primitivement 12 professeurs titulaires et 12 adjoints. Les progrès des sciences médicales ont fait constamment augmenter le nombre des chaires. Actuellement l'enseignement est assuré par 41 professeurs titulaires et un nombre à peu près équivalent de professeurs agrégés. Les agrégés sont nommés au concours. Les professeurs titulaires sont nommés par le Ministre, sur une présentation faite par le Conseil de la Faculté et par le Conseil supérieur de l'Instruction publique. Ils sont généralement choisis parmi les agrégés ; mais, dans certains cas, on a préféré un docteur en médecine qui s'imposait par ses travaux personnels.

L'extension de l'enseignement nécessita l'agrandissement des

locaux. Tout en conservant certaines parties des anciens bâtiments, on commença en 1875 une reconstruction générale.

Actuellement la Faculté occupe deux vastes espaces, séparés par
la rue de l'École-de-Médecine. Une grande bâtisse de forme trian-
gulaire, limitée par le Boulevard Saint-Germain, la rue Hautefeuille
et la rue de l'École-de-Médecine, renferme les amphithéâtres et les
services généraux. On pénètre par la rue de l'École-de-Médecine
dans une cour d'honneur que borde la colonnade du vieux Collège
de Chirurgie. OEuvre de l'architecte Gondoin, cette belle façade,
dont la construction fut commencée en 1774, est formée de trente-
deux colonnes d'ordre ionique, placées sur quatre rangs et soutenant un premier étage percé de douze fenêtres. Au-dessus de la
porte d'entrée, le sculpteur Berruer a représenté Louis XV agréant
les plans de l'édifice. Au fond de la cour, s'élève le grand amphithéâtre, dont la façade est formée par un péristyle de six colonnes
d'ordre corinthien. Au fronton Berruer a figuré la Théorie et la
Pratique se donnant la main et jurant d'être inséparables. Sur le
mur cinq médaillons représentent Ambroise Paré, Pitard, Mares-
chal, de La Peyronie et J.-L. Petit. Entre les colonnes est la statue
en bronze de Bichat par David d'Angers.

A gauche, le petit amphithéâtre, et sur le milieu du mur, un
monument du statuaire Puech élevé à la mémoire de l'ancien doyen
Brouardel. A droite, la grande salle des Pas-Perdus. On y placera
le monument commémoratif où seront inscrits les noms de tous
ceux appartenant à la Faculté de médecine, fonctionnaires, médecins et étudiants, qui auront été tués pendant la guerre actuelle.

Le reste du rez-de-chaussée est occupé, à gauche, par le secrétariat et les bureaux, à droite, par les salles d'examen et le laboratoire de pharmacologie.

On accède au premier étage par plusieurs escaliers. Le principal,
au pied duquel se dresse la belle statue de Barrias, la Nature se
dévoilant devant la Science, est au fond de la Salle des Pas Perdus.
Il conduit à la Bibliothèque, dont les vastes locaux occupent
presque toute la façade du Boulevard Saint-Germain et l'aile gauche
du premier étage. Sur la rue de l'École-de-Médecine se trouve
installé le Musée d'anatomie normale, ou Musée Orfila. A l'aile

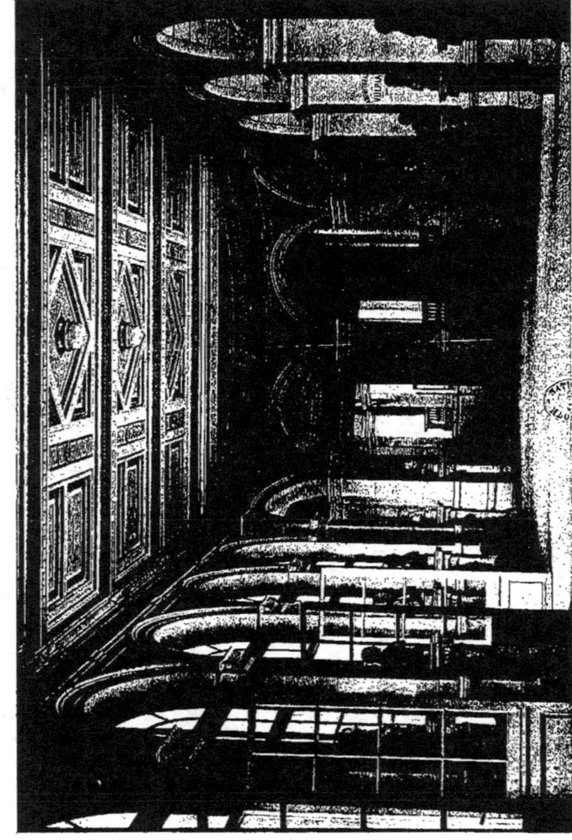

LE GRAND VESTIBULE

droite prend place la salle du Conseil des professeurs ornée de quatre superbes tapisseries anciennes, exécutées aux Gobelins, d'après les cartons de Le Brun et représentant les quatre éléments. Sur un des murs on peut admirer une immense pendule du xviie siècle, qui appartenait à Guy Patin.

De l'autre côté de la rue de l'École-de-Médecine, sur un vaste espace limité par la rue Antoine Dubois, la rue Monsieur-le-Prince, et la rue Racine, se dressent les bâtiments de l'École pratique. On y pénètre par deux portes principales ouvertes sur la rue de l'École-de-Médecine. L'une, au n° 21, conduit à un cloître où l'on voit, à main droite, un monument à la mémoire de Cornil, par Paul Richer, également connu comme médecin et comme sculpteur. Au fond se dresse un grand amphithéâtre pouvant contenir 2000 personnes.

La porte du n° 15 conduit dans une cour où se trouvent, à droite, les pavillons de dissection, à gauche, un beau monument du xve siècle, le réfectoire de l'ancien couvent des Cordeliers, qui abrite le Musée d'anatomie pathologique, ou Musée Dupuytren.

Enfin, une porte donnant sur la rue Racine sert d'entrée à un local provisoirement affecté à une polyclinique d'oto-rhino-laryngologie.

Le reste des bâtiments est occupé par les laboratoires d'enseignement et de recherches.

La Faculté possède encore un important laboratoire de physiologie, établi dans un bastion des remparts de Paris, boulevard Brune. Dans cet emplacement, vaste et bien aéré, on peut facilement mettre en expérience un grand nombre d'animaux et les maintenir en d'excellentes conditions hygiéniques.

III. Enseignement clinique. — Les cliniques de la Faculté sont réparties dans divers hôpitaux.

A Paris les hôpitaux sont placés sous l'administration de l'Assistance publique. Par un traité passé avec la Faculté, l'Assistance publique a cédé dans plusieurs d'entre eux des services pour l'enseignement des élèves. La Faculté nomme le médecin-chef, qui a titre de professeur de clinique, et ses principaux assistants, chefs de clinique, chefs et aides de laboratoires. L'Assistance publique place les élèves internes et externes, fournit les surveillantes, infirmiers et infirmières, assume la charge matérielle des malades, c'est-à-dire s'occupe de leur nourriture et de leurs vêtements, leur fournit les objets de pansements et les médicaments, assure l'entretien, le chauffage et l'éclairage des salles.

Ce système, qui a l'inconvénient de placer les cliniques sous deux administrations différentes, présente l'avantage d'établir des relations constantes entre les professeurs de clinique et les médecins des hôpitaux, et de permettre à ceux-ci de donner un enseignement libre, complémentaire de l'enseignement officiel.

Il existe actuellement 4 cliniques de médecine générale, et une clinique thérapeutique, 4 cliniques de chirurgie générale, 12 cliniques spéciales.

Les *cliniques de médecine générale* sont installées à l'Hôtel-Dieu, place Notre-Dame; à l'hôpital Beaujon, 208, rue du Faubourg-Saint-Honoré; à l'hôpital Cochin, 47, rue du Faubourg Saint-Jacques; à l'hôpital Saint-Antoine, 184, rue du Faubourg-Saint-Antoine. La clinique thérapeutique, fondée par le duc de Loubat, est à l'hôpital Beaujon.

L'enseignement de la clinique médicale a toujours obtenu un grand succès et n'a cessé d'attirer en France de nombreux médecins étrangers. En parcourant la liste des professeurs qui se sont succédé depuis le commencement du xixe siècle, nous trouvons une pléiade d'hommes illustres, parmi lesquels nous citerons, un peu au hasard, Corvisart, qui a perfectionné la découverte de la percussion, Laënnec, l'immortel inventeur de l'auscultation, Bouillaud qui montra les relations entre le rhumatisme et les cardiopathies; Récamier, Chomel, Rostan, Piorry, Grisolle; Trousseau dont les leçons cliniques, réunies en trois volumes, resteront comme des modèles inimitables de clarté et de précision; à la fin du xixe siècle, nous trouvons Behier, G. Sée, Lasègue, Hardy, puis Potain, qui poussa à la perfection l'examen des cardiopathies; Peter, Jaccoud, Dieulafoy, l'élève et le digne successeur de Trousseau, Landouzy, doyen de la Faculté, qui a succombé tout récemment, et dont les travaux sur les myopathies et sur la tuberculose sont universellement connus et admirés.

La *clinique chirurgicale* est répartie dans quatre services : à l'Hôtel-Dieu; à l'hôpital Laënnec, 42, rue de Sèvres; à l'hôpital Necker, 151, rue de Sèvres; à l'hôpital Cochin. Elle compte également des hommes éminents : Desault, Pelletan, Dupuytren, Dubois, Velpeau, Nélaton, Jobert, Gosselin, Broca, qui fut en même temps un illustre anthropologiste, Richet et Tillaux, bien connus par leurs traités d'anatomie topographique, Verneuil, qui développa la pathologie chirurgicale générale, Trélat, Le Fort, Terrier, le rénovateur de la chirurgie française et, parmi ceux qui ont succombé récemment, Berger et Paul Reclus.

Les *cliniques spéciales* ont été fondées peu à peu, en ces dernières années, à mesure que chaque spécialité se développait. Elles sont au nombre de douze.

Trois sont installées à l'hôpital des Enfants-Malades. La *clinique de médecine infantile* a été créée pour Parrot, l'observateur pénétrant, bien connu par la description de l'athrepsie; il eut pour successeur Grancher, célèbre pour avoir renversé la théorie allemande de la dualité tuberculeuse. La clinique de *chirurgie infantile* a été édifiée grâce à une subvention de la Ville de Paris. Enfin, tout récemment, on a institué une clinique pour les *maladies et l'hygiène de la première enfance.*

La *clinique obstétricale*, qui fut illustrée par Baudelocque, Dubois, Depaul et, plus récemment, par Tarnier, le rénovateur de l'obstétricie et par Budin, un des organisateurs de la puériculture, est actuellement enseignée dans trois services : l'un, à la clinique Baudelocque, dans l'hôpital de la Maternité, 125, boulevard de Port-Royal; le second, à la clinique Tarnier, 89, rue d'Assas; le troisième, à l'hôpital Beaujon. Ce dernier service est exclusivement réservé aux élèves sages-femmes.

La *clinique d'ophtalmologie*, inaugurée par Panas, est installée à l'Hôtel-Dieu.

La *clinique des maladies cutanées et syphilitiques* a été d'abord occupée par Fournier, l'observateur hors ligne qui a su rattacher à la syphilis la paralysie générale et le tabes. Elle est située à l'hôpital Saint-Louis, 40, rue Bichat, hôpital exclusivement consacré au traitement des affections cutanées et syphilitiques.

L'hospice de la Salpêtrière, 47, boulevard de l'Hôpital, où sont traitées les affections nerveuses, renferme la *clinique de neuropathologie*. Elle eut pour titulaires Charcot, le maître éminent qui a le plus puissamment contribué à faire progresser cette partie de la science et a su grouper un nombre considérable de disciples français et étrangers ; Raymond, qui continua l'œuvre de son illustre prédécesseur ; Dejerine, qui vient de succomber en pleine activité scientifique, ayant décrit un grand nombre de types cliniques nouveaux et laissant plusieurs ouvrages importants, dont un traité d'anatomie du système nerveux, composé avec l'aide de Mme Dejerine, sa compagne et sa collaboratrice.

À l'asile d'aliénés de Sainte-Anne, 1, rue Cabanis, est installée la *clinique des maladies mentales* qui fut successivement occupée par Ball, Joffroy et Gilbert Ballet.

Au commencement du xixe siècle, on avait créé à l'hôpital Necker un service pour le traitement des *maladies urinaires*, qui fut confié à Civiale, l'inventeur de la lithotritie. Transformé en clinique, ce service a eu pour premiers titulaires Guyon, le maître incontesté et son disciple Albarran.

Enfin, grâce à la libéralité de la Ville de Paris, la Faculté possède une *clinique gynécologique* à l'hôpital Broca, 111, rue Broca.

Les enseignements cliniques se donnent dans la matinée ; mais, depuis cette année, on a organisé l'après-midi des enseignements complets, théoriques et pratiques, dans les cliniques spéciales.

Contrairement à ce qui a lieu dans plusieurs pays étrangers, médecins et étudiants ont libre accès dans les salles et participent à l'examen des malades.

Chaque jour, après la visite, on peut assister à une leçon ou à une démonstration pratique. La leçon est faite deux fois par semaine par le professeur, qui expose et discute une observation intéressante et difficile, ou bien groupe un certain nombre de malades analogues afin de souligner les dissemblances et les similitudes des différents cas. Les autres jours l'enseignement est donné par les assistants du professeur.

Dans chaque service, le professeur a pour auxiliaires un chef de clinique titulaire et un chef de clinique adjoint, nommés au concours, plusieurs chefs de laboratoire, des préparateurs et des moniteurs nommés au choix. Tous ces fonctionnaires dépendent de la Faculté. A côté d'eux, l'Assistance publique place un ou plusieurs internes et des externes; quoique encore étudiants, les internes sont assez instruits pour participer à l'enseignement.

A ces assistants officiels s'ajoutent, dans la plupart des services de clinique, des assistants bénévoles. Ce sont des anciens élèves, candidats aux places de médecins des hôpitaux ou d'agrégés. Ce sont aussi des médecins spécialistes, qui se mettent à la disposition du professeur, pratiquent les examens spéciaux et souvent font des leçons ou des conférences.

Ainsi se trouve augmenté le nombre des auxiliaires et se trouve complété l'enseignement clinique.

Le professeur et ses aides ont l'habitude de faire examiner les malades par les élèves. Quand les malades sont hospitalisés, les élèves prennent d'avance une observation qu'ils lisent et que le maître critique et argumente. Une ou plusieurs fois par semaine fonctionne une consultation externe où se pressent de nombreux malades attirés par la réputation du professeur. Les élèves voient ainsi passer les types morbides les plus divers, et, dans une seule matinée, peuvent assister à un défilé continu de cas curieux, intéressants et instructifs.

Quand un malade hospitalisé succombe, l'autopsie est faite par les élèves sous la direction d'un chef de laboratoire. Contrairement à ce qui a lieu dans beaucoup de pays étrangers, la vérification anatomique n'est pas séparée de l'observation clinique. Ce système permet de suivre toute l'évolution morbide et de vérifier le diagnostic. Il ne faut pas croire qu'on se contente d'un examen macroscopique; des fragments d'organes sont prélevés, qui seront soumis aux investigations nécessaires, et les élèves profiteront ainsi de tous les enseignements qu'on peut tirer du malade.

Chaque service de clinique forme un petit institut, où tout est aménagé pour l'enseignement et la recherche. Si la visite ne prend que la matinée, dans la journée les laboratoires de clinique sont ouverts et sont remplis de nombreux travailleurs, dirigés et guidés par les chefs de laboratoire. Le soir, vers 5 heures, le chef de clinique et l'interne font une contre-visite que les élèves sont autorisés à suivre, quand ils en expriment le désir.

IV. **Enseignement clinique annexe et enseignement libre.** — A côté des services de clinique, confiés à des professeurs titulaires de la Faculté de médecine, on peut suivre dans les hôpitaux de Paris, les visites faites par des docteurs nommés médecins des hôpitaux, après des concours extrêmement difficiles, et divisés en sept catégories : médecins, chirurgiens, aliénistes, accoucheurs, oto-rhino-laryngologistes, ophtalmologistes, dentistes.

Chaque année, un certain nombre de médecins, chirurgiens ou spécialistes des hôpitaux, choisis par la Faculté, sont autorisés à recevoir dans leur service des élèves stagiaires. Ils s'engagent à les surveiller, à les instruire et à les interroger. Qu'ils soient ou non agrégés, ils font partie des jurys pour les examens cliniques.

Cette organisation permet d'associer à l'enseignement de la Faculté des hommes éminents, jouissant d'une notoriété légitime et qui, soit parce qu'ils n'ont pas été nommés à une chaire vacante, soit qu'ils n'ont pas le titre d'agrégé, se trouvent en dehors des cadres officiels.

Beaucoup de médecins des hôpitaux ont organisé dans leur service, un enseignement libre qui attire souvent de nombreux auditeurs. C'est un complément de l'enseignement officiel qui contribue puissamment à accroître et à propager la réputation de la clinique française.

Il semble, en effet, que dans aucun pays l'enseignement pratique de la médecine ne soit mieux organisé qu'en France.

Tandis que, dans beaucoup d'Universités étrangères, les élèves sont maintenus assez loin des malades et ne les voient guère que dans l'amphithéâtre, pendant la leçon du professeur, chez nous, dès le début de leurs études, les étudiants sont astreints au stage hospitalier. Pendant cinq années consécutives, ils doivent passer la matinée et une partie de l'après-midi dans un service d'hôpital ; non seulement ils suivent la visite du professeur, mais ils participent journellement à l'interrogatoire et à l'examen des malades, ils apprennent à recueillir et à discuter les observations cliniques.

Chaque année, l'Assistance publique ouvre un concours pour la

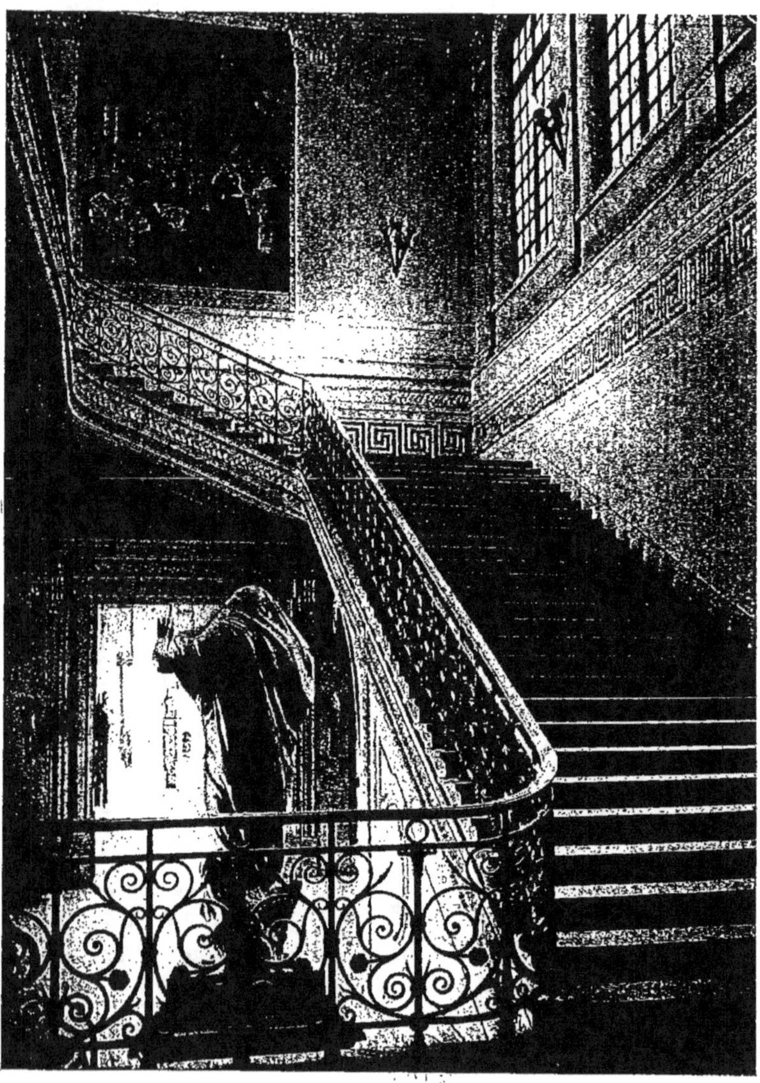

LE GRAND ESCALIER

La Vie Universitaire à Paris.

nomination aux places vacantes d'externes des hôpitaux. Tous les étudiants inscrits à la Faculté ont le droit de s'y présenter. Les externes sont nommés pour six ans. Ils sont, plus que les stagiaires, en relation avec le chef de service et touchent une petite indemnité mensuelle. Ils ont seuls le droit de se présenter au concours, extrêmement difficile, de l'internat. Ceux qui réussissent sont nommés pour quatre ans. Ils sont appointés et logés. Ils remplissent, auprès du chef de service, les fonctions d'assistant, le remplacent pendant ses absences, sont chargés de faire le soir, la contre-visite. A tour de rôle, les internes sont de garde à l'hôpital et doivent ainsi prendre des décisions sérieuses et souvent pratiquer certaines opérations d'urgence. Ils acquièrent, dans ces fonctions, une grande habileté clinique et s'assurent pour l'avenir des avantages considérables.

Les concours de l'externat et de l'internat sont ouverts à tous les étudiants, quelle que soit leur nationalité. Cette mesure libérale a eu les meilleures conséquences. Un grand nombre de médecins étrangers ont été internes des hôpitaux de Paris. Rentrés dans leur pays d'origine, ils ont gardé des relations amicales avec leurs anciens camarades et ont largement contribué à répandre les idées françaises et à faire apprécier à leurs compatriotes la valeur incontestable de notre enseignement clinique.

V. Cours théoriques. — Les cours théoriques sont faits dans les divers amphithéâtres ou dans les laboratoires de la Faculté par les professeurs titulaires, dont l'enseignement est complété par des cours auxiliaires et des conférences confiés à des agrégés.

Les cours commencent à 16 heures, la matinée étant réservée à l'hôpital et la première partie de l'après-midi étant occupée par les travaux pratiques. Ils se poursuivent jusqu'à 19 heures.

La Faculté possède actuellement 20 chaires magistrales.

La chaire d'*Anatomie descriptive*, qui a compté parmi ses titulaires Béclard, Sappey, Farabeuf, Poirier, est actuellement complétée par une chaire d'*Anatomie topographique*, où sont enseignées les applications médico-chirurgicales.

La chaire d'*Histologie* a été fondée pour Ch. Robin, qui eut pour successeur Mathias Duval.

A la création de l'Ecole de Santé, Chaussier devint titulaire de la chaire de *Physiologie*, qui plus tard, fut occupée par Longet, qui fit d'importantes recherches sur le système nerveux, puis par J. Béclard.

Dès son origine, la Faculté posséda une chaire de *Physique médicale*, dont les titulaires les plus connus furent Pelletan et Gavarret; une chaire de *Chimie médicale*, qui a toujours été confiée à des hommes éminents : Vauquelin, Orfila, J.-B. Dumas, Wurtz pour ne parler que des morts; enfin une chaire d'*Histoire naturelle*, qui fut le plus souvent occupée par des botanistes, de Jussieu, Richard, Baillon. Pour répondre aux nouveaux besoins de la science, la chaire d'*Histoire naturelle* a été transformée en une chaire de *Parasitologie*, dont l'enseignement est complété par une chaire nouvelle de *Bactériologie*.

La Faculté possède actuellement deux chaires de *Pathologie interne* et une chaire de *Pathologie externe*. Ces chaires sont confiées à des cliniciens qui, plus tard, par permutation, deviennent professeurs de clinique. Quelques-uns cependant y sont restés toute leur vie : tel fut Pinel, le rénovateur de la nosographie, l'aliéniste éminent qui fit tomber les chaînes dont on chargeait les fous.

La chaire d'*Anatomie pathologique* fut fondée pour Cruveilhier, également célèbre comme clinicien et comme anatomiste et fut occupée par Cornil, un des créateurs de l'histologie pathologique moderne.

Dans la chaire de *Pathologie générale*, nous trouvons tout d'abord l'ardent polémiste Broussais. Puis ce furent Andral, Chauffard et enfin Bouchard, le rénovateur de cet enseignement, qui appuya toutes ses conceptions sur des observations précises et des expériences minutieuses et peut être considéré comme le créateur des théories actuelles sur les auto-intoxications.

La chaire de *Pathologie expérimentale et comparée* fut successivement occupée par Rayer, le savant auteur du *Traité des maladies des reins*, par Brown-Séquard qui y resta deux ans avec le titre de chargé de cours et y fit des leçons retentissantes sur les sécrétions internes, par Vulpian, le physiologiste habile, doublé d'un clinicien éminent, qui s'adonna surtout à l'étude du système nerveux, par Straus qu'ont fait connaître des recherches sur la morve et la tuberculose.

Les connaissances nécessaires au traitement des maladies sont enseignées dans trois chaires : une chaire de *Pharmacologie et matière médicale*, qui compta parmi ses titulaires Soubeiran et Regnauld ; une chaire de *Thérapeutique*, où nous relevons les noms d'Alibert, surtout connu par ses travaux de dermatologie et Gubler qui, des premiers, fit de nombreuses applications de la chimie à la clinique ; une chaire d'*Opérations et appareils*, destinée à l'enseignement de la médecine opératoire. Cette dernière chaire a toujours été occupée par des chirurgiens qui deviennent plus tard professeurs de clinique. Quelques-uns cependant, comme Malgaigne, ne l'ont pas quittée.

Les chaires d'*Hygiène* et de *Médecine légale* ont eu quelques titulaires célèbres, parmi lesquels nous citerons, dans la première, Hallé, Desgenettes, Bouchardat, Proust ; dans la seconde, Lassus, Orfila, Tardieu, Brouardel, Thoinot.

La Faculté possède encore une chaire d'*Histoire de la médecine et de la chirurgie*. Occupée tout d'abord par Goulin, puis par Cabanis, le célèbre auteur du livre sur les rapports du physique et du moral, cette chaire fut supprimée en 1808. Rétablie en 1869, grâce à un legs de Salmon de Champotran, elle a été occupée par Daremberg, le savant traducteur de Galien et d'Oribase, puis par Lorrain, auteur d'importantes recherches sur l'infantilisme, Laboulbène, à la fois anatomo-pathologiste et entomologiste, Brissaud, un neuropathologiste éminent, doublé d'un professeur hors ligne.

On a beaucoup discuté sur l'utilité des cours théoriques. On a soutenu que la médecine, étant une science essentiellement pratique, ne doit s'apprendre qu'à l'hôpital et au laboratoire. Les indications données à l'occasion d'un cas clinique, d'une opération ou d'une expérience valent mieux, dit-on, qu'un enseignement didactique qui se déroule méthodiquement, suivant un plan déterminé d'avance. Pour son éducation théorique, l'étudiant devrait se contenter des livres qu'il a entre les mains. Le professeur, dans son cours, répétant ce qui se trouve dans les traités ou les manuels, fait une œuvre inutile.

Sans doute, si un professeur venait réciter ce qui se trouve partout imprimé, son cours pourrait être supprimé sans inconvénient. Mais ce n'est pas ainsi que nous comprenons l'enseignement théorique. Le professeur suppose que l'étudiant possède les grandes notions classiques. Il les rappelle brièvement en quelques mots, puis il développe les idées nouvelles, il résume ses recherches personnelles, il expose et commente les publications récentes.

Chaque leçon impose au professeur un travail considérable. Il lui faut faire de nombreuses recherches bibliographiques, parcourir la littérature française et étrangère, lire et traduire un grand nombre d'articles et de mémoires originaux. Quand il a réuni tous les documents, il doit les classer, les grouper, les apprécier; il doit en faire non un résumé succinct, mais un exposé critique. Il doit souligner l'importance de certains détails, établir exactement l'état de la science, indiquer dans quelle voie on doit s'engager pour aboutir à des découvertes nouvelles. Ainsi, en une heure, l'élève profite d'un travail auquel le professeur a dû consacrer plusieurs jours. Sans le cours théorique, l'étudiant, surchargé d'enseignements divers, passant la plus grande partie de son temps à l'hôpital et au laboratoire, n'ayant guère que les soirées à consacrer à la lecture, se trouverait dans l'impossibilité de se mettre au courant du progrès. Les articles didactiques, même les mieux faits, ne tardent pas à être surannés. Il faut les compléter sans cesse, et comment, sans une direction judicieuse, un débutant saurait-il où puiser les documents? Comment pourrait-il faire la critique de ses lectures, discerner les résultats définitifs des conceptions hâtives et incertaines? Voilà l'utilité du cours théorique. C'est la mise au point de chaque question, c'est l'exposé de son état actuel. Le professeur marque l'étape où l'on est parvenu, en même temps qu'il indique la route où l'on devra s'engager[1].

1. Les professeurs titulaires de la Faculté sont au nombre de 41. Depuis le commencement de la guerre actuelle, plusieurs sont décédés et ne seront remplacés qu'après la fin des hostilités.
Voici la situation présente du corps professoral :
I. **Professeurs titulaires** : *Anatomie descriptive* (Nicolas). — *Anatomie topographique* (Broca). — *Histologie* (Prenant). — *Physiologie* (Richet). — *Physique* (Weiss). — *Chimie* (Desgrez). — *Parasitologie* (Blanchard). — *Bactériologie* (Bezançon, chargé de cours). — *Pathologie interne* (Tessier et N.). — *Pathologie externe* (Lejars). —

VI. **Démonstrations et travaux pratiques.** — L'enseignement théorique est complété par des démonstrations pratiques. Quelques-unes se font pendant le cours. On exécute devant les auditeurs des expériences particulièrement importantes. Plus souvent on illustre les cours par des projections et par des représentations cinématographiques. Ce mode d'enseignement est extrêmement utile et tend à se généraliser. On peut ainsi faire passer devant les yeux des élèves tous les temps d'une opération ou d'une expérience et compléter les indications orales par un enseignement visuel.

Tandis que les étudiants ne sont pas tenus d'assister aux cours théoriques, ils sont astreints à suivre les travaux pratiques. L'accès aux cours est libre; aucune carte n'est exigée à l'entrée. Au contraire, la participation aux travaux pratiques est rigoureusement réservée aux personnes immatriculées.

Les travaux pratiques sont répartis dans les cinq années d'études de la façon suivante :

1re et 2e années : semestre d'hiver, anatomie; semestre d'été, histologie, physiologie, physique et chimie.

Anatomie pathologique (Letulle). — *Pathologie générale* (Achard). — *Pathologie expérimentale et comparée* (Roger). — *Pharmacologie et matière médicale* (Pouchet). — *Thérapeutique* (Carnot, chargé de cours). — *Opérations et appareils* (N.). — *Hygiène* (Chantemesse). — *Médecine légale* (N.). — *Histoire de la médecine* (N.). — *Clinique médicale* : de l'Hôtel-Dieu (Gilbert); de Beaujon (Debove); de Saint-Antoine (Chauffard); de Cochin (Widal). — *Clinique chirurgicale* : de l'Hôtel-Dieu (Hartmann); de Cochin (Quénu); de Necker (Delbet); de Laënnec (Desmarets, chargé de cours). — *Clinique thérapeutique* (Robin). — *Cliniques spéciales* : *Médecine infantile* (Hutinel); *Chirurgie infantile* (Kirmisson); *Maladies et hygiène de la première enfance* (Marfan). — *Clinique obstétricale* : Tarnier (Bar); Baudeloque (Couvelaire); Beaujon (Ribemont-Dessaignes). — *Ophtalmologie* (de Lapersonne). — *Maladies cutanées et syphilitiques* (Gaucher). — *Neuropathologie* (Marie). — *Psychiatrie* (Dupré, chargé de cours). — *Voies urinaires* (Legueu). — *Gynécologie* (Pozzi). — *Oto-rhino-laryngologie* (Sebileau, chargé de cours).

II. **Chefs des travaux** : *Anatomie* (Rouvière, agrégé). — *Histologie* (Branca, agrégé). — *Physiologie* (Langlois, agrégé). — *Physique* (Guilleminot). — *Chimie* (Maillard, agrégé). — *Parasitologie* (Brumpt, agrégé). — *Bactériologie* (N.). — *Anatomie pathologique* (Roussy, agrégé). *Pathologie expérimentale et comparée* (N.). — *Stomatologie* (Frey, chargé de cours).

III. — **Agrégés en exercice** : *Médecine* : L. Bernard, Castaigne, Gougerot, Guillain, Jousset, Lemierre, Lereboullet, Léri, Lœper, Nobécourt, Rathery, Ribierre, Sicard, Tanon, Villaret. — *Chirurgie* : Alglave, Chevassu, Desmarets, Lecène, Lenormant, Mocquot, Okinczyc, Ombrédanne, Schwartz. — *Anatomie* Grégoire, Rouvière. — *Histologie* : Branca, Champy, Mulon, Retterer. — *Physiologie* : Camus, Langlois. — *Physique* : Zimmern. — *Chimie* : H. Labbé, Maillard, Nicloux. — *Parasitologie* : Brumpt. — *Pharmacologie* : Richaud, Tiffeneau. — *Psychiatrie* : Laignel-Lavastine. — *Anatomie pathologique* : Roussy. — *Obstétrique* : Guéniot, Jeannin, Lequeux, Sauvage.

3° année : médecine opératoire; parasitologie; bactériologie; pathologie expérimentale.

4° année : anatomie pathologique, matière médicale et pharmacologie.

5° année : hygiène, médecine légale.

Les travaux pratiques de dissection ont été organisés avec un soin minutieux par l'ancien professeur d anatomie, Farabeuf, un maître incomparable, qui a tracé les plans des pavillons et a réglementé l'enseignement jusque dans ses moindres détails. Les travaux sont dirigés, sous la responsabilité du professeur, par un chef de travaux, huit prosecteurs, et 16 aides d'anatomie, tous nommés au concours. Les dissections se font pendant l'hiver. L'été, les pavillons servent aux travaux de médecine opératoire que dirigent les mêmes prosecteurs et aides d'anatomie. Les uns et les autres se destinent pour la plupart à la carrière chirurgicale. Leur stage dans les services d'anatomie et de médecine opératoire leur assure une grande habileté professionnelle et leur confère très rapidement une véritable maîtrise.

Il existe, à Paris, un deuxième centre d'enseignement pratique de l'anatomie. C'est l'amphithéâtre des hôpitaux, connu sous le nom d'amphithéâtre de Clamart. Il comprend des salles de dissection et de médecine opératoire et un laboratoire d'histologie. Sous la direction d'un chirurgien des hôpitaux, l'enseignement y est donné par des prosecteurs et des aides, nommés après un concours spécial. L'amphithéâtre de Clamart est réservé aux élèves internes et externes des hôpitaux. Mais l'affluence des étudiants à la Faculté de médecine est si considérable que tous ne peuvent être mis en série à l'École pratique. Par un accord intervenu avec l'Assistance publique, la Faculté envoie, chaque année, un certain nombre d'élèves disséquer à Clamart.

Les dissections se font tous les jours, de 15 à 17 heures. Les séances des autres travaux pratiques ont lieu aux mêmes heures une ou plusieurs fois par semaine. Les élèves sont exercés aux diverses manipulations. Cependant aux séances pratiques de physiologie et de médecine expérimentale, ils ne sont que spectateurs ; on leur fait seulement répéter quelques expériences fondamentales.

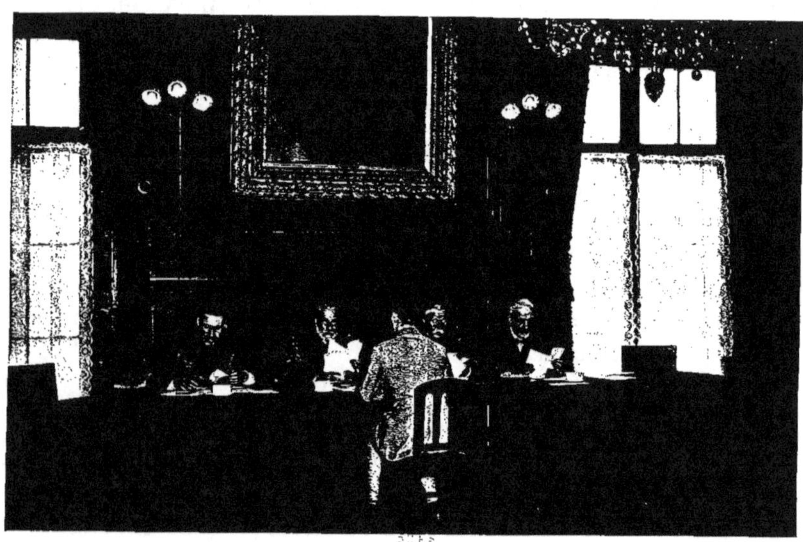

UNE SOUTENANCE DE THÈSE

Il y aurait une cruauté inutile à les exercer à des vivisections que la plupart d'entre eux n'auront jamais l'occasion de réaliser.

L'assiduité aux travaux pratiques est constatée par un appel ou par une signature sur une feuille de présence. A la fin de chaque enseignement pratique les élèves subissent un examen probatoire fort sérieux.

VII. **Cours de perfectionnement.** — Beaucoup de professeurs ont organisé, dans les laboratoires de l'École pratique ou dans les cliniques, des cours de perfectionnement, destinés aux élèves ayant terminé leur scolarité, et aux docteurs en médecine, français et étrangers, désireux de se mettre au courant des progrès de la science. Pour y être admis, il faut être immatriculé à la Faculté et payer un droit, d'ailleurs peu élevé : 50 à 150 francs.

Les cours de perfectionnement ont été interrompus par la guerre. Ils étaient fort nombreux et obtenaient un très grand succès. Ils étaient répartis aux différentes périodes de l'année, mais il y en avait toujours pendant les vacances ; c'est l'époque où les médecins trouvent le plus facilement quelques moments de liberté pour compléter et parfaire leur éducation.

On se préoccupe déjà à la Faculté des dispositions nouvelles qui permettront de donner, après la guerre, à cette partie de l'enseignement, toute l'ampleur nécessaire. On s'efforcera de coordonner les horaires pour permettre aux auditeurs de suivre simultanément plusieurs enseignements, de telle sorte qu'en l'espace de deux ou trois mois, il sera facile d'être initié aux méthodes nouvelles des diverses spécialités.

L'enseignement donné dans les cours de perfectionnement est à la fois théorique et pratique. Les étudiants apprennent le maniement des appareils et exécutent toutes les recherches qu'on leur indique ; ils répètent toutes les expériences et les opérations qu'on leur montre. Dans les cours cliniques, ils sont exercés à l'examen des malades et sont initiés aux explorations qui permettent d'établir des diagnostics exacts et complets.

VIII. **Laboratoires de recherches.** — A presque toutes les chaires sont annexés des laboratoires de recherches. Les personnes qui désirent y travailler doivent être agréées par le professeur. Elles trouvent auprès du professeur et de ses aides tous les conseils nécessaires. On leur indique, si elles le désirent, des sujets de travail. On met gratuitement à leur disposition les instruments et les réactifs usuels.

Des crédits importants ont été votés avant la guerre pour la réorganisation des laboratoires. Aussi pouvons-nous affirmer qu'on y trouvera, à la reprise de la vie scientifique, les installations les plus modernes et les plus perfectionnées.

IX. **Population scolaire.** — La population scolaire de la Faculté de médecine a toujours été très élevée. Chaque année 400 à 500 nouveaux étudiants se font inscrire. Comme on peut le constater dans le tableau ci-joint, une petite diminution s'était produite en 1913. C'est qu'on venait d'appliquer le nouveau régime d'études, qui allonge d'une année le temps de la scolarité.

Statistique des étudiants inscrits à la Faculté de médecine.

ANNÉES	FRANÇAIS	FRANÇAISES	ÉTRANGERS	ÉTRANGÈRES	TOTAL	ÉTUDIANTS ayant pris la 1re Inscription
Novembre 1906	2.500	61	244	139	2.944	405
— 1907	2.528	78	263	168	3.037	518
— 1908	2.718	94	311	207	3.330	452
— 1909	2.716	108	373	258	3.455	431
— 1910	2.896	124	434	302	3.756	388
— 1911	2.865	143	476	329	3.813	343
— 1912	2.934	147	488	325	3.894	375
— 1913	2.937	167	525	300	3.929	328
— 1914	2.668	158	455	257	3.516 (1)	208
— 1915	3.022	202	501	214	3.939 (1)	151
— 1916	3.042	238	516	228	4.024 (1)	164

1. Dans ces chiffres sont compris les étudiants mobilisés qui, depuis le début des hostilités, n'ont accompli aucun acte scolaire, mais qui n'en sont pas moins en cours d'études.

Le tableau que nous donnons établit que le nombre des étudiants étrangers a été sans cesse en augmentant dans ces dix dernières années. Il était de 383 en 1906, et, depuis 1911, il oscille autour de 800. C'est plus du cinquième de notre population scolaire. Ces chiffres, quoique élevés, ne donnent qu'une idée incomplète du nombre d'étrangers qui fréquentent notre Faculté de médecine.

Beaucoup sont déjà docteurs et viennent passer à Paris quelques mois pour s'initier à nos méthodes et à nos procédés d'exploration. Les cours étant libres et les services d'hôpitaux largement ouverts, ils négligent de se faire immatriculer et ne figurent pas dans la statistique.

Nous sommes persuadés qu'après la guerre les étrangers seront encore plus nombreux. Ils profiteront de la réorganisation des études médicales et des nouvelles installations que nous avons commencées il y a quelques années. Pour leur laisser un souvenir permanent de leur séjour parmi nous, on étudie actuellement la création de diplômes universitaires qui leur seront décernés, quand, après s'être fait immatriculer à la Faculté, ils auront suivi des cours ou travaillé dans un laboratoire.

X. **Scolarité médicale.** — Pour être inscrits à la Faculté de médecine, les étudiants français doivent être pourvus du diplôme de bachelier et avoir passé une année à la Faculté des sciences. Ils y suivent des cours de physique, de chimie et d'histoire naturelle (P. C. N.). Ils font à la Faculté de médecine cinq années d'études. A la fin de chaque année ils subissent un examen probatoire, théorique et pratique.

Dès leur première inscription, ils sont astreints au stage hospitalier.

Leur temps se trouve ainsi réglementé : Le matin, de 9 heures à midi, stage obligatoire dans un hôpital ; de 15 à 16 heures, travaux pratiques obligatoires ; de 16 à 19 heures, cours théoriques facultatifs.

Les étrangers peuvent postuler le *diplôme universitaire* de docteur en médecine, qui est délivré dans les formes prévues par le décret du 24 juillet 1897 et la délibération du Conseil de l'Université de Paris en date du 28 mars 1898. Ils sont dispensés du grade de bachelier et, s'ils justifient de certificats d'études et d'examens délivrés par les Facultés de médecine des Universités de leur pays, ils peuvent obtenir de M. le Ministre de l'Instruction publique une équivalence de scolarité, c'est-à-dire une dispense du temps d'études, qui se traduit par la concession d'un certain nombre d'inscriptions, variant suivant la durée et la nature des études médicales faites dans leurs pays.

Les médecins pourvus d'un diplôme étranger authentique, qui postulent le grade de Docteur en médecine de l'Université de Paris, peuvent obtenir du Ministre dispense partielle ou totale des inscriptions et dispense partielle des examens exigés pour ce grade.

XI. **Diplômes spéciaux.** — La Faculté de médecine confère deux diplômes spéciaux : le *diplôme de médecin colonial* et le *diplôme de médecin légiste*.

Pour obtenir le diplôme de *médecin colonial*, on doit suivre les cours de l'*Institut de Médecine coloniale*, et participer aux travaux pratiques et à l'enseignement clinique qui s'y rapportent. Les sessions sont annuelles et durent trois mois, des premiers jours d'octobre aux derniers jours de décembre.

L'enseignement théorique consiste en leçons didactiques faites dans les amphithéâtres, les laboratoires de la Faculté et les hôpitaux.

L'enseignement pratique comporte des exercices et manipulations auxquels les élèves sont individuellement exercés. Ils ont lieu dans les laboratoires de la Faculté.

Enfin l'enseignement clinique est donné à l'hôpital de l'Association des Dames Françaises (93, rue Michel-Ange, XVIᵉ arrondissement), mis obligeamment à la disposition de l'Institut.

L'enseignement porte sur les matières suivantes : Pathologie exotique, Parasitologie, Bactériologie, Hygiène et épidémiologie exotiques, Maladies cutanées, Chirurgie des pays chauds, Ophtalmologie, Règlements sanitaires.

L'enseignement de l'Institut de médecine coloniale a toujours obtenu un grand succès et attire chaque année un nombre considérable de médecins étrangers.

L'*Institut de médecine légale* est ouvert aux docteurs en médecine français et étrangers et aux étudiants en médecine ayant terminé leur scolarité.

Le diplôme est délivré par la Faculté, après une année de scolarité et à la suite d'examens portant sur la médecine légale et la psychiatrie.

XII. **Bibliothèques et Musées.** — La bibliothèque de la Faculté est ouverte à tout étudiant ou docteur en médecine, français ou étran-

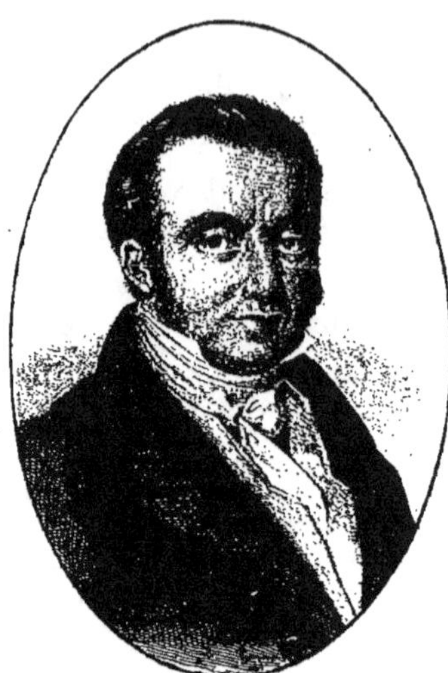

DUPUYTREN (1777-1835)

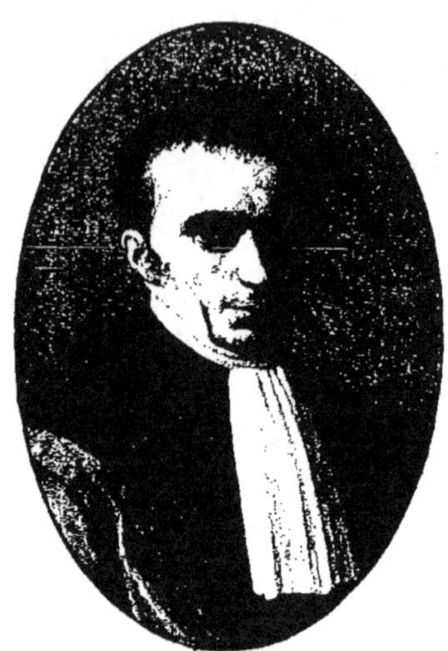

LAËNNEC (1781-1826)

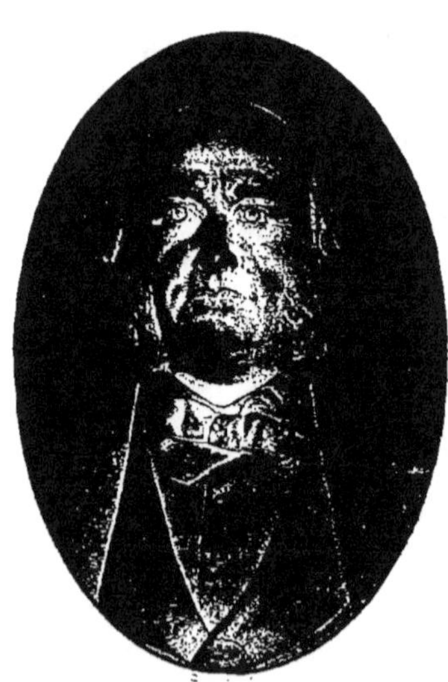

BROCA (1824-1880)

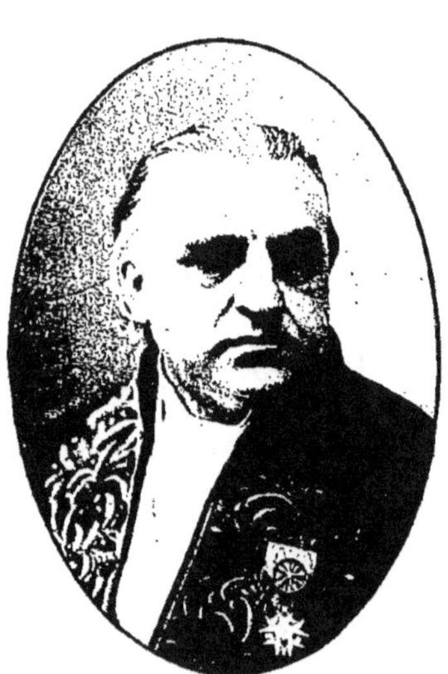

CHARCOT (1825-1893)

Photo Pirou.

La Vie Universitaire à Paris.

ger, immatriculé à la Faculté, moyennant le versement d'un droit trimestriel de 2 fr. 50.

Elle est ouverte de 11 à 18 heures et de 19 à 20 h. et demie.

On peut y consulter les ouvrages médicaux et paramédicaux, publiés en France et à l'étranger, les journaux, revues et périodiques, les thèses soutenues devant les Facultés du monde entier,

La Bibliothèque renferme plus de 300 000 volumes, représentés au catalogue par des fiches classées par ordre alphabétique des noms d'auteur et par matières, avec tous les renvois utiles. Ce catalogue est à la disposition des lecteurs, qui trouvent toujours auprès des bibliothècaires les renseignements et les conseils nécessaires.

Dans plusieurs services de clinique et dans la plupart des laboratoires, on a organisé des bibliothèques spéciales. Quelques-unes proviennent de dons et de legs. A la clinique de la Salpêtrière, on peut consulter la magnifique collection que Charcot avait réunie et que son fils a donnée à la Faculté. A la clinique ophtalmologique de l'Hôtel-Dieu, est installée une bibliothèque d'ouvrages d'oculistique léguée à la Faculté par le docteur Javal.

Les bâtiments de la Faculté renferment deux Musées. L'un, situé au premier étage, au devant de la Cour d'honneur, est le Musée Orfila, où sont exposées des pièces d'anatomie normale et d'anatomie comparée. L'autre, le Musée Dupuytren, est installé dans l'ancien réfectoire des Cordeliers. Il comprend plus de 10 000 pièces, représentant les différentes lésions du squelette et des viscères, avec d'assez nombreux spécimens de tératologie.

Au musée Dupuytren est annexée une salle où l'on peut examiner les préparations macroscopiques et microscopiques du professeur Blanchard et les coupes histologiques léguées par Pillet.

Dans plusieurs laboratoires et dans diverses cliniques, on peut visiter des collections particulières fort intéressantes. Telle est la collection d'anatomie pathologique organisée par le professeur Marie, les collections de parasitologie provenant de Gruby et de Mégnin.

En dehors de la Faculté, beaucoup d'hôpitaux possèdent des bibliothèques importantes réservées aux élèves internes, et des musées intéressants. Le plus beau est le Musée de l'hôpital Saint-

Louis, où un artiste hors ligne a reproduit par des moulages en cire tous les types des affections cutanées.

XIII. **L'Enseignement médical en dehors de la Faculté.** — L'exposé succinct et rapide que nous avons fait, permettra de saisir l'organisation de l'enseignement médical à Paris. Les nombreux hôpitaux, où abondent les malades les plus divers, fournissent un matériel d'études incomparable. Les laboratoires installés dans les cliniques et à l'École pratique de la Faculté permettent de poursuivre des recherches dans les voies les plus diverses.

En dehors de la Faculté de médecine, plusieurs établissements d'enseignement supérieur possèdent des chaires médicales ou paramédicales. Sans parler de l'École du Val de Grâce, réservée aux médecins militaires, nous mentionnerons, au Muséum d'histoire naturelle, les chaires d'anatomie comparée, de physiologie générale et de pathologie comparée; au Collège de France, les chaires d'histologie, de physiologie, de médecine expérimentale, et l'Institut d'hydrologie; à la Faculté des sciences, la chaire de physiologie. Enfin, aux environs immédiats de Paris, à Alfort, se trouve l'École de médecine vétérinaire. Cet établissement, qui dépend du Ministère de l'Agriculture, est fort bien installé et les médecins qui désirent y poursuivre des recherches sur les gros animaux, sont sûrs d'y trouver un excellent accueil.

L'Institut Pasteur, dont la réputation est mondiale, est un centre d'enseignement et de recherches. On peut y suivre des cours pratiques de bactériologie, de physiologie et de chimie biologique. On peut y travailler dans des laboratoires merveilleusement installés et pourvus de tous les crédits nécessaires. A l'Institut Pasteur sont annexés un hôpital, spécialement destiné au traitement des maladies infectieuses et une policlinique pour les inoculations antirabiques.

On trouve encore aux environs de Paris, l'Institut Marey, situé dans le Parc aux Princes. Cet établissement scientifique, placé sous le contrôle d'une commission internationale, est spécialement aménagé pour les applications de la méthode graphique.

Telle est, brièvement résumée, l'organisation de notre ensei gnement médical. Les étrangers qui viendront à Paris, après la guerre, seront sûrs de trouver dans nos hôpitaux, dans nos cliniques, dans nos laboratoires toutes les ressources nécessaires. Ils pourront y parachever leurs études et y poursuivre des travaux. Les nouveaux crédits qui nous sont alloués nous permettront de rajeunir nos anciennes installations et de doter notre Faculté de l'outillage le plus moderne et le plus perfectionné.

Ainsi, quand l'orage déchaîné par l'Allemagne se sera apaisé, nous pourrons reprendre notre marche calme et tranquille sur la route du progrès. Nous convierons les nations amies à venir travailler avec nous, à unir leurs efforts aux nôtres, pour agrandir le patrimoine de la science et diminuer les maux qui accablent l'humanité souffrante.

CHAPITRE VIII

L'ÉCOLE SUPÉRIEURE DE PHARMACIE

Par H. GAUTIER
Directeur de l'École.

I. **Histoire de l'École. Les Bâtiments.** — L'École supérieure de pharmacie est de date relativement récente : elle n'a que 113 ans d'existence. Sans doute, il y avait depuis longtemps une corporation des pharmaciens, mais qui n'avait pas le droit d'enseigner, qui, même, était confondue avec celle des épiciers. C'est seulement en 1777 qu'elle fut séparée de cette dernière corporation et acquit le droit de faire des leçons publiques. Elle portait alors le nom de Collège des pharmaciens, qu'elle échangea en 1803 contre celui d'École de pharmacie de Paris.

Elle était établie dans une modeste maison de la rue de l'Arbalète, où elle resta jusqu'au lendemain de la guerre de 1870. A ce moment, les étudiants devinrent tellement nombreux, les travaux pratiques prirent un tel développement que le gouvernement de la République décida d'établir l'École sur un emplacement nouveau. Un édifice entièrement neuf fut construit pour elle sur une partie des terrains qui constituaient l'ancienne pépinière du Luxembourg. C'est là qu'elle s'élève actuellement.

Elle recouvre un terrain de 15 000 mètres carrés qui, dans son ensemble, présente la forme d'un trapèze rectangle.

Les bâtiments affectés aux services généraux et aux laboratoires particuliers des professeurs forment un rectangle dont les grands côtés, parallèles à l'avenue de l'Observatoire, ont 82 mètres et les petits côtés 60. Le centre de ce bâtiment, séparé de l'avenue par la Cour d'honneur, est occupé par les services de l'Administration et la salle des Actes au rez-de-chaussée, au premier étage par les collections et la bibliothèque.

Derrière ce bâtiment central, s'élèvent deux vastes amphithéâtres qui peuvent contenir facilement chacun 500 élèves.

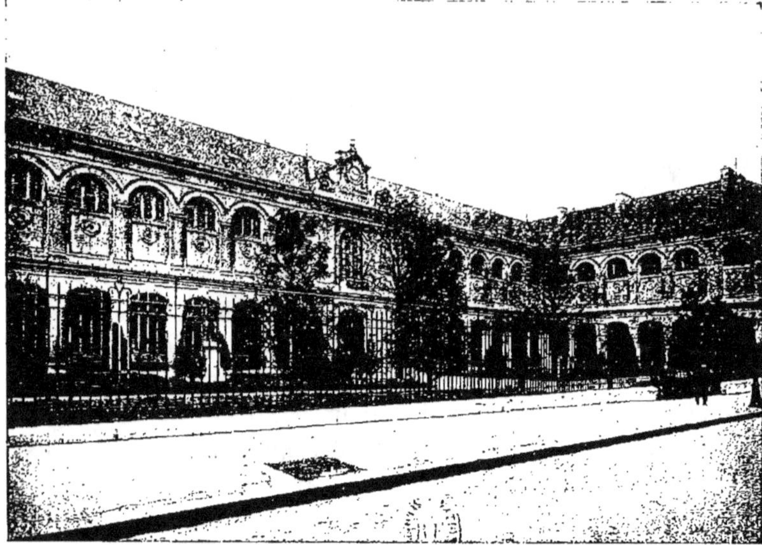

FAÇADE DE L'ÉCOLE SUR L'AVENUE DE L'OBSERVATOIRE

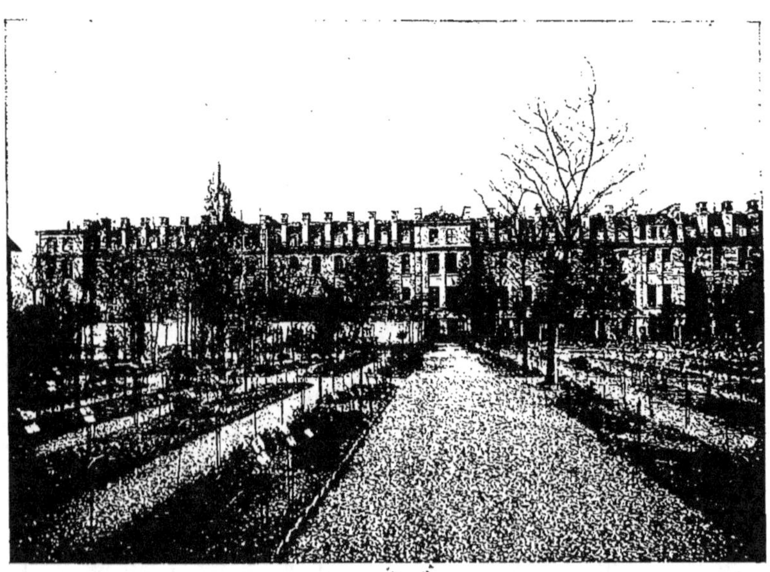

BATIMENTS DES TRAVAUX PRATIQUES

Des galeries intérieures relient ces amphithéâtres aux laboratoires des professeurs. En arrière de ce même bâtiment et perpendiculairement à lui, s'élève un grand édifice, rectangulaire lui aussi, de 122 mètres de long sur 8 de large. C'est là que se trouvent les laboratoires, au nombre de 16, réservés aux travaux pratiques des étudiants. Chaque laboratoire peut recevoir une trentaine d'élèves.

Enfin, le long de cet édifice, s'étend un terrain de 8000 mètres carrés qui est occupé par le Jardin botanique avec ses serres.

Dans tout l'établissement, les salles sont vastes et élevées. De grandes cours intérieures prodiguent l'air et la lumière aux bâtiments qui les entourent et qui, tous, sont parfaitement adaptés aux besoins des services qu'ils abritent.

La cour d'honneur est occupée par deux grands parterres au centre desquels se dressent les statues de Vauquelin et de Parmentier, deux des plus illustres maîtres de l'École.

Cette cour est limitée, sur l'avenue de l'Observatoire, par une grille en fer, et, sur ses trois autres faces, par les arcades d'une galerie ouverte qui donne accès aux divers services. Aux deux angles de cette galerie, débouchent deux escaliers monumentaux qui sont éclairés par des baies, garnies de verrières de Hirsch. Au centre de la galerie parallèle à l'avenue, se trouve un vaste vestibule dont le fond est percé d'une grande baie, garnie, elle aussi, d'une belle verrière de Hirsch. Les autres parois de cette même salle sont décorées de fresques, dues au pinceau d'Albert Besnard et qui sont parmi les meilleures du maître.

Ce vestibule mène aux deux amphithéâtres et à la salle des Actes. Cette salle mérite une mention particulière, car elle reproduit, avec des dimensions toutefois un peu plus considérables, celle de l'ancien Collège de Pharmacie. Le mobilier, ainsi que la cheminée monumentale qui en occupe le fond, proviennent de l'ancienne salle. Les murs sont garnis de 90 portraits qui en font un musée des ancêtres : on y trouve à peu près tous les grands hommes qui ont illustré la pharmacie. La plupart sont antérieurs à la Révolution. Malheureusement, ils ont été quelque peu détériorés par de maladroites réparations.

II. **L'Organisation de l'École.** — Au même titre que les Facultés de droit, de médecine, des sciences et des lettres, l'École supérieure de pharmacie fait partie de l'Université de Paris et, à part son nom d'École, elle a la même organisation que les Facultés.

Comme ces dernières, elle a son budget, ses biens, son Assemblée, son Conseil, composé de tous les professeurs titulaires. Au lieu d'un doyen, elle a à sa tête un directeur, mais qui est nommé dans les mêmes conditions et les mêmes formes que les doyens des Facultés. Ce directeur est un des professeurs titulaires, désigné par ses collègues, et dont le mandat renouvelable a une durée de trois années.

A l'origine, le corps professoral ne comptait que quatre professeurs, assistés chacun d'un adjoint. Il en compte treize aujourd'hui, et deux chargés de cours. Quant aux adjoints, ils ont disparu et ont été remplacés par des agrégés. Ceux-ci, au nombre de neuf, sont nommés à la suite d'un concours et restent en exercice pendant une période de dix années. Ce personnel enseignant est secondé par un personnel auxiliaire qui comprend six chefs de travaux, trente-cinq chefs de laboratoire ou préparateurs et un jardinier-chef.

A comparer la liste des cours actuels, que l'on trouvera un peu plus loin, à celle des quatre matières enseignées à l'École à l'époque de sa création, on juge du développement qu'ont reçu les études pharmaceutiques au cours du xixᵉ siècle. L'importance que prennent de plus en plus aujourd'hui l'industrie chimique, la préparation d'une foule de produits synthétiques, les progrès de la chimie biologique, de la bactériologie, de la sérothérapie, etc., ont amené une transformation profonde dans la profession du pharmacien. Ces besoins nouveaux ont entraîné, en 1909, une réorganisation des études pharmaceutiques. Les treize chaires que possède actuellement l'École correspondent au nouveau régime d'études.

III. **Nature et esprit de l'enseignement.** — L'École de pharmacie est destinée à former des praticiens instruits; l'enseignement doit donc y être surtout professionnel. Néanmoins il existe à l'École un certain nombre de chaires de science pure, bien que l'enseignement en soit spécialement orienté vers les applications qui intéressent le pharmacien.

L'aperçu qui suit donnera une idée de l'organisation et de l'orientation des divers enseignements de l'École, en même temps que de la nature des travaux susceptibles d'être poursuivis dans les laboratoires dépendant des diverses chaires.

Physique. — Le professeur de physique, M. Daniel Berthelot, membre de l'Académie de Médecine, s'attache dans son cours à mettre d'abord en évidence les notions théoriques qui sont à la base des applications actuelles de la science. Après avoir cherché à réaliser, sous la forme la plus frappante, les expériences qui peuvent graver les principes généraux dans l'esprit des élèves, il passe à la description des instruments et spécialement de ceux que les pharmaciens auront à manier plus tard, il insiste sur les mesures de précision dont l'emploi s'est généralisé au cours de ces dernières années dans les laboratoires.

Chimie minérale. — L'enseignement de la chimie minérale, bien que n'étant pas, à proprement parler, un enseignement de chimie appliquée, est orienté d'une façon particulière vers les questions intéressant la pharmacie. Dans l'étude des composés naturels et des méthodes d'obtention des produits qui dérivent de leurs transformations, le professeur, M. Henri Gautier, établit un parallèle entre les procédés les plus économiques, intéressant surtout l'industriel, et ceux qui fournissent les produits dans le grand état de pureté qu'exigent les usages thérapeutiques. Ainsi, cet enseignement et celui de la pharmacie chimique se complètent mutuellement en ce qui concerne les produits minéraux; dans le premier, on se préoccupe principalement des méthodes générales de préparation et de purification des corps, tandis que le second comporte l'étude des méthodes, soit générales, soit particulières, qui permettent d'en déterminer le degré de pureté.

Chimie organique. — L'orientation qu'a accusée, dans ces dernières années, la thérapeutique vers l'emploi des produits organiques d'origine synthétique rend de plus en plus indispensable, pour les étudiants en pharmacie, de profondes connaissances en chimie organique.

Il ne suffit plus aujourd'hui d'être au courant des méthodes d'extraction des principes immédiats et de leur analyse élémentaire pour être à même d'aborder des recherches nouvelles sur les produits susceptibles d'être utilisés en médecine. L'emploi en thérapeutique de corps purement artificiels, appartenant aux groupes les plus divers de la chimie organique, exige la connaissance des fonctions les plus variées de ce domaine. L'enseignement du professeur, M. Béhal, membre de l'Académie de Médecine, répond à ces nécessités.

Chimie biologique. — Les cliniciens s'appuient aujourd'hui de plus en plus sur les sciences d'analyse et c'est au pharmacien qu'ils s'adressent tout naturellement pour obtenir les renseignements qui sont susceptibles de fournir les méthodes de laboratoire. C'est pour répondre à ce besoin que le professeur, M. Grimbert, membre de l'Académie de Médecine, sans se limiter exclusivement, dans l'enseignement de la chimie biologique, aux questions de chimie physiologique et de chimie pathologique, donne aux analyses une place prépondérante. L'empressement des élèves à profiter de ce nouvel enseignement donne la mesure de son utilité.

Chimie analytique. — La chimie analytique présente, pour les pharmaciens, une importance de tout premier ordre. Aussi, son enseignement se rattache-t-il à celui de différentes chaires, notamment celles de chimie biologique, de toxicologie et de pharmacie. Le cours de chimie analytique comporte l'étude théorique des méthodes de l'analyse qualitative et quantitative. En outre, le professeur, M. Villiers, traite d'une manière très complète de l'analyse des matières alimentaires.

Toxicologie. — La chaire de toxicologie est la seule de cette nature à l'Université de Paris. Outre l'étude des poisons et de leur recherche, l'exposé des méthodes de l'analyse des gaz, comme introduction à la recherche et au dosage des gaz toxiques, le professeur, M. Lebeau, aborde dans son enseignement d'autres questions présentant pour le pharmacien une grande importance. Il convient de citer notamment l'examen des causes d'intoxications professionnelles, dont le nombre s'est accru avec le développement et la multiplication des diverses industries, puis l'étude de

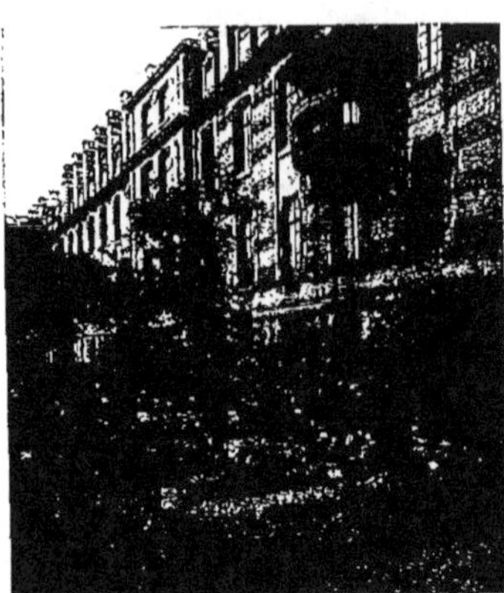

Photo Tombeck.

UN COIN DU JARDIN BOTANIQUE

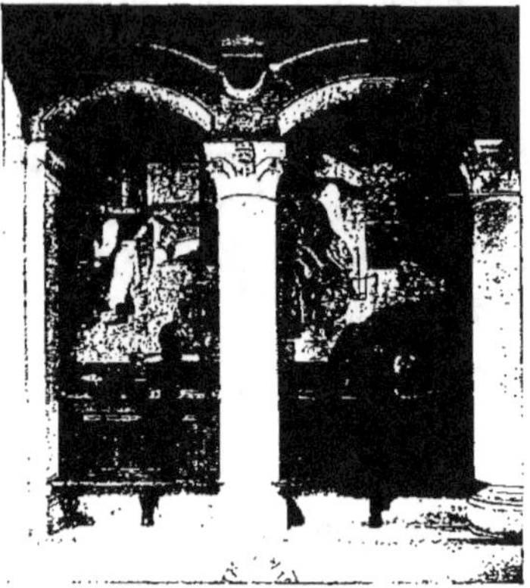

Photo Tombeck.

« LA CUEILLETTE DES SIMPLES »
Une des fresques de Besnard.

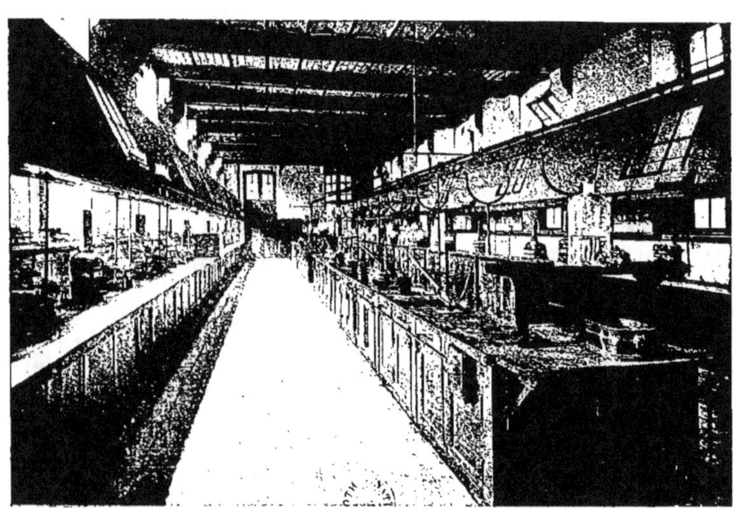

LABORATOIRE DES TRAVAUX PRATIQUES DE CHIMIE GÉNÉRALE

La Vie Universitaire à Paris.

l'extrême dissémination de certaines matières toxiques, telles que les composés du plomb et de l'arsenic, en même temps que l'influence de cette dissémination sur la santé publique. Toutes ces questions si importantes de l'hygiène professionnelle et de l'hygiène publique, sur lesquelles le pharmacien est fréquemment appelé à se prononcer, trouvent tout naturellement leur place dans le cours de toxicologie.

Hydrologie et Hygiène. — Le programme de ces deux enseignements a été réglé par le professeur, M. Delépine, de façon à donner aux élèves les notions de ces deux sciences qui leur sont indispensables à l'exercice de leur profession ou qui permettront à certains d'entre eux de rendre plus tard d'utiles services dans les Conseils d'hygiène, où leur présence est légalement reconnue nécessaire.

En hydrologie, les méthodes analytiques spéciales aux eaux potables ou minérales, l'origine des eaux, leurs relations avec les terrains qu'elles ont traversés, leurs usages, leur amélioration, leur purification sont autant de sujets traités au point de vue de la vie courante, aussi bien individuelle que collective.

L'hygiène est enseignée dans un but relativement spécial et restreint : il s'agit de faire connaître les grandes lignes et les bienfaits des lois sur l'hygiène, ainsi que le fonctionnement des organismes destinés à en maintenir l'application. Les questions les plus spécialement étudiées sont celles qui se rapportent aux eaux, à la vie des ateliers, aux établissements insalubres, à l'hygiène individuelle, à celle de l'habitation. Une large place est également faite dans cet enseignement aux mesures concernant les maladies transmissibles et la désinfection.

Botanique. — Cette science est enseignée par M. Guignard, membre de l'Institut, et qui, pendant longtemps, a fait partie, comme botaniste français, du Comité des « Associate Editors » du *Botanical Gazette* publié par l'Université de Chicago. Le professeur, tout en donnant à son enseignement un caractère très général, l'oriente cependant d'une manière particulière vers l'étude anatomique et micrographique des tissus et des organes, dont la connaissance sert de base à la détermination des produits végétaux utilisés en thérapeutique et à la localisation des principes actifs chez les plantes.

Cryptogamie. — En raison du rôle considérable qu'ils jouent dans les phénomènes de fermentation et de pathogénie, ce sont surtout les bactéries et les champignons qui font l'objet de développements étendus dans l'enseignement du professeur, M. Radais. Les autres groupes de cryptogames comportent un enseignement limité, en dehors des généralités indispensables, aux espèces les plus communes ou à celles qui sont susceptibles d'applications pratiques.

Zoologie. — L'enseignement de la zoologie donné par le professeur M. Coutière, comprend deux parties : l'une est consacrée plus spécialement à l'étude de l'homme, au point de vue des notions d'anatomie et de physiologie indispensables à l'exercice d'une profession qui touche de si près à la médecine; l'autre, aux espèces animales nuisibles, comme venimeuses ou comme parasites de l'homme, des animaux domestiques et des plantes, ou utiles par les produits qu'elles fournissent à la matière médicale, à l'économie domestique et à l'industrie.

Histoire naturelle des médicaments. — L'enseignement donné par le professeur, M. Perrot, comporte l'étude des caractères spécifiques des drogues simples ou matières premières d'origine végétale. Cette étude s'appuie nécessairement, pour une large part, sur les connaissances organographiques et anatomiques que les élèves ont reçues au cours de botanique; elle est complétée par des notions sur la composition chimique, les altérations, les falsifications de ces drogues.

Pharmacie chimique. — Le professeur, M. Moureu, membre de l'Institut, étudie dans son cours les médicaments empruntés à la chimie minérale et à la chimie organique. Les produits organiques prennent une importance de jour en jour plus grande en raison des relations mieux connues entre leur structure moléculaire et leur action physiologique. Au pharmacien, qui reçoit le plus souvent ces produits de l'industrie, il importe de pouvoir les identifier, afin d'éviter les erreurs et de savoir en déterminer le degré de pureté de façon à déceler les altérations ou les falsifications. C'est dans le but de mettre le futur pharmacien en mesure d'effectuer ce contrôle que le professeur insiste d'une manière toute particulière dans son enseignement sur les essais d'identité et de pureté.

Pharmacie galénique. — Le cours est divisé en deux parties, l'une purement descriptive, l'autre analytique. Dans la première partie, le professeur, M. Bourquelot, membre de l'Académie de Médecine, fait un exposé complet des opérations et des formes pharmaceutiques; dans la seconde, il étudie la composition des plantes utilisées pour la préparation des médicaments, composition dont la connaissance est indispensable pour établir les réactions spécifiques et les caractères d'identité des préparations. Le développement de cette seconde partie du cours prend une importance de jour en jour grandissante.

IV. **Activité scientifique de l'École.** — Mais le rôle de l'École ne se borne pas à enseigner la science faite; elle contribue à la faire.

A n'envisager que le passé, pour ne pas blesser la modestie des vivants, nombreuses et illustres sont les découvertes qui ont été faites dans les laboratoires de l'École de pharmacie.

Dans le domaine de la chimie minérale, on doit au personnel enseignant de l'École de pharmacie, tout d'abord, d'importantes découvertes de corps simples. C'est le chrome que Vauquelin, le premier élu directeur de l'École de pharmacie, retire du plomb rouge de Sibérie, puis ce sont le glucinium et le magnésium que Bussy, un des successeurs de Vauquelin à la direction de l'École, isole en faisant réagir le potassium sur les chlorures de ces métaux. C'est dans les laboratoires de l'École que Moissan, qui devait y enseigner successivement la toxicologie et la chimie minérale, prépara pour la première fois le fluor, ce corps simple dont, depuis Ampère, une série de savants, à commencer par Davy, avaient cherché en vain à réaliser la mise en liberté. Le bore et le calcium, inconnus à l'état de pureté avant Moissan, furent, de la part de ce savant, l'objet d'études très soignées, qui lui permirent d'indiquer des méthodes de préparation de ces éléments et d'en décrire ensuite les principales propriétés. Enfin, en soumettant à une étude méthodique les diverses variétés du carbone, Moissan parvint à préciser les conditions de leurs transformations et paraît avoir réussi à reproduire, au moyen du four électrique, la cristallisation du diamant.

D'intéressantes découvertes relatives aux corps composés sont également dues à des savants qui ont enseigné à l'École de pharmacie. La glucine fut découverte par Vauquelin, au cours des recherches qu'il avait entreprises dans le but d'identifier différentes variétés d'émeraude. On doit à Bussy la découverte de l'anhydride sulfurique. En appliquant aux réactions chimiques la chaleur développée par l'arc électrique, Moissan a été le véritable créateur de la chimie des hautes températures; ses recherches, dans ce domaine l'ont conduit à une étude magistrale des carbures métalliques dont, avant lui, on ne connaissait qu'un nombre très restreint de représentants. Il importe également de signaler le travail du même savant sur les hydrures alcalins et alcalino-terreux.

Dans le domaine de la chimie organique, deux professeurs de l'École de pharmacie, Pelletier et Caventou, en étudiant différentes plantes exotiques, ont réussi à isoler toute une série d'alcaloïdes, dont les plus importants sont la brucine, la strychnine, la cinchonine et, le plus intéressant au point de vue thérapeutique, la quinine. On se rend compte de l'importance de ces découvertes si l'on réfléchit qu'à l'époque où elles ont été réalisées les végétaux, étaient considérés comme ne pouvant fournir que des principes neutres ou acides. A une époque où, en chimie organique, la découverte d'un alcool était considérée comme un fait de même importance que la découverte d'un corps simple en chimie minérale, Bouis, le successeur de Caventou dans la chaire de toxicologie, isolait les alcools caprylique et œnanthylique. On doit au même savant une série de recherches sur la saponification des corps gras, qui ont amené une véritable révolution dans les méthodes industrielles de fabrication des bougies stéariques.

L'École de pharmacie s'honore d'avoir compté Berthelot au nombre de ses professeurs. Les découvertes de ce savant, dont l'œuvre scientifique est immense, se groupent autour de deux idées fondamentales : la synthèse organique introduite par lui systématiquement dans l'étude des composés du carbone et la recherche des lois de la mécanique chimique qui président aux transformations des corps. Qu'il suffise de rappeler la synthèse de l'acétylène à partir de ses éléments, la polymérisation de cet acétylène et son hydrogénation permettant le passage aux diverses séries d'hydrocarbures. A partir de ces hydrocarbures, des méthodes générales conduisent à l'obtention des alcools, des acides, des éthers, des amines, etc. Parmi ces éthers, mentionnons la synthèse des corps gras naturels, c'est-à-dire d'une classe entière de composés qui jouent un rôle essentiel dans l'organisme des êtres vivants. Quant à la mécanique chimique, Berthelot en fut l'un des fondateurs et consacra à son étude vingt années de son existence.

Enfin, pour en terminer avec la chimie organique, rappelons que Jungfleisch, le successeur de Berthelot dans l'enseignement de cette science, s'est consacré tout particulièrement à l'étude des corps affectés de dissymétrie moléculaire et que ses recherches ont permis de montrer que ces corps pouvaient être obtenus par synthèse directe, à partir de leurs éléments, alors que l'opinion générale, avant lui, regardait l'intervention de la force vitale comme nécessaire pour produire cette dissymétrie.

L'enseignement de la botanique a été inauguré à l'École de Pharmacie dès la création de l'établissement, mais, malgré son ancienneté, la chaire n'a été occupée que par trois titulaires, avant 1887, époque de la nomination du professeur actuel, M. Guignard. Au temps des deux premiers professeurs Guiart et Clarion, la botanique systématique était à peu près l'unique objet du cours. Avec A. Chatin, le programme s'élargit et embrasse l'organographie, la physiologie et la systématique. On doit à ce savant de nombreuses recherches sur presque toutes les branches de la botanique et surtout deux importantes publications : l'une sur l'anthère, dont la structure a été étudiée dans plus de cent familles végétales, l'autre sur l'anatomie comparée des végétaux. Dans ce dernier ouvrage, commencé à une époque où l'anatomie végétale sortait à peine de l'enfance, il étudia surtout les plantes aquatiques et les plantes parasites et fut l'un des premiers à bien mettre en évidence l'influence exercée sur la structure par les conditions biologiques. On doit également à Chatin les premières recherches sur l'existence de l'iode dans les plantes terrestres, recherches dont les résultats ont été pleinement confirmés dans ces derniers temps.

L'enseignement de la zoologie, de création plus récente que celui de la botanique, n'a vu se succéder à l'École que deux titulaires avant le professeur actuel, M. Coutière. Alphonse Milne-Edwards a occupé la chaire pendant trente-six ans et le nom de ce professeur est resté l'un des plus illustres de l'École. Rappelons que nous devons à ce savant une part importante de nos connaissances actuelles sur les crustacés, un magnifique mémoire sur la faune des régions australes, ainsi que ces belles campagnes d'exploration dans le golfe de Gascogne, la Méditerranée et l'Atlantique, accomplies par le *Travailleur* et le *Talisman*, campagnes qu'il dirigea avec un savoir et une énergie incomparables et qui lui valurent, en 1884, la grande médaille d'or de la Société de géographie.

Tels sont les principaux travaux qui, dans l'histoire scientifique de l'Université de Paris, ont assuré à l'École de pharmacie une place des plus honorables. Aujourd'hui, l'École reste fidèle à son glorieux passé et, comme jadis, maîtres et élèves travaillent à faire progresser les sciences. Les laboratoires ne servent pas seulement à la préparation technique des étudiants, mais ils sont largement ouverts à tous les travailleurs qui désirent s'y livrer à la recherche scientifique, sous le contrôle des professeurs qui les dirigent.

V. **Les Étudiants. Les Études et les Grades.** — Pendant les dernières années qui ont précédé la guerre, le nombre des étudiants qui fréquentaient l'École a oscillé entre 600 et 700. Ce nombre comprend, chaque année, une soixantaine de femmes et de 20 à 25 étudiants étrangers, appartenant aux nationalités les plus diverses.

L'École de pharmacie est le seul établissement d'Enseignement supérieur qui ne reçoive pas ses étudiants dès qu'ils ont terminé leurs études secondaires et obtenu le diplôme de bachelier qui en est la sanction. Au préalable, ils doivent faire un stage d'une année dans l'officine d'un pharmacien où ils s'exercent à la pratique professionnelle. A la fin de cette année de stage ils ont à subir un examen qui permet de s'assurer des connaissances qu'ils

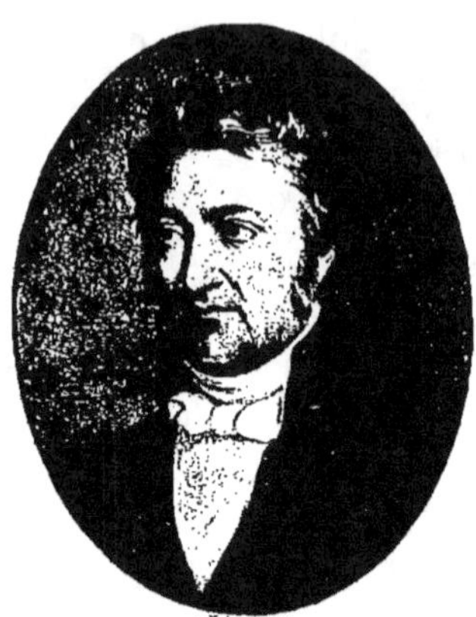

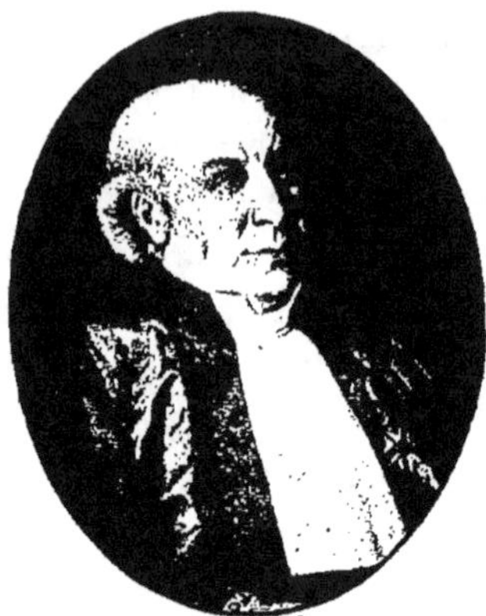

PELLETIER (1788-1842) CAVENTOU (1795-1877)

(Leur découverte de la quinine est de 1820.)

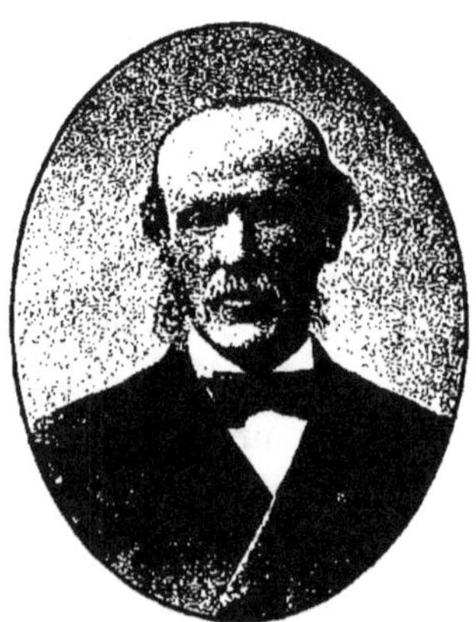

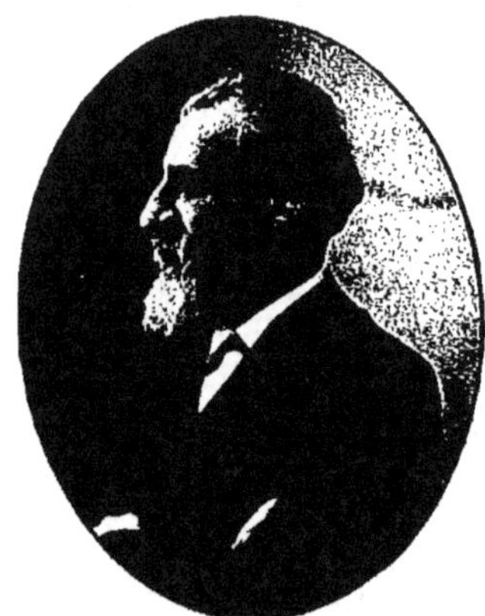

ALPHONSE MILNE-EDWARDS (1835-1885) MOISSAN (1852-1907)

ont acquises à l'officine, et c'est seulement après qu'ils sont admis à se faire inscrire à l'École.

La durée de la scolarité est de quatre ans. La tâche des étudiants ne se borne pas à suivre les divers enseignements qui ont été mentionnés plus haut. En outre, ils prennent part, chaque jour, à des travaux pratiques qui portent sur la chimie générale, la physique, la micrographie, la chimie analytique, la toxicologie, la chimie biologique, la microbiologie, l'essai des matières alimentaires et des médicaments.

Chacune des trois premières années d'études est validée par un examen qui porte sur les matières enseignées pendant l'année. Dès la quatrième année, l'étudiant est admis à se présenter à ses examens probatoires ou de fin d'études, qui sont au nombre de trois ; et, s'il y satisfait, il reçoit le diplôme de pharmacien qui lui donne le droit d'exercer la pharmacie en France.

Les étrangers peuvent postuler ce diplôme. Mais, pour cela, ils doivent posséder le diplôme français de bachelier et se soumettre aux mêmes règles de stage, de scolarité et d'examens que les étudiants français, sans qu'aucune dispense ou équivalence puisse leur être accordée.

Comme ces conditions sont assez difficiles à remplir pour des étudiants de nationalité étrangère, une loi du 19 avril 1898 permet de leur délivrer un diplôme spécial de pharmacien. Le stage, la scolarité, les examens sont les mêmes que pour les candidats au diplôme d'État dont il vient d'être parlé. Mais des équivalences de grades et des dispenses de scolarité peuvent être accordées, si le candidat a fait déjà des études à l'étranger et en justifie. Ce diplôme, qui est conféré par l'Université de Paris, ne donne pas droit à l'exercice de la pharmacie en France.

Mais ce titre professionnel n'est pas le seul que confère l'École de pharmacie.

L'étudiant, en possession de son diplôme, peut pousser plus loin son instruction scientifique et se livrer à des recherches personnelles dans un des laboratoires de l'École. Lorsque ces recherches personnelles ont une importance suffisante pour faire l'objet d'une thèse, leur auteur peut demander à la présenter pour l'obtention du titre de « pharmacien supérieur » qui est, à l'École de pharmacie, l'analogue du doctorat à la Faculté des sciences et qui, comme ce dernier, ouvre la porte à l'enseignement dans les Écoles de pharmacie.

L'auteur d'une thèse sur les résultats de recherches personnelles, quand il n'a en vue pour son travail aucune sanction d'ordre public, peut présenter cette thèse pour l'obtention du titre de « docteur de l'Université de Paris », mention *pharmacie*

Ce titre universitaire peut également être postulé par des candidats étrangers qui, avant d'entreprendre des recherches personnelles dans les laboratoires de l'École, justifient de titres scientifiques obtenus en France ou à l'étranger et dont le Conseil de l'École se réserve d'estimer la valeur.

VI. **Collections et bibliothèques.** — L'École possède plusieurs grandes et importantes collections, directement rattachées aux chaires dont elles portent le nom. Ces collections qui s'enrichissent tous les ans, soit par des dons, soit par des acquisitions, sont destinées à concourir soit à l'enseignement didactique, soit à l'instruction pratique des étudiants en pharmacie.

La collection de physique contient, à côté de tous les appareils nécessaires à l'enseignement pratiqué à l'École, de nombreux appareils de mesures parmi ceux qui sont le plus utiles dans les recherches de laboratoire.

La collection de minéralogie renferme de beaux spécimens de tous les minéraux ʝui fournissent la matière première destinée à la préparation des composés chimiques utilisés en pharmacie.

L'École possède plusieurs herbiers qui lui ont tous été généreusement offerts et qui renferment près de 75 000 spécimens d'espèces indigènes ou exotiques. Ces herbiers se rattachent à la chaire de botanique, ainsi que le jardin botanique dont il a été question plus haut. Ce jardin renferme toutes les plantes indigènes employées en pharmacie et, en outre, un assez grand nombre d'espèces de la flore parisienne; il y existe aussi des serres dans lesquelles sont cultivées de nombreuses plantes médicinales exotiques.

La chaire de cryptogamie possède une collection de champignons inférieurs conservés en cultures pures, sous la forme d'une Mycothèque comprenant plus de deux cents espèces choisies parmi celles qui présentent un intérêt scientifique. Cette collection est susceptible de fournir de nombreux matériaux de travail, assez difficiles à se procurer ailleurs, puisque Paris et Amsterdam sont les seules villes où existent de ces mycothèques.

De la chaire d'histoire naturelle des médicaments dépend un Musée de matière médicale, le plus riche parmi tous ceux qui existent actuellement, non seulement en France, mais encore à l'étranger. L'origine de ce Musée remonte à plus de cent ans. Il comprend présentement plus de dix mille échantillons de drogues végétales proprement dites ou de produits utiles retirés des végétaux indigènes ou exotiques, rassemblés par les maîtres qui ont illustré la chaire, tels que Guibourt et Planchon. Ces drogues viennent de toutes les parties du monde et principalement des colonies françaises.

La chaire de zoologie dispose d'une collection qui a été considérablement enrichie par Alphonse Milne-Edwards. Elle comprend surtout des spécimens utiles aux démonstrations pratiques et appartenant à tous les groupes du règne animal. Les groupes qui intéressent plus particulièrement le pharmacien, tels que ceux des serpents venimeux, des insectes vésicants, des vers parasites, y sont naturellement les mieux représentés.

Enfin l'École possède une importante bibliothèque installée au premier étage du bâtiment principal qui borne la cour d'honneur. Elle occupe la moitié de cet étage. Elle renferme environ 50 000 ouvrages correspondant à 50 000 volumes, et l'on y trouve une collection extrêmement complète des périodiques français et étrangers relatifs à la chimie, aux sciences naturelles et à la pharmacie.

DEUXIÈME PARTIE

LES ÉTABLISSEMENTS D'ENSEIGNEMENT SUPÉRIEUR EN DEHORS DE L'UNIVERSITÉ

INTRODUCTION

Par É. DURKHEIM
Professeur à la Faculté des lettres.

Nous en venons maintenant aux établissements d'Enseignement supérieur qui ne sont pas compris dans l'Université de Paris.

Toutefois, nous n'avons pas l'intention de parler de tous les établissements de ce genre qui existent à Paris. Dans l'exposé qui va suivre, il en est dont il ne sera pas question. Ce sont des Écoles de sciences appliquées (*École centrale des Arts et Manufactures, École nationale des Mines, des Ponts et Chaussées, École municipale de Physique et de Chimie industrielle, Conservatoire national des Arts et Métiers*), des Écoles d'agriculture comme l'*Institut nationale agronomique*, des Écoles de Beaux-Arts (*École des Beaux-Arts, Conservatoire national de Musique et de déclamation, École des Arts décoratifs*). Si nous ne parlons pas de ces différentes écoles[1] c'est qu'elles sont essentiellement techniques et professionnelles : on y apprend à utiliser les sciences et à les appliquer, plus qu'on n'y enseigne les sciences elles-mêmes. Par là, elles se distinguent très nettement de l'Université qui est, avant tout, ainsi que nous avons dit, un grand foyer de culture scientifique. Elles s'inspirent d'un autre esprit. Or l'Université doit rester au premier plan du tableau que nous traçons.

Mais on trouve à Paris des établissements de haute culture qui tout en n'appartenant pas à l'Université, tiennent le même rôle et sont étroitement associées à son histoire. C'est de ces Écoles que nous allons traiter.

Leur existence est, d'ailleurs, une singularité de notre histoire scolaire. Elle tient aux particularités diverses par lesquelles a passé l'Université de Paris.

---

1. Il en sera traité, nous l'espérons, dans un ouvrage différent.

Primitivement, l'Université suffisait à tous les besoins. Seule, elle avait la charge du haut et même du moyen enseignement. On ne pouvait enseigner que si l'on appartenait à la corporation universitaire. Mais cette situation ne dura pas au-delà de la Renaissance. A partir de ce moment, l'Université s'acquitta si imparfaitement de sa tâche que des établissements d'une autre sorte se constituèrent en dehors d'elle pour la suppléer ou la compléter.

Nous avons vu[1] que, à partir de la Renaissance, elle délaissa presque complètement sa véritable mission et se ferma au haut enseignement. Les collèges de l'Université ne donnèrent plus qu'une instruction secondaire, tout à fait comparable à celle que donnent aujourd'hui nos lycées et nos collèges. Les écoles professionnelles de droit, de médecine et de théologie furent seules à survivre et ne menèrent plus qu'une vie sans éclat. Or, c'est juste à ce moment que, sous l'influence des grands érudits de l'époque, le goût du savoir, l'amour des connaissances positives prirent la place des spéculations abstraites et des constructions formelles qui avaient tant passionné le Moyen Age. Pour répondre à ces besoins nouveaux, un nouvel organe de culture se forma qui, une fois né, survécut aux causes qui l'avaient appelé à l'existence : ce fut le *Collège Royal*, aujourd'hui connu sous le nom de *Collège de France*.

Deux siècles plus tard, quand les assemblées révolutionnaires firent table rase de l'ancienne organisation scolaire, des écoles d'un genre nouveau prirent la place des Universités abolies. Ce furent les Écoles spéciales. Plusieurs de ces Écoles furent ensuite incorporées à l'Université reconstituée : c'est le cas de l'École normale supérieure, de l'École de santé, de l'École de droit. Mais il en est d'autres qui maintinrent leur autonomie et qui subsistent encore en dehors des Universités : C'est le *Muséum d'Histoire naturelle* et l'*École des langues orientales vivantes*. L'*École des Chartes*, qui fut fondée plus tard, procède du même principe et se rattache à la même conception.

1. V. plus haut, première partie, chap. I, p. 11.

Sous le second Empire, quand Victor Duruy entreprit de rénover notre enseignement supérieur, il songea tout d'abord à confier cette tâche aux Facultés des sciences et des lettres. Mais il ne trouva pas auprès d'elles le concours qui lui eût été nécessaire. Il décida donc de fonder à Paris, tout près de ces Facultés, mais en dehors d'elles, une École où les jeunes gens pourraient s'initier par la pratique, à la discipline scientifique de leur choix : ce fut l'*École pratique des Hautes-Études*.

Ainsi tous les établissements d'enseignement supérieur qui ne sont pas compris dans l'Université sont dus à des éclipses passagères ou à des défaillances de l'Université. La seule, qui n'ait pas ce caractère est l'*École du Louvre*, qui est née à une date relativement récente, comme une dépendance naturelle de notre grand Musée national. Il est donc permis de penser que si l'Université avait suivi normalement sa carrière, si elle n'avait pas connu, pendant plusieurs siècles, une période de déclin, ces divers établissements seraient nés dans l'Université elle-même. Ce n'est pas à dire, d'ailleurs, que, aujourd'hui, ils n'aient aucune raison d'être à côté de l'Université reconstituée. Car, chemin faisant, ils se sont fait une personnalité propre, une physionomie distincte, que les chapitres qui suivent feront connaître.

L'ordre dans lequel sont rangés ces chapitres est, en principe, l'ordre historique. Nous ne nous en écarterons que dans un cas. L'École pratique des Hautes-Études est trop étroitement associée au Collège de France et au Muséum pour pouvoir en être séparée ; elle traite en partie des mêmes objets, elle leur emprunte souvent son personnel. On verra combien les relations du Collège et de l'École des Hautes-Études sont particulièrement étroites. Pour ces raisons, nous avons parlé de l'École aussitôt après le Collège de France et le Muséum, bien qu'elle soit née après l'École des Langues orientales et l'École des Chartes.

CHAPITRE I

LE COLLÈGE DE FRANCE

Par Maurice CROISET
Administrateur du Collège, Membre de l'Institut.

I. **Les origines : Les lecteurs royaux.** — Le Collège de France doit son origine à l'institution des *Lecteurs royaux* (*lectores regii*), par le roi François Iᵉʳ, en 1530.

L'Université de Paris avait alors le monopole de l'enseignement dans toute l'étendue de son ressort. Attachée à ses traditions comme à ses privilèges, elle se refusait aux innovations et les empêchait de se produire. Ses quatre Facultés, Théologie, Droit, Médecine, Arts, prétendaient embrasser tout ce qu'il y avait d'utile et de licite en fait d'études et de savoir. Le latin était la seule langue qu'on y enseignât, la seule aussi dont on fît usage. Les sciences proprement dites, sauf la médecine, se réduisaient en somme au *trivium* du Moyen Age. L'esprit étroit de la scolastique y régnait universellement. Les écoles de Paris étaient surtout des foyers de dispute. On y argumentait assidûment; on y apprenait peu de chose. Et il semblait bien difficile que cette corporation, jalouse et fermée, pût se réformer par elle-même ou se laisser réformer.

Pourtant un esprit nouveau, l'esprit de la Renaissance, se répandait à travers l'Europe. Les intelligences s'ouvraient à des curiosités nouvelles. Quelques précurseurs faisaient savoir quels trésors de pensée étaient contenus dans ces chefs-d'œuvre de l'antiquité que l'imprimerie avait commencé à propager. On se reprochait de les avoir ignorés ou méconnus. On demandait des maîtres, capables de les interpréter et de les commenter. Sous l'influence d'Érasme, un généreux mécène flamand, Jérôme Busleiden, venait de fonder à Louvain, en 1518, un *Collège des trois langues*, où l'on traduisait des textes grecs, latins, hébreux, au grand scandale des aveugles champions de la scolastique. L'Uni-

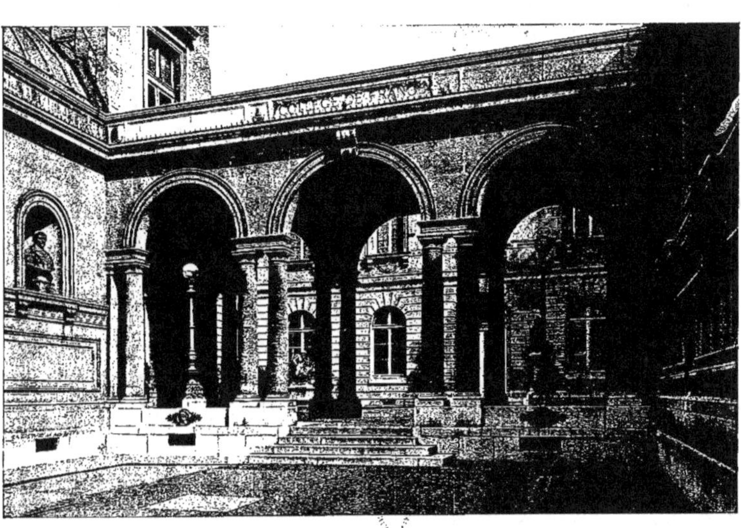

L'ENTRÉE DU COLLÈGE DE FRANCE SUR LA RUE SAINT-JACQUES
La cour Guillaume Budé.

versité de Paris restait obstinément étrangère à ce mouvement.

François Ier, conseillé par le célèbre Guillaume Budé, « maître de sa librairie », ne s'attarda pas à la convaincre. Sans prendre souci de privilèges surannés, il institua en 1530, en vertu de son autorité souveraine, cinq *lecteurs royaux*, deux pour le grec, trois pour l'hébreu, un pour les mathématiques; puis, un peu plus tard, en 1534, un autre lecteur pour l'éloquence latine.

Le succès justifia cette heureuse initiative. Les auditeurs affluèrent auprès des nouveaux maîtres. Par là, un coup mortel venait d'être porté à la scolastique, qui essayait en vain de se défendre. Sa mort n'était plus qu'affaire de temps. C'en était fait des arguties stériles, des discussions à coup de syllogismes, des recueils artificiels, qui avaient trop longtemps tenu la place des textes eux-mêmes. Par l'étude des langues, on remontait aux sources. On y retrouvait le pur jaillissement d'une pensée libre et féconde.

Ainsi naquit le Collège de France. Ne relevant que du roi, dégagés des entraves qu'imposaient aux maîtres de l'Université les statuts d'une corporation séculaire, avec son système de grades et d'examens, affranchis des traditions et de la routine, novateurs par destination, les lecteurs royaux furent, pendant tout le xvie siècle, les meilleurs représentants de la science française. Le Collège, pourtant, n'avait pas encore de domicile à lui. Il ne constituait même pas une corporation distincte, à proprement parler; il n'existait, comme personne morale, que par le groupement de ses maîtres sous le patronage du Grand Aumônier du roi. Mais son unité résultait de son indépendance même. Et déjà, il assurait son avenir par la valeur et l'influence de quelques-uns d'entre eux, tels que Toussaint, Vatable, Turnèbe, Ramus, Dorat, Lambin, Passerat, comme aussi par la reconnaissance qu'ils inspiraient à d'illustres élèves. Leurs méthodes d'enseignement étaient variées. Les uns faisaient surtout œuvre de critiques et d'éditeurs; d'autres commentaient, quelquefois éloquemment, comme Ramus, les orateurs ou les philosophes, les historiens ou les poètes de l'antiquité classique. Tous, ou presque tous, étaient vraiment des initiateurs en même temps que des érudits.

II. Le Collège de France aux XVII⁰ et XVIII⁰ siècles. — Cette bonne renommée de l'institution royale se soutint pendant le xviiᵉ et le xviiiᵉ siècle. Le Collège vit alors s'achever son organisation et s'accroître le nombre de ses chaires.

Au xviiᵉ siècle, les lecteurs royaux forment vraiment corps, avec leur syndic, qui partage les anciennes attributions du doyen. On voit alors apparaître dans les affiches des cours le nom définitif de ce corps sous sa forme latine, *Collegium regium Galliarum*, qui ne sera traduit en français qu'au xviiiᵉ siècle. Il possédait, depuis Louis XIII, un domicile qui lui était propre, sur la place de Cambrai. Il relevait alors d'un des secrétaires d'État, de qui dépendait aussi la maison du Roi. Ce qui lui manqua peut-être dans cette seconde période de son existence, ce fut l'esprit d'innovation qui avait fait sa force au xviᵉ siècle. Sous Louis XIV et sous Louis XV, il tint sans doute très honorablement sa place dans les sciences et dans les lettres. Un bon nombre de ses professeurs faisaient partie des diverses Académies. On comptait parmi eux des érudits, des savants, des écrivains, d'excellents maîtres en tout genre; mais on ne voit pas qu'aucun d'eux ait frayé des voies nouvelles ni se soit signalé par d'importantes découvertes. C'est seulement vers la fin du xviiiᵉ siècle qu'un mouvement de rénovation commença à se faire sentir, dans ce milieu devenu trop traditionnel, par la création d'enseignements nouveaux. Quelques années avant la Révolution, à partir de 1773, une activité nouvelle s'y manifeste. Grâce aux derniers accroissements, il comptait alors une vingtaine de chaires. C'était une sorte d'Université. Les lettres, le droit, l'histoire, les sciences mathématiques, physiques, naturelles, y étaient représentés. Il semblait viser à justifier la devise, étrangement ambitieuse, qui ornait son blason : *Docet omnia.*

Presque seul entre les institutions de l'ancien régime il fut épargné par la Révolution; et, malgré plusieurs projets de réformation qui n'aboutirent pas, il se retrouva, au temps de l'Empire et au delà, tel à peu près qu'il était auparavant. Au syndic d'autrefois avait seulement succédé, depuis 1800, un Administrateur. La souplesse de son organisation lui permettait de s'adapter sans peine à des conceptions changeantes et de se prêter librement à tous les progrès.

III. Développement et rôle du Collège au XIXe siècle : Le Collège de France et le développement des sciences au XIXe siècle. — Ainsi s'expliquent l'extension considérable qu'il a prise au cours du xixe siècle et le rôle particulièrement glorieux qu'il a joué alors dans le développement d'un grand nombre de sciences. En fait, tout en restant en apparence ce qu'il était, il a subi une réelle transformation, qui se continue au xxe siècle. Elle s'est accomplie, comme il est naturel, en accord intime avec celle qui se produisait simultanément au dehors dans presque tous les ordres de connaissances. Mais il est à noter que, très souvent, c'est le Collège de France qui a frayé, ou grandement élargi, les voies nouvelles.

L'Orientalisme au Collège de France. — Cela est manifeste tout d'abord pour l'orientalisme. L'enseignement du *sanscrit* y fut inauguré, dès la fin du premier Empire, par CHÉZY, qui professa au Collège de 1814 à 1832. Son influence fut considérable; moindre pourtant que celle de son illustre successeur, EUGÈNE BURNOUF (1832-1852), au génie philologique duquel ont été dues tant de découvertes fécondes. — L'étude savante de *la Chine, ancienne et moderne*, de sa langue, de son histoire, de ses institutions, y prit naissance, en 1814 également, avec ABEL RÉMUSAT. Elle s'y est continuée sans interruption avec STANISLAS JULIEN, HERVEY DE SAINT-DENIS, prédécesseur immédiat du titulaire actuel. — L'*Egyptologie*, créée vraiment par CHAMPOLLION, y fut inaugurée par lui-même en 1831. Elle s'y est brillamment développée après lui, grâce à LETRONNE (1832-1848), à CHARLES LENORMANT (1848-1860), à EMMANUEL DE ROUGÉ (1860-1872), à GASTON MASPERO (1874-1916). — A côté d'elle, la *Philologie et l'Archéologie assyrienne* y prenaient pied, avec JULES OPPERT, à partir de 1874, et s'y établissaient définitivement. — La *Langue et la Littérature hébraïque*, qui n'avaient cessé d'y être enseignées depuis le xvie siècle, y furent illustrées au xixe par ERNEST RENAN (1862 1892) et savamment professées après lui par PHILIPPE BERGER (1892-1912). — L'*Arabe, le Turc, le Persan, l'Araméen*, y eurent aussi des représentants distingués en CAUSSIN DE PERCEVAL, MOHL, PAVET DE COURTEILLE, BARBIER DE

Meynard, James Darmesteter, Rubens Duval. — Enfin, les enseignements récents d'*Épigraphie sémitique*, de *Langues, Histoire et Archéologie de l'Asie centrale*, d'*Histoire et de Philologie Indo-Chinoises*, ont achevé d'y constituer, pour l'Orientalisme, un ensemble, qui, sans doute, devra s'accroître encore, mais qui déjà fait grande figure dans la science contemporaine.

L'Antiquité classique. — En ce qui concerne l'antiquité classique, de notables progrès ont été dus aussi au Collège de France. Après l'enseignement savant et solide, de J.-L. Burnouf.(1817-1844), pour le latin, de Boissonade (1829-1855) pour le grec, l'interprétation des textes grecs et latins, l'histoire des littératures de la Grèce et de Rome ne pouvaient que profiter sensiblement de l'érudition libre et variée, de l'esprit critique et du talent de maîtres tels que Sainte-Beuve (1854-1864), Ernest Havet (1854-1885) et Gaston Boissier (1869-1906). Après eux, la prédominance de méthodes nouvelles s'est manifestée par la transformation des anciennes chaires d'*Éloquence latine* et de *Poésie latine* en chaires de *Philologie latine* et de *Langue et littérature latines*. En même temps, aux enseignements anciens se sont ajoutés des enseignements nouveaux, compléments indispensables, qui attestaient l'élargissement de l'horizon scientifique : une chaire d'*Épigraphie et Antiquités romaines*, créée en 1861 pour Léon Renier et occupée par lui jusqu'en 1885, puis par Ernest Desjardins, prédécesseur immédiat du titulaire actuel ; une chaire d'*Épigraphie et Antiquités grecques*, instituée en 1877 ; une chaire de *Numismatique de l'Antiquité et du Moyen âge* substituée en 1908, à la chaire de *Langue et littérature araméennes* qu'avait abandonnée Rubens Duval. D'autre part, la *Grammaire comparée*, qui n'appartient pas exclusivement à la philologie classique, mais qui peut lui apporter un concours précieux, était inaugurée en 1866 par Michel Bréal.

La Langue et la littérature françaises. — L'enseignement de la *Littérature française*, représenté brillamment par J.-J. Ampère (1833-1864), par Louis de Loménie (1864-1878), par Paul Albert (1878-1881), par Émile Deschanel (1881-1903), recevait, à partir de 1841, une extension heureuse par la création d'une chaire de

Langue et littérature françaises du Moyen âge, occupée d'abord par
Paulin Paris (1853-1872), puis par son illustre fils, Gaston Paris
(1872-1903), dont l'influence sur les études romanes est demeu-
rée si profonde. En 1882, s'y ajoutait la *Littérature celtique*, que
professa d'abord D'Arbois de Jubainville (1882-1910).

Les Langues et littératures étrangères. — Les littératures étrangères, négligées comme matière d'enseignement jusqu'au xixᵉ siècle, suivirent le même mouvement. La chaire de *Langues et littératures slaves*, créée en 1840, fut inaugurée par le grand poète
polonais Adam Mickiewicz (1840-1852); celle de *Langues et littératures du midi de l'Europe* par Edgar Quinet (1841-1875); celle de
Langues et littératures d'origine germanique par Philarète Charles
(1841-1873).

L'Histoire et la Géographie. — L'*histoire* était professée au Collège de France depuis le dernier tiers du xviiiᵉ siècle. On l'asso-
ciait alors à la morale. Et cette union persista, nominalement au
moins, pendant presque tout le xixᵉ siècle. A Daunou (1819-1830),
qui donna un judicieux et solide enseignement de méthode historique, succéda le savant Letronne (1831-1837), puis l'éloquent
historien de la France, Michelet (1838-1852). Après Guigniaut et
Alfred Maury, la chaire fut transformée pour Auguste Longnon,
qui inaugura la *Géographie historique de la France* (1892-1911).
Dans ces dernières années, l'enseignement des sciences historiques
s'est accru et fortifié par l'institution d'une chaire d'*Histoire et Antiquités nationales*, d'une chaire d'*Histoire de l'Afrique du Nord*, et plus
récemment d'une chaire de *Géographie humaine*, due à la libéralité
de M. Albert Kahn, qui a voulu, en outre, fournir à l'enseignement
nouveau des documents abondants par des missions spéciales en
divers pays. D'autre part, M. le duc de Loubat, membre de
l'Institut, a fondé, en 1902, un cours complémentaire d'*Antiquités
américaines*; et, le gouvernement de l'Indo-Chine, en 1907, un
cours complémentaire d'*Histoire et de philologie indo-chinoises*.

Les Sciences philosophiques, économiques et politiques. — Les
sciences philosophiques, économiques et politiques, qui ont pris de
notre temps un si large essor, ne pouvaient manquer de reven-
diquer, elles aussi, une place de plus en plus considérable au

Collège de France. La *Philosophie* proprement dite, l'*Histoire de la Philosophie*, le *Droit de la nature et des gens* furent représentés, pendant la plus grande partie du XIXe siècle, comme ils l'avaient été antérieurement déjà, par deux ou trois chaires. Les principaux titulaires furent JOUFFROY (1832-1837), BARTHÉLEMY SAINT-HILAIRE (1838-1852), ADOLPHE FRANCK (1856-1887), CHARLES LÉVÊQUE (1851-1894). En 1887, fut créée une chaire spéciale pour l'*Histoire de la Philosophie moderne*, qui devint un peu plus tard, pour GABRIEL TARDE, *Philosophie moderne*. On y ajouta, en 1888, l'enseignement tout à fait nouveau de la *Psychologie expérimentale et comparée*, qui fut inauguré par TH. RIBOT. Ainsi se marquaient les tendances de la recherche philosophique contemporaine et son alliance avec les sciences biologiques et sociologiques. — L'économie politique, la sociologie se développaient parallèlement. Dès 1831, était instituée, pour JEAN-BAPTISTE SAY, une chaire d'*Économie politique*, qui fut occupée, après lui, par ROSSI (1834-1840), par MICHEL CHEVALIER (1840-1879), par PAUL LEROY-BEAULIEU (1879-1916). En 1831 également, commençait avec LERMINIER (1831-1849) l'enseignement de l'*Histoire des législations comparées*, qui fut continué brillamment par ÉDOUARD LABOULAYE (1849-1883), prédécesseur immédiat du titulaire actuel. Une chaire d'*Histoire des doctrines économiques*, créée en 1871 pour ÉMILE LEVASSEUR, fut transformée, sur sa demande, en chaire d'enseignement des *Faits économiques et sociaux*. C'est le titre qu'elle porte, aujourd'hui encore. Dans le même ordre d'études, d'importants accroissements se sont produits avec la chaire de *Philosophie sociale*, instituée en 1897, avec celle d'*Histoire du travail*, fondée en 1907 par la Ville de Paris, avec celle de *Sociologie et Sociographie musulmanes*, due au Gouvernement général de l'Algérie ainsi qu'aux protectorats de la Tunisie et du Maroc. En outre, le dernier tiers du XIXe siècle a donné successivement au Collège de France trois enseignements importants : l'*Esthétique et Histoire de l'Art* (1878), l'*Histoire des Religions* (1880), l'*Histoire des Sciences* (1892). Mentionnons, parmi ceux qui ont occupé ces chaires, EUGÈNE GUILLAUME pour l'*Esthétique*, ALBERT et JEAN RÉVILLE pour l'*Histoire des religions*, PIERRE LAFFITTE et WYROUBOFF pour l'*Histoire des Sciences*. Un cours complémentaire d'*Assu-*

rances sociales fondé en 1910 par M. Mayen, a été remplacé en 1917 par un cours de *Prévoyance et Assistance sociale*, dû à la ville de Paris et au département de la Seine.

Les Sciences proprement dites. — Si nous passons aux sciences mathémathiques, physiques et naturelles, nous assistons à une évolution analogue.

Les Mathématiques. — A l'ancien enseignement des mathématiques, qui remontait au xvi⁰ siècle, on voit s'ajouter en 1768 l'*Astronomie*, professée par J. DE LALANDE jusqu'en 1807, par DELAMBRE (1807-1822); puis, en 1856, l'astronomie est transformée en *Mécanique céleste*, pour SERRET, et, plus tard, dédoublée en *Mathématiques*, d'une part, et *Mathématique analytique et Mécanique céleste*, de l'autre Cette dernière chaire fut attribuée à MAURICE LÉVY.

La Chimie et l'Histoire naturelle. — La chaire de *Chimie et Histoire naturelle*, fondée en 1774, représentait, par son titre même, une fusion qui ne pouvait pas correspondre longtemps à l'état de la science. Dès 1800, l'*Histoire naturelle*, séparée de la chimie, était attribuée à CUVIER, qui en garda le titre jusqu'à sa mort, en 1832. La chaire de *Chimie*, désormais indépendante, était donnée à VAUQUELIN (1801-1804), puis à THÉNARD (1804-1845). En 1845, elle se spécialisait sous le titre de *Chimie minérale*; et elle eut alors, pour titulaires successifs, PELOUZE (1845-1850), BALARD (1851-1876), SCHUTZENBERGER (1876-1897). Une seconde chaire, attribuée à la *Chimie organique*, fut instituée en 1865, pour MARCELLIN BERTHELOT, qui l'a occupée glorieusement jusqu'à sa mort, en 1907. Ces quelques noms permettent de dire que l'histoire de la chimie, au xix⁰ siècle, est étroitement associée à celle du Collège de France.

De son côté, la chaire d'*Histoire naturelle*, dont ÉLIE DE BEAUMONT avait hérité à la mort de Cuvier, fut à son tour dédoublée en 1837. Le grand géologue ne garda pour lui que l'enseignement de l'*Histoire naturelle des corps inorganisés* (1837-1874), dans lequel il eut pour successeurs SAINTE-CLAIRE DEVILLE, puis FOUQUÉ et MICHEL-LÉVY. Leur chaire est devenue aujourd'hui celle de *Géologie*. La seconde chaire fut consacrée à l'*Histoire naturelle des corps organisés*; elle eut pour titulaires DUVERNOY, puis FLOURENS (1855-1867) et MAREY (1869-1904). Elle porte aujourd'hui le titre de *Physiologie comparée*. A côté d'elle, ont été successivement institués les enseignements : d'*Embryogénie comparée* (1844), où se distinguèrent Coste et Balbiani; d'*Anatomie générale* (1875), transformé depuis en *Histologie comparée*; de *Pathologie générale et comparée*, professée par Charrin (1903-1907), et transformée depuis en *Biologie générale*. En outre, un cours complémentaire de *Protistologie pathologique* a été fondé en 1913 par MM. Guynèt, Fondère et Tréchot, au nom de plusieurs compagnies coloniales de l'Afrique française.

La Physique. — Le développement de l'enseignement de la Physique n'est pas moins significatif. En 1769, l'ancienne chaire de *Philosophie grecque et latine* est transformée en chaire de *Physique générale* et attribuée à Cousin, qui l'occupe jusqu'en 1800. Il y eut pour successeur le célèbre Biot, physicien et mathématicien à la fois (1801-1809). Pendant ce temps, une chaire de *Physique expérimentale* avait été créée en 1786 et fut occupée par Lefèvre-Gineau jusqu'en 1824. Après lui, les deux enseignements sont réunis sous le titre de *Physique générale et expérimentale*. Les titulaires furent André-Marie Ampère (1824-1836), Savart (1836-1841), H. V. Regnault (1841-1871), Mascart (1872-1908). Mais à partir de 1871, le Collège fut doté, en outre, d'une chaire de *Physique générale et mathématique*, dont le premier titulaire a été Joseph Bertrand (1871-1900). Ce double enseignement subsiste aujourd'hui[1].

1. Les enseignements donnés au Collège de France sont actuellement les suivants :
I. Sciences Mathématiques Physiques et Naturelles. — *Mathématiques* (Humbert). — *Mécanique analytique et mécanique céleste* (Hadamard). — *Physique générale et mathématique* (Brillouin). — *Physique générale et expérimentale* (Langevin). — *Chimie minérale* (Matignon). — *Chimie Organique* (Jungfleisch). — *Biologie générale* (Gley). — *Histologie comparée* (J. Nageotte). — *Physiologie comparée (Histoire naturelle des corps organisés)* (Franck). — *Embryogénie comparée* (Henneguy). — *Médecine* (D'Arsonval, Bordas, suppléant). — *Géologie* (Cayeux).
II. Sciences Philosophiques et Sociologiques. — *Philosophie moderne* (Bergson). — *Psychologie expérimentale et comparée* (Pierre Janet). — *Esthétique et histoire de l'art* (G. Lafenestre). — *Philosophie sociale* (Jean Izoulet). — *Économie politique* (Paul Leroy-Beaulieu). — *Histoire des législations comparées* (Jacques Flach). — *Enseignement et étude des faits économiques et sociaux* (Marion). — *Histoire du travail* (G. Renard). — *Géographie humaine* (J. Brunhes). — *Histoire des religions* (Loisy). — *Sociographie et sociologie musulmanes* (Alfred Le Chatelier).
III. Sciences Philologiques et Archéologiques. — *Grammaire comparée* (Meillet). — *Philologie et archéologie égyptiennes* (G. Bénédite, suppléant). — *Philologie et archéologie assyriennes* (Fossey). — *Épigraphie et antiquités sémitiques* (Clermont-Ganneau). — *Langue et littérature arabes* (Casanova). — *Langue et littérature sanscrites* (Sylvain Lévi). — *Langues et littératures chinoises et tartares-mandchoues* (Chavannes). — *Langues, histoire et archéologie de l'Asie centrale* (Pelliot). — *Langue*

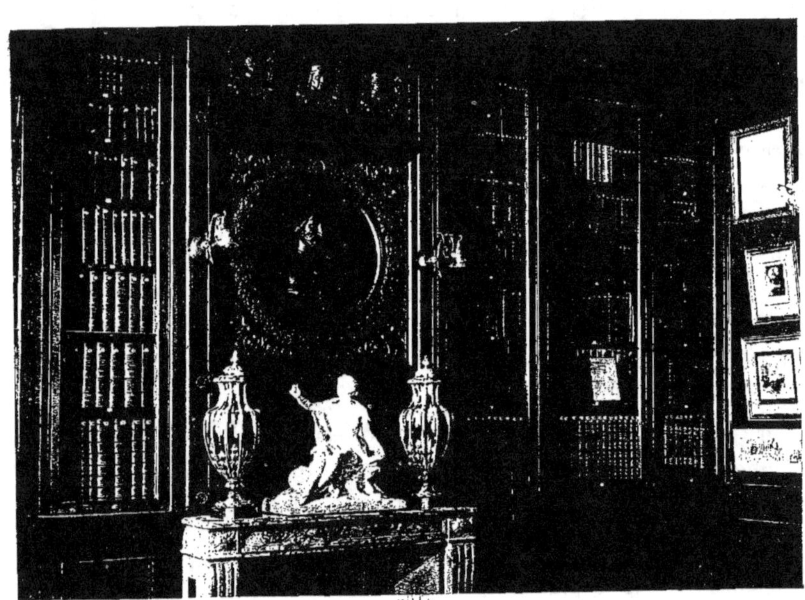

CHEMINÉE DE LA SALLE DU CONSEIL
Au-dessus, le buste de François Ier.

IV. **Caractère propre du Collège de France.** — De cette revue sommaire il ressort que le Collège de France a servi souvent, selon l'esprit de son royal fondateur, à des enseignements nouveaux, qui n'avaient pas encore reçu ailleurs droit de cité. C'est ce qui a fait dire à Ernest Renan qu'il était spécialement destiné à la science « en voie de se faire ». Définition intéressante et suggestive, qui convient à certains moments de son évolution, mais qui ne doit pas être prise en un sens rigoureux. Elle impliquerait, en effet, si on lui donnait une valeur absolue, d'une part, qu'il y aurait ailleurs une science toute faite, ce qui est de moins en moins admissible; et, d'autre part, que le Collège ne devrait jamais enseigner ce qui a été une fois reconnu, en dehors de lui, comme matière d'enseignement officiel.

En réalité, son rôle propre est surtout déterminé par deux faits essentiels. D'abord, il se recrute sans condition de grades; et, par là, il lui est possible d'appeler à lui des savants qui ne sont pas des professeurs de carrière, mais qui se sont signalés par des découvertes, par des vues personnelles, par des travaux originaux. Ce qui est nécessaire seulement, c'est qu'on soit en droit d'attendre d'eux, dans le domaine de leurs recherches propres, des résultats nouveaux. En second lieu, il ne prépare à aucun examen, et, par conséquent, ses enseignements ne sont assujettis à aucun programme. Nulle part, la recherche scientifique ne jouit d'une indépendance aussi large. De plus en plus, cette liberté est devenue sa loi, parce qu'elle est sa raison d'être; et, de plus en plus aussi, elle a modelé son organisation, ainsi qu'on va le voir.

V. **Organisation du Collège de France : Les professeurs.** — N'étant

et littérature grecques (M. Croiset). — *Épigraphie et antiquités grecques* (Foucart). — *Philologie latine* (L. Havet). — *Histoire de la littérature latine* (P. Monceaux). — *Épigraphie et antiquités romaines* (Cagnat). — *Numismatique de l'Antiquité et du Moyen Age* (Babelon). — *Langues et littératures celtiques* (Loth). — *Langues et littératures de l'Europe méridionale* (Morel-Fatio). — *Langues et littératures d'origine germanique* (Chuquet). — *Langues et littératures d'origine slave* (L. Léger). — *Histoire et antiquités nationales* (Camille Jullian). — *Langue et littérature françaises du Moyen Age* (J. Bédier). — *Langue et littérature françaises modernes* (Abel Lefranc). — *Histoire de l'Afrique du Nord* (Gsell).

Cours complémentaires. — *Antiquités américaines* (Capitan). — *Mathématiques* (Fondation Peccot) (N...). — *Assurances sociales* (Fuster). — *Histoire et Philologie indo-chinoises* (Finot). — *Protistologie pathologique* (Nattan-Larrier).

pas enfermé dans un cycle d'études invariables, le Collège de France n'a plus, en principe, de chaires permanentes. Selon que les sciences diverses se modifient et selon que se produisent des hommes aptes à les faire progresser, les enseignements anciens y peuvent disparaître ou se transformer, des enseignements nouveaux peuvent y être institués.

Les crédits dont le Collège est doté par le budget de l'État, au chapitre du personnel, correspondent à la somme des traitements d'un nombre déterminé de professeurs. Ce nombre est actuellement de quarante. Chaque fois qu'un de ces traitements devient disponible par retraite, démission ou décès d'un titulaire, l'assemblée des professeurs est appelée, de droit, à proposer au ministre l'affectation nouvelle du crédit qui se trouve ainsi sans emploi. Elle peut demander le maintien de l'enseignement dont le titulaire vient de disparaître ; elle peut, si elle le juge préférable, inviter le ministre à y substituer un enseignement différent. Dans un cas comme dans l'autre, dès que sa proposition est acceptée, elle désigne, selon les formalités réglementaires, deux candidats, l'un en première ligne, l'autre en seconde ; et, comme il a été dit plus haut, elle n'est liée, dans cette désignation, par aucune condition de grade. L'Académie compétente propose, de son côté, une double candidature. Il appartient au ministre de choisir, entre les candidats proposés, le futur professeur, lequel est nommé par un décret du chef de l'État. A côté des chaires rétribuées par l'État, il existe au Collège, comme on l'a vu tout à l'heure, plusieurs chaires dues à des fondations particulières. La nomination des professeurs appelés à les occuper se fait d'ailleurs dans les mêmes formes.

Dans la pratique, sans doute, la liberté de transformation, qui est un élément constitutif de l'institution du Collège, ne saurait être absolue. Il arrive qu'on juge nécessaire de conserver un enseignement existant si, par exemple, cet enseignement n'existe pas ailleurs. Ou bien encore, lorsqu'il s'agit de fondations particulières, l'assemblée peut se trouver liée par les conditions que le fondateur a imposées. Ce sont là des exceptions, comme il s'en rencontre partout. La tendance actuelle est de les rendre de plus en plus rares. Elles le sont assez, dès à présent, pour ne pas gêner sérieusement la faculté que possède le Collège de se prêter à tous les changements utiles.

Les Enseignements, missions, travaux et recherches. — Dans l'enseignement aussi prédomine le même principe de liberté. Chaque professeur choisit, d'année en année, le sujet de son cours dans le domaine scientifique qui lui est propre, et, généralement, dans l'ordre particulier de recherches auxquelles il s'applique personnellement. Il le soumet à l'approbation de l'Assemblée du Collège, en faisant connaître simultanément combien de leçons il a l'intention de faire. Aucun règlement formel n'en fixe le nombre; on a pensé justement qu'il devait dépendre du sujet à traiter. Un usage, variable selon la nature des enseignements, s'est cependant établi à cet égard, et le contrôle de l'Assemblée sert surtout à en assurer le maintien.

De même que les matières enseignées, les formes de l'enseignement sont diverses : leçons plus ou moins accessibles à tout public instruit, cours dont la spécialité exige des auditeurs déjà initiés, conférences de laboratoires à l'usage des élèves qui sont admis à y travailler, excursions scientifiques, etc. Quelle qu'en soit la forme, ces enseignements ont pour règle commune de viser au développement de la science. La simple vulgarisation en est exclue. Les professeurs s'accordent à prendre pour point de départ ce qui est connu et se proposent toujours d'y ajouter quelques éléments nouveaux : faits d'expérience, documents inédits ou éclaircissements personnels, vues ou interprétations propres, analyses plus exactes ou synthèses plus suggestives. Il est entendu, au reste, que cet enseignement même n'est que l'une des formes extérieures de leur activité scientifique, laquelle se traduit aussi bien, et quelquefois mieux, par des publications savantes, par des missions, par les travaux divers qu'ils font eux-mêmes ou qu'ils dirigent.

C'est pourquoi aux leçons proprement dites peuvent s'adjoindre les directions données aux recherches individuelles qui se font dans les divers laboratoires. Bien entendu, ces recherches comportent toujours, de la part de ceux qui les font auprès des professeurs, un travail personnel et vraiment scientifique. Il ne s'agit, en aucun cas, de préparation aux examens universitaires, exception faite pour les doctorats, qui ne sont pas assujettis à des programmes. Elles sont surtout l'affaire des chercheurs, déjà engagés dans une voie déterminée, qui viennent demander les conseils de savants connus, se familiariser avec leurs méthodes, profiter de leurs suggestions et des ressources spéciales qu'ils ont pu réunir. Si cette sorte de collaboration s'est établie plus fréquemment auprès des professeurs de sciences physiques, chimiques et naturelles, qui disposent de laboratoires spéciaux, elle n'est pas restreinte cependant à certains ordres de recherches savantes. Celles qui se rapportent à la philologie, à l'histoire, à la géographie, aux sciences philosophiques, économiques et sociales, peuvent, aussi bien que les autres, trouver au Collège de France accueil favorable et conseils utiles.

Les Certificats. — Les cours du Collège étant ouverts à tous, il n'y a ni immatriculation ni droits à payer. L'accès des salles d'enseignement est entièrement libre. Toutefois, les auditeurs peuvent, s'ils le désirent, faire constater qu'ils ont suivi tel ou tel cours. En ce cas, ils doivent, au début du cours, se présenter au professeur et se faire inscrire par l'appariteur de service; ils peuvent, dans ces conditions, obtenir, à la fin du cours, un certificat d'assiduité signé par le professeur et l'Administrateur. Ceux qui veulent travailler sous la direction d'un professeur doivent s'entendre directement avec lui et, s'il s'agit d'un travail de laboratoire, prendre à leur charge les frais de leurs expériences personnelles. Ils peuvent obtenir un certificat de recherches, signé du professeur et de l'Administrateur, sans préjudice de mentions ou récompenses spéciales, décernées éventuellement par le Collège à des travaux particulièrement méritoires.

La Publicité. — Le Collège est ouvert depuis le 1er décembre jusqu'au 30 juin. Les programmes et les heures des divers cours sont annoncés par une affiche générale, publiée en octobre, qui fait connaître aussi la date particulière d'ouverture de chaque cours. En outre, un *Annuaire*, publié chaque année vers la même date, donne des résumés des cours de l'année écoulée, les programmes des nouveaux cours, une chronique du Collège, les noms et adresses des professeurs.

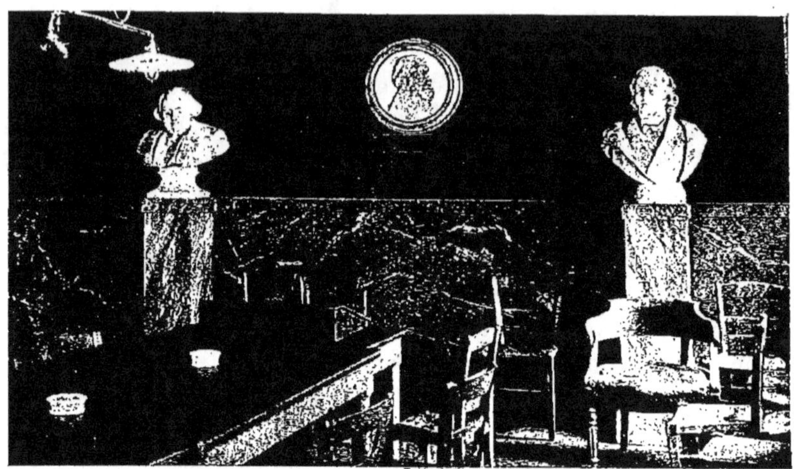

UNE SALLE DE COURS : LA SALLE DES LANGUES

Là ont enseigné Burnouf, Gaston Paris et Renan, dont on voit les portraits de droite à gauche.

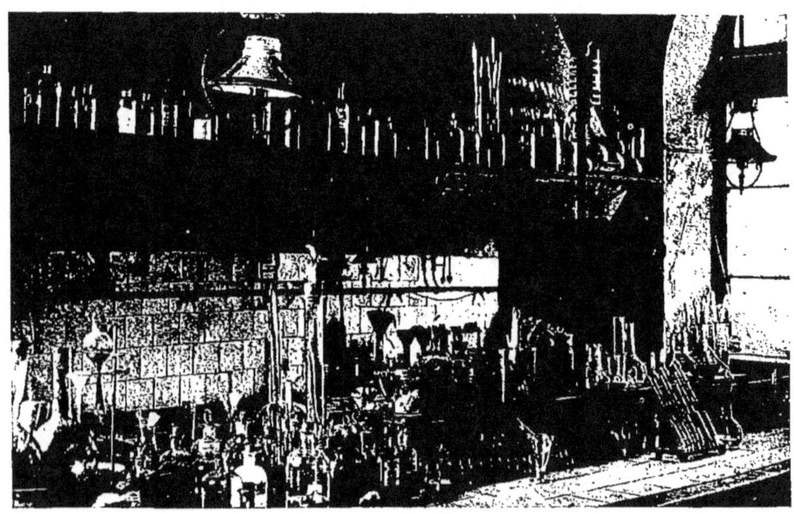

LE LABORATOIRE DE BERTHELOT

Cette modeste petite salle doit disparaître dans les travaux de réfection du Collège.

L'Administration. — Au point de vue administratif, le Collège de France ne fait pas partie de l'Université de Paris. Il relève directement du Ministre de l'Instruction publique. C'est à l'Assemblée des professeurs qu'appartiennent toutes les décisions relatives aux intérêts généraux de l'établissement. L'exécution de ces décisions et la direction du service intérieur sont confiées à un Administrateur. Celui-ci doit être pris parmi les professeurs. Il est présenté par ses collègues et nommé pour trois ans par décret du Président de la République, sur la proposition du Ministre. Il préside l'Assemblée, dont le bureau comprend, à côté de lui, un vice-président, nommé selon les mêmes règles, et un Secrétaire annuel de l'Assemblée, choisis l'un et l'autre parmi les professeurs[1].

Il y a en outre, au Collège, un secrétariat, dont le titulaire est le Secrétaire du Collège de France. Il est chargé, sous l'autorité de l'Administrateur, de la gestion financière, de la correspondance, de la garde des archives et de la bibliothèque, de tout le service administratif. C'est à lui que le public doit s'adresser pour les demandes de renseignements, pour les communications diverses, et, en général, pour toutes les affaires qu'il peut avoir à traiter avec l'établissement.

VI. Bâtiments; salles de cours; laboratoires; bibliothèques. — En ce qui concerne l'installation matérielle, les événements de 1914 ont retardé la réalisation des réfections et des agrandissements qui sont depuis longtemps devenus indispensables et dont les projets étaient déjà arrêtés.

Le bâtiment principal, en façade sur la place Marcellin Berthelot et le square de la rue des Écoles, est un édifice d'une assez belle ordonnance classique, datant du XVIIe et du XVIIIe siècle. Il comprend un corps de bâtiment central avec deux ailes en équerre, qui encadrent la cour d'honneur, fermée par une grille et par une porte monumentale à fronton sculpté. Le plan d'ensemble de ces cons-

---

1. Voici, à titre de renseignement historique, la liste des administrateurs du Collège, depuis l'institution de ce titre :
Lefèvre-Gineau (1800-1823), Sylvestre de Sacy (1823-1838), Thénard (1838-1840), Letronne (1840-1848), Barthélemy Saint-Hilaire (1848-1852), de Portets (1852-1853), Rinn (1853-1854), Stanislas Julien (1854-1873), Laboulaye (1873-1883), Ernest Renan (1883-1892), Gaston Boissier (1892-1894), Gaston Paris (1894-1903), Levasseur (1903-1911).

tructions procède de celui qui fut adopté sous Henri IV, mais simplifié de beaucoup sous ses successeurs. Au fond, en face de la grille, sous le pavillon de l'horloge, un passage, dont l'entrée est décorée, à droite et à gauche, des statues de Guillaume Budé et de Champollion, donne accès à une cour intérieure, où ne se trouvent actuellement que deux laboratoires, mais où doivent être construits de nouveaux amphithéâtres.

Dans l'aile, que l'on voit, à droite de la cour d'honneur en entrant par la grille, s'ouvre un vestibule à colonnes, où se tiennent les appariteurs de service. On y remarque un charmant groupe en marbre blanc, représentant François Ier, fondateur du Collège, et sa sœur, Marguerite de Valois; c'est l'œuvre du sculpteur Guillaume, qui fut professeur d'esthétique au Collège. Près de ce groupe, des plaques de marbre rouge portent, inscrits, les noms des bienfaiteurs de la maison. Autour du vestibule, sont rangés, sur des piédestaux, quelques bustes d'anciens professeurs.

Au-delà du vestibule, toujours sur la droite, on trouve des bâtiments d'un autre style, construits au xixe siècle. Ils comprennent d'abord deux ailes, où sont des salles de cours. Elles encadrent une jolie cour, ornée de deux massifs de verdure, devant lesquels se détachent deux gracieuses statues allégoriques. Le quatrième côté est formé par un élégant portique à colonnes, qui établit la communication entre les deux ailes; en le traversant et en descendant quelques marches, on se trouve dans une petite cour dallée, resserrée entre deux pavillons, où sont des laboratoires et d'autres salles de cours. Elle est fermée par une grille, donnant sur la rue Saint-Jacques, en face des bâtiments latéraux de la Sorbonne. De chaque côté de cette cour, dans des niches, sont rangés quelques bustes d'anciens lecteurs royaux du xvie siècle, et, au-dessous, sur des plaques de marbre, se lisent les noms d'un certain nombre de professeurs, avec des dates, dont l'exactitude malheureusement laisse à désirer.

Si l'on revient maintenant à la place Marcellin Berthelot, on voit, sur la gauche du bâtiment principal, contre l'aile qui ferme de ce côté la cour d'honneur, une annexe, consistant en vieilles maisons, qui enferment une assez grande cour intérieure. Acquises

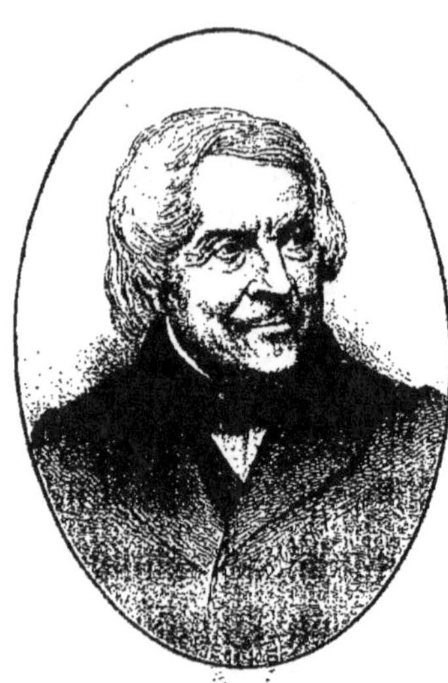

MICHELET (1798-1874)

Il a enseigné au Collège de France de 1838 à 1849.

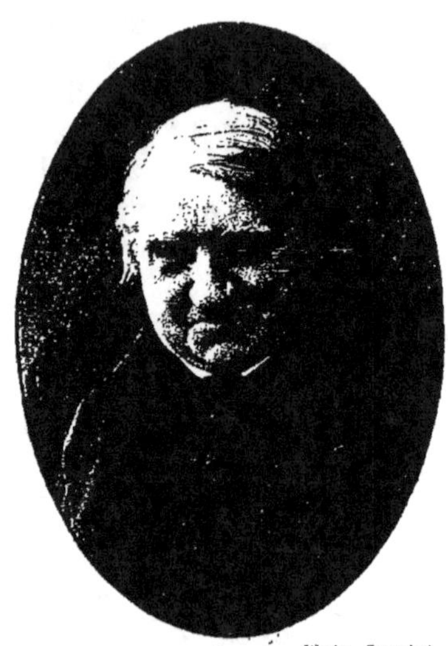

Photo Gerschel.

RENAN (1823-1892)

Administrateur du Collège de France de 1884
à sa mort.

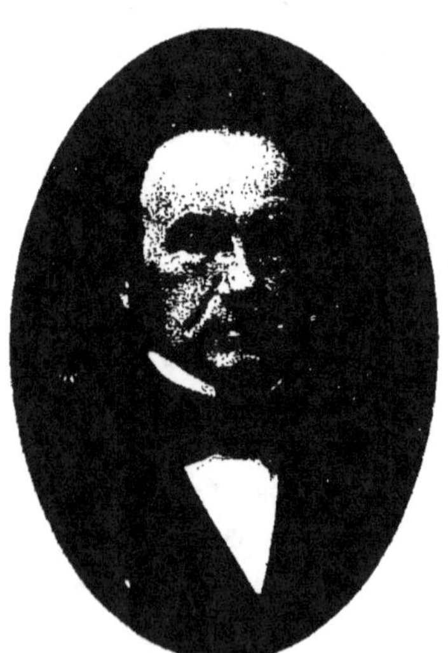

Photo P. Petit

CLAUDE BERNARD (1813-1878)

C'est dans son laboratoire du Collège de France
qu'il a fait ses principales découvertes.

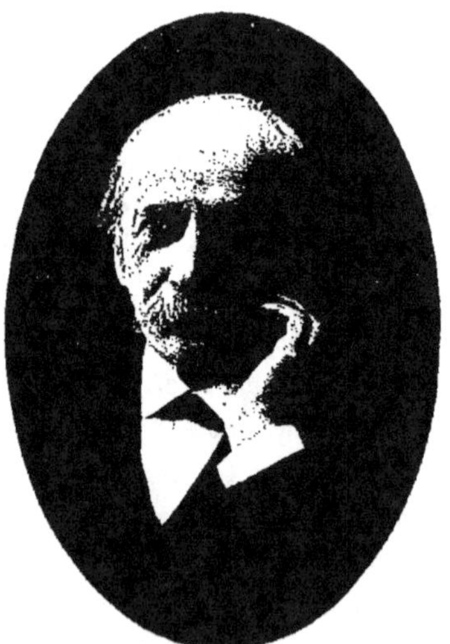

Photo Manuel

BERTHELOT (1827-1907)

Il a occupé au Collège de France la chaire
de chimie organique de 1865 à sa mort.

successivement et aménagées tant bien que mal pour leur destination nouvelle, elles sont aujourd'hui fort délabrées. Là, sont les laboratoires de Chimie minérale, d'Histologie comparée, et d'autres qui relèvent de l'École des Hautes-Études. Toute cette partie du Collège, sans caractère architectural, ne doit être considérée que comme une installation aujourd'hui condamnée, dont il ne subsistera rien après l'exécution des travaux projetés.

Laboratoires et Salles de cours. — Dans ces divers bâtiments, sont logés onze laboratoires du Collège et huit laboratoires de l'École des Hautes-Études, rattachés ou réunis à ceux du Collège. Presque tous sont encore aménagés dans des conditions plus ou moins défectueuses. Ce sont, pour le Collège, les laboratoires de *Physique générale et expérimentale*, de *Physique générale et mathématique*, de *Chimie minérale*, de *Chimie organique*, de *Médecine*, de *Biologie générale*, de *Géologie*, de *Physiologie comparée*, d'*Embryogénie comparée*, d'*Histologie comparée*, de *Phonétique expérimentale*; et, pour l'École des Hautes-Études, ceux de *Chimie organique*, *Histologie*, *Physique biologique*, *Cytologie*, *Physiologie*, *Médecine expérimentale*, *Géologie*, *Hygiène expérimentale*. Comme dépendances du Collège, il faut ajouter le beau laboratoire de Nogent-sur-Marne, affecté à la Physique médicale; puis la *Station physiologique du Parc des Princes* à Boulogne-sur-Seine, où doit être construit le laboratoire de *Protistologie pathologique*; la *Station de recherches* de Meudon, consacrée à la Chimie et à la Physique végétales; enfin le laboratoire de *Zoologie et Physiologie maritimes* situé à Concarneau (Finistère). C'est aussi au Collège de France qu'a son siège l'*Institut d'Hydrologie et de Climatologie*, créé par arrêté du 5 mars 1913, et duquel dépendent les laboratoires de *Physique hydrologique* et d'*Hygiène hydrologique*, annexes du laboratoire de médecine.

Le Collège de France ne possède actuellement que 10 amphithéâtres ou salles de cours. Deux de ces amphithéâtres (n⁰ˢ 1 et 9) et une de ces salles (n° 2) sont réservés exclusivement à la Chimie et à la Physique; deux autres amphithéâtres (n° 6 et n° 7) à la médecine et à la physiologie comparée. Ils se trouvent, en effet, enclavés dans les laboratoires affectés à ces diverses sciences. Il ne reste donc, pour les autres cours, devenus si nombreux, que trois amphithéâtres (n°ˢ 3, 5, 8) et deux petites salles (3*bis* et 4). Le plus grand amphithéâtre ne peut guère contenir normalement plus de 500 personnes. Un tel état de choses est loin de répondre à l'accroissement que le Collège a pris dans le cours du xixᵉ siècle. Il rend absolument urgents les agrandissements qui allaient être commencés en 1914 et qui ont été différés par suite des nécessités de la guerre.

Bibliothèque. — Outre les bibliothèques spéciales des laboratoires, appropriées aux sciences auxquelles ils sont affectés, le Collège possède une bibliothèque commune, composée d'environ 20 000 volumes et qui se serait accrue considérablement dans ces dernières années, si elle ne se trouvait limitée par le manque d'espace et de personnel. Les conditions actuelles en rendent l'usage malaisé pour les professeurs eux-mêmes et ne permettent pas d'en accorder l'accès aux personnes étrangères. Le classement même des ouvrages souffre de cet état de choses. Pour les mêmes raisons, il n'a pas été possible jusqu'ici d'exposer en bonne place certaines collections appartenant à l'établissement, ni d'y constituer celles qui manquent encore.

VII. Projets d'agrandissement. — En vue de l'agrandissement et de la réfection des bâtiments du Collège, un plan a été dressé dès 1913 par M. l'architecte Garhardt. Pour le réaliser, l'État s'est déjà rendu acquéreur d'immeubles et de terrains confinant aux bâtiments actuels. Les travaux doivent être entrepris aussitôt que les circonstances le permettront. Ils auront pour résultat, en doublant la superficie utilisable, de doter l'établissement des laboratoires et des amphithéâtres qui lui manquent aujourd'hui.

L'installation du Collège deviendra ainsi digne de sa renommée. Elle lui permettra de se prêter aisément aux recherches, aux travaux, aux enseignements dont il a la charge et, par conséquent, de rendre tous les services qu'on est en droit d'attendre de ses professeurs dans le développement futur de la France.

CHAPITRE II

LE MUSÉUM NATIONAL D'HISTOIRE NATURELLE

Par Edmond PERRIER
Directeur.
Membre de l'Académie des Sciences.

I. Origine du Muséum. — Le Muséum national d'histoire naturelle est le résultat de l'évolution d'un établissement d'abord modeste, le *Jardin Royal des Plantes médicinales*, plus connu sous le nom de *Jardin du Roi*, fondé en 1627 par un édit de Louis XIII, à l'instigation de son médecin Fagon et surtout de Guy de Labrosse. De même que le Collège de France avait été fondé par François Ier pour contre-balancer le dogmatisme de la Sorbonne, le Jardin du Roi avait été institué pour apprendre aux étudiants en médecine à connaître et à préparer les drogues dont ils auraient à se servir, et compléter ainsi l'enseignement théorique de la Faculté de médecine. Ces deux établissements ont évolué côte à côte en tant qu'établissements d'avant-garde pour ainsi dire, enseignant non pas tant ce qui est acquis, que ce qu'on est en train d'acquérir, non pas tant la Science faite que celle qui se fait.

Le Jardin du Roi demeura longtemps placé sous l'autorité du premier médecin du roi. On y enseignait la chimie, la physique, la botanique, l'anatomie; mais on y faisait aussi des découvertes, celle, par exemple, de la sexualité des plantes, due à Sébastien Vaillant et qui rendit possible la classification des végétaux de Linné. On y cultivait les plantes médicinales indigènes ou exotiques et Tournefort s'y illustrait par ses études de botanique. L'établissement prit rapidement assez d'importance pour être confié à un intendant indépendant des médecins royaux. Le premier de ces intendants fut Cisternay du Fay, le physicien qui imagina la théorie des deux électricités. Il fit construire les premières serres, mais son règne fut court; heureusement, se sentant mourir, il avait désigné pour son successeur le jeune comte de Buffon, alors plus mathématicien et physicien que naturaliste. Buffon trouva parmi ses collaborateurs les de Jussieu, véritables fondateurs de la botanique et le jardinier de premier ordre Thouin ; il introduisit parmi eux Daubenton et plus tard Lamarck. Son administration dura près d'un demi-siècle.

La mort de Buffon (16 avril 1788) coïncida avec le début de la Révolution française. Il fut momentanément remplacé par La Billiardière, puis par Bernardin de Saint-Pierre. Mais bientôt, sur un projet de Lamarck, adopté par les officiers du Jardin du Roi et soutenu devant la Convention par Lakanal, un décret de juin 1793 transforma le Jardin du Roi en un *Muséum national d'histoire naturelle*, ayant pour objet : « l'enseignement des Sciences naturelles dans toute leur étendue et spécialement dans leurs applications à l'agriculture, au commerce et aux arts. » Ce fut pour l'établissement qu'avait illustré Buffon une extension considérable d'attributions et un coup de fouet qui suscita de rapides progrès.

L'établissement comprenait huit chaires ayant pour objet : la Chimie, la Physique, la Minéralogie, la Culture, la Botanique, l'Histoire naturelle des Invertébrés, celle des Poissons et des Reptiles, celle des Oiseaux et des Mammifères. Elles eurent pour titulaires : Daubenton, Thouin, de Jussieu, Lamarck, Lacépède et Geoffroy Saint-Hilaire qui bientôt appela Cuvier. Ces noms suffisent à expliquer la réputation glorieuse qu'acquit promptement la création nouvelle de la Convention. Depuis, bien d'autres ont maintenu et étendu cette réputation : il suffit de citer Alexandre et Adolphe Brongniart, Isidore Geoffroy Saint-Hilaire, Cordier, René-Just Haüy, de Blainville, Henri et Alphonse Milne-Edwards, Chevreul, Constant et Auguste Duméril, Joseph Decaisne, Armand de Quatrefages, Émile Blanchard, de Lacaze-Duthiers, Alcide d'Orbigny, Daubrée, Albert Gaudry, Antoine, Edmond et Henri Becquerel, Frémy, Flourens, Claude Bernard, Chauveau, Bouley, etc., etc., et de rappeler qu'à ces noms se rattachent la création de la paléontologie végétale, de la cristallographie, de la Classification naturelle des animaux et des plantes, de la paléontologie animale, de l'anthropologie ainsi que des révolutions profondes dans les conceptions de l'embryogénie, de l'anatomie comparée et de la phy-

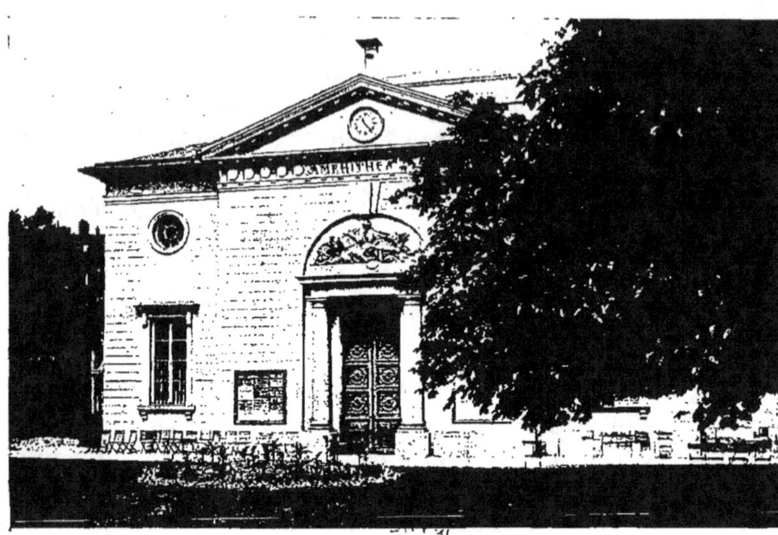

L'AMPHITHÉATRE DE BUFFON

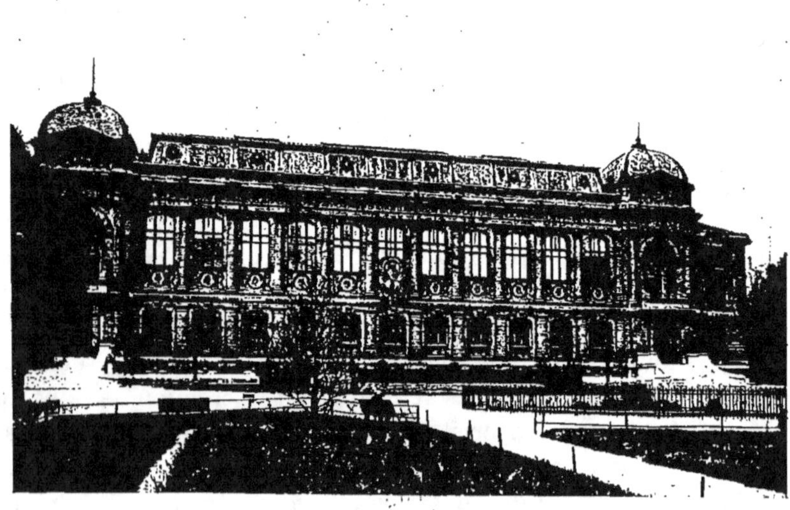

LA GALERIE DE ZOOLOGIE

siologie, et en dernier lieu, la découverte de la radio-activité de la matière, préparée et réalisée par la dynastie des Becquerel.

II. **Organisation actuelle du Muséum**. — Depuis 1793, l'organisation du Muséum national d'Histoire naturelle n'a subi que des modifications de détail, mais tous ses services ont présenté une extension considérable. Ils comprennent :

1° Des collections de zoologie, de botanique, de minéralogie, d'anatomie comparée, de paléontologie, de roches ;

2° Une ménagerie de mammifères, d'oiseaux, de reptiles, de batraciens et des aquariums pour les poissons ;

3° Un jardin botanique et de vastes serres ;

4° Des laboratoires d'enseignement et de recherches ;

5° Une bibliothèque

6° Un laboratoire maritime à Saint-Vaast-la-Hougue (Manche) ;

7° Un laboratoire colonial ;

8° Des laboratoires annexes relevant de l'École pratique des Hautes Études et subventionnés par les Colonies.

Ces divers services sont respectivement rattachés soit aux chaires d'enseignement, soit à la direction.

Les chaires d'enseignement sont au nombre de 18 [1] :

L'enseignement est public et gratuit. Il est délivré des cartes permanentes, permettant l'accès, dans toutes les parties du Muséum ouvertes au public, aux auditeurs qui se sont fait inscrire et dont une certaine assiduité aux leçons est établie par leur signature sur un registre ouvert à la porte de la salle des cours.

Aucun programme n'est imposé aux professeurs. Dans les limites des matières ressortissant à leur chaire, ils peuvent choisir chaque

---

1. Les titres en sont les suivants :

1° *Anatomie comparée des animaux* (Edmond Perrier). — 2° *Physiologie générale* (Dr Lapicque). — 3° *Paléontologie animale* (Marcellin Boule). — 4° *Anthropologie* (Dr Verneau). — 5° *Zoologie : Mammifères et Oiseaux* (Dr Trouessart). — 6° *Zoologie Reptiles et Poissons* (Dr Louis Roule). — 7° *Entomologie* (L.-E. Bouvier). — 8° *Malacologie* (Dr Louis Joubin). — 9° *Vers et Crustacés* (N.). — 10° à 14° *Botanique : Phanérogames* (Lecomte); *Cryptogames* (Louis Mangin); *Culture* (Costantin) ; *Anatomie et physiologie végétales* (N.); *Physique végétale* (Louis Maquenne). — 15° *Géologie* (Stanislas Meunier). — 16° *Minéralogie* (Eugène Lacroix). — 17° *Physique appliquée à l'histoire naturelle* (Jean Berquerel). — 18° *Chimie appliquée à l'histoire naturelle* (N...).

Il existe en outre deux cours de dessin, un pour les animaux (L. Millet), un pour les plantes (Madeleine Lemaire).

année le sujet qui leur paraît le plus intéressant et qui porte généralement soit sur des recherches nouvelles faites en dehors d'eux, soit sur leurs propres travaux. Rien ne les empêche du reste de donner un enseignement didactique qui est naturellement plus fouillé, plus détaillé que tout autre, en raison de l'étendue limitée du chapitre de la science envisagé dans chaque chaire et des moyens de l'illustrer que donnent les collections. Ces leçons se distinguent donc nettement de celles qui sont professées dans les Universités et qui doivent aboutir à la collation d'un grade. Elles visent surtout à la formation de naturalistes et s'adressent à des hommes désireux de s'instruire sur tous les détails de science, et notamment à des professeurs soucieux d'acquérir des notions précises sur le mouvement scientifique.

Les laboratoires sont ouverts aux naturalistes qui demandent aux professeurs d'y être admis pour y effectuer des travaux originaux. En outre, huit bourses de doctorat et deux bourses de stagiaires, réservées aux docteurs ès sciences, peuvent être allouées par l'Assemblée des professeurs. De simples étudiants peuvent être admis par les professeurs dans les laboratoires. Ils ont à payer leurs frais d'études. Chaque mois il est rendu compte publiquement, dans une réunion des naturalistes du Muséum, des travaux effectués dans l'établissement. Tous les travaux présentés à ces séances sont publiés dans un recueil mensuel : *Bulletin du Muséum national d'Histoire naturelle.*

Pour les cours de dessin, le nombre des places étant limité, les élèves doivent se faire inscrire auprès du professeur dont ils désirent recevoir les conseils.

III. **Les Collections.** — Les collections du Muséum ont été commencées dès la fondation du Jardin des Plantes, il y a près de 300 ans, et n'ont cessé de s'augmenter depuis. Elles furent d'abord presque exclusivement consacrées à la botanique, mais le Cabinet du roi (c'est ainsi qu'on désigna d'abord leur ensemble) s'efforça bientôt de rassembler toutes les productions naturelles. Le fait qu'elles réunissent les spécimens qui ont servi de types aux fondateurs des sciences biologiques et aux plus marquants des naturalistes français depuis trois siècles suffit à établir leur inestimable valeur. Elles sont, pourrait-on dire, les bases de l'état civil des trois Règnes de la Nature. Les voyages autour du monde de Péron et Lesueur, de Quoy et Guaimard, leur apportèrent un appoint considérable ; nos expéditions militaires, depuis l'expédition d'Égypte, où Étienne Geoffroy Saint-Hilaire et Savigny accompagnèrent Bonaparte comme naturalistes, jusqu'à celle du Mexique, l'exploration de nos colonies et de nos pays de protectorat : l'Algérie, le Maroc, la Tunisie, l'Afrique occidentale, l'Afrique équatoriale, Madagascar, l'Indochine, les campagnes de dragage des grands fonds de la Méditerranée et de l'Atlantique par le *Travailleur* et le *Talisman*, dirigées par Alphonse Milne-Edwards et une commission de naturalistes[1], leur ont apporté des appoints d'autant plus précieux que les collections recueillies ont fait l'objet de grandes publications, et que les types des nouvelles espèces décrites dans ces publications sont conservés dans l'établissement, et constituent des documents auxquels il faut toujours revenir quand on veut s'assurer de la légitimité d'une détermination ou de la nouveauté réelle d'une espèce récemment créée.

Mais ce n'est pas tout : nos agents diplomatiques et consulaires, un certain nombre de fonctionnaires coloniaux et de militaires de tous grades font au Muséum d'incessants envois ; l'établissement dispose de fonds spéciaux pour aider les voyageurs bénévoles qui travaillent pour lui, et a pu contribuer, grâce à eux, à l'organisation de missions d'exploration ou d'études, comme celle du Maroc et celle de la maladie du sommeil, pour ne parler que des dernières ; il dispose enfin d'une bourse spéciale pour la préparation de voyageurs naturalistes.

Les galeries où sont exposées les collections sont au nombre de trois : la galerie de Zoologie, située le long de la rue Geoffroy-Saint-Hilaire, ouverte en 1889 ; la galerie de Minéralogie, Géologie et Botanique, construite sous le règne de Louis-Philippe, située le long de la rue de Buffon, à l'angle de la rue Geoffroy-Saint-Hilaire ; la galerie d'Anatomie comparée, Anthropologie et Paléontologie

1. MM. Léon Vaillant, Henri Filhol, Edmond Perrier, professeurs au Muséum, Henri Fischer, assistant, Marion, professeur à la Faculté des Sciences de Marseille, le marquis de Folin, le Dr Léon Périer, Charles Brongniart, Georges Poirault.

animale, qui ne remonte qu'à l'année 1900 et qui longe, elle aussi, la rue de Buffon, mais en commençant à la place Valhubert. Ces galeries doivent être continuées en bordure de la rue Geoffroy-Saint-Hilaire et le long de la rue de Buffon. En 1913, les Chambres ont voté les crédits nécessaires pour cela.

Toutes les collections que renferment les galeries publiques sont méthodiquement classées pour l'étude ; mais elles ne représentent qu'une partie de ce que possède le Muséum. Certaines collections ne se prêtent pas, en effet, à une exposition publique ; telles sont une bonne part des collections d'entomologie et les herbiers. Ces collections, ainsi que les doubles, et les collections à l'étude, sont conservés dans les laboratoires ou dans leurs annexes, telle la collection générale des bois, celle des bois industriels, et de ceux que produisent nos colonies.

Les trois galeries sont ouvertes au public tous les jours, de 10 h. à 16 h. Leur entrée est libre le jeudi et le dimanche. Des cartes sont délivrées gratuitement aux bureaux de l'administration pour leur visite les autres jours de la semaine, sauf le mercredi, réservé pour les travaux intérieurs d'entretien et de rangement. Elles sont ouvertes tous les jours aux membres de la *Société des Amis du Muséum*, et, sur carte personnelle, aux membres de l'enseignement.

Elles contiennent, avec des séries, aussi complètes que possible, de toutes les espèces connues, les types des nombreuses espèces nouvelles décrites par les naturalistes les plus renommés, c'est-à-dire les spécimens même d'après lesquels, en leur donnant un nom, ils en ont établi les caractères distinctifs et la première description.

Les collections de Mammalogie et d'Ornithologie comprennent environ 10 000 spécimens de mammifères, 60 000 d'oiseaux et, en outre, 1650 nids et 10 000 œufs. Parmi ces spécimens se trouvent des représentations de beaucoup d'espèces aujourd'hui disparues.

En dehors de ces collections montées, d'autres collections en peau sont conservées au laboratoire : celles des oiseaux-mouches de Boucart (3000 exemplaires), des oiseaux de l'île Maurice, qui tendent à disparaître, des petits mammifères d'Europe et des grands mammifères d'Afrique rapportés par le baron Maurice de Roth-schild. On y conserve aussi les ossements qui ont servi aux mémoires

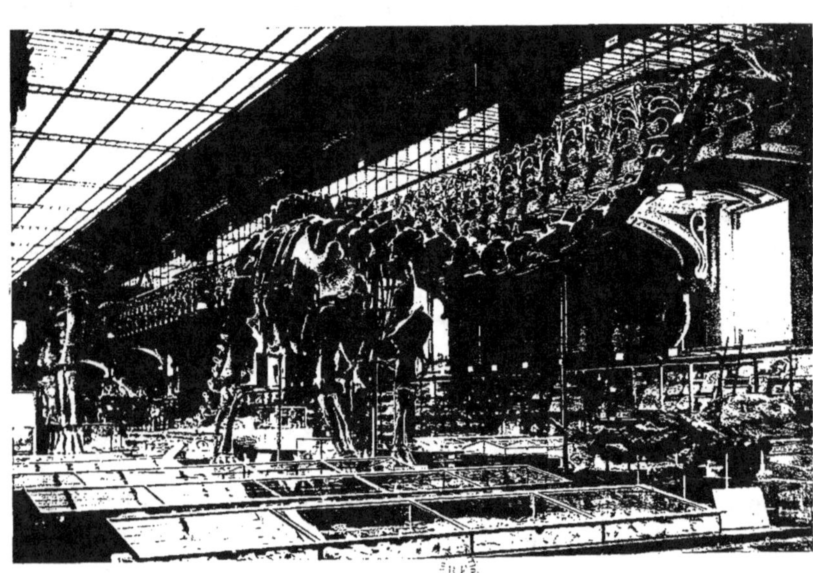

LA GALERIE DE PALÉONTOLOGIE
Le moulage du diplodocus.

d'Alphonse Milne-Edwards et M. Gaillard sur les oiseaux fossiles.

Les collections de reptiles et de poissons, classées avec le plus grand soin, comprennent 52 000 spécimens de poissons, 11 000 de batraciens, 26 000 de reptiles; elles comptent parmi les plus belles et les plus complètes des grands musées.

Il est impossible d'évaluer exactement le nombre des spécimens que contiennent les collections d'entomologie, mais, en ce moment, il atteint au moins 7 millions, et il s'accroît chaque année de 50 à 60 000 spécimens nouveaux. C'est un immense matériel qu'il faut mettre à jour, dans lequel les spécialistes de tous les pays pourront trouver des éléments de travail infinis et les débutants se faire la main en toute sécurité, les professeurs qui se sont suivis dans la chaire d'Entomologie, depuis Latreille, un des fondateurs de cette science : Audouin, Émile Blanchard et le professeur actuel, M. Bouvier, s'étant efforcés de réunir dans leurs collections le plus grand nombre possible des spécimens d'après lesquels les plus célèbres entomologistes ont établi la description et précisé les caractères des espèces nouvelles qu'ils ont fait connaître. De plus, des collections particulières, formées par les entomologistes les plus habiles, sont venues au Muséum ; beaucoup lui ont été léguées comme le lieu où leur conservation pouvait être le mieux assurée. Il en est résulté un appareil de documentation des plus précieux, soit pour l'étude approfondie des insectes, soit pour fixer d'une manière définitive les espèces dont tel ou tel auteur a parlé dans ses travaux.

Les collections de la chaire dite de Malacologie comprenaient en réalité tous les Invertébrés sauf les Arthropodes, c'est-à-dire, pour employer une nomenclature ancienne, les Annélides, les Mollusques et les Zoophytes. Il est aussi difficile de les dénombrer que celles d'entomologie. On y compte plusieurs centaines de milliers d'échantillons, dont un grand nombre, conservés dans l'alcool, peuvent servir à de nouvelles recherches anatomiques. Il s'y ajoute de nombreux doubles de polypiers, de coquilles qui peuvent servir à des échanges. L'exploration des colonies françaises y a rassemblé les plus intéressantes collections d'animaux terrestres, d'eau douce ou d'eau salée, venant d'Algérie, de l'Afrique occidentale ou de l'Afrique tropicale, de l'Indochine, de Madagascar, de la Nouvelle-Calédonie, des Antilles, de l'Amérique Centrale, etc.

Cette chaire et celle d'Entomologie étant beaucoup trop chargée, une nouvelle chaire de Zoologie vient d'être constituée pour l'étude des Crustacés et des Vers.

En dehors des travaux de détermination et des travaux anatomiques des plus importants, des thèses de doctorat brillantes ont été faites dans ce laboratoire. Ces travaux occupent une place considérable dans les *Archives du Muséum*, les *Annales des sciences naturelles*, le *Bulletin du Muséum*, les *Annales de l'Institut Océanographique*, les publications spéciales consacrées aux grands voyages anciens ou modernes, les missions astronomiques ou géodésiques (passages de Vénus, éclipses totales de soleil, missions de l'Équateur, du cap Horn, etc.)

Tout le monde sait le rôle de premier ordre qu'a joué Armand de Quatrefages dans la fondation de la science anthropologique. C'est pour lui que l'ancienne chaire d'Anatomie humaine a été transformée en chaire d'Anthropologie, et c'est à lui que l'on doit le développement qu'ont pris, sous son professorat, les collections d'anthropologie. A un vieux fonds de collections qui comprenait, entre autres, les collections phrénologiques de Gall et dans lequel était venu échouer le crâne authentique de Descartes, dérobé, lors du transfert de ses restes, par l'officier chargé de veiller à l'opération, acheté plus tard chez un marchand de curiosités et envoyé à Cuvier par le chimiste Berzélius, sont venus s'ajouter un nombre énorme de crânes recueillis dans tous les pays du monde par les explorateurs. Ces crânes ont servi de bases à la publication des *Crania ethnica* par de Quatrefages et Hamy. Ils sont accompagnés de nombreuses reproductions photographiques. C'est là une documentation exceptionnelle, dans laquelle les anthropologistes pourront toujours trouver les éléments d'études d'autant plus fructueuses que tous les crânes et tous les squelettes sont accompagnés de notes précises sur leur origine.

Les collections d'Anatomie comparée ont été fondées par Georges Cuvier et contiennent encore un grand nombre de pièces préparées sous sa direction. Elles sont en partie alimentées par les ménageries, dont tous les animaux morts sont livrés au laboratoire, où leurs viscères et leur squelette sont étudiés et préparés. La collection de squelettes contient une foule de pièces rares et représente, à elle seule une série complète de pièces d'ostéologie dans laquelle on peut non seulement suivre l'évolution du squelette dans son ensemble, depuis les Poissons jusqu'à l'Homme, mais encore en étudier et en comparer les os un à un. De nombreux viscères y sont aussi conservés, ainsi que des pièces de tératologie, dont plusieurs proviennent de Geoffroy-Saint-Hilaire, le fondateur de cette science.

Parmi les pièces anatomiques, il faut citer celles dont les vaisseaux ont été injectés au mercure par l'anatomiste Sappey qui professa, pendant tant d'années, à l'École de médecine de Paris. De nombreux moulages de viscères doivent être également signalés. Comme tous les animaux morts à la ménagerie sont portés au laboratoire d'Anatomie comparée pour y être autopsiés, ce laboratoire contient une immense quantité d'animaux, ou de viscères conservés dans l'alcool, qui se prêtent à toutes les recherches d'anatomie comparée et même, les fœtus étant également conservés, d'embryogénie et d'histologie.

Les collections de Paléontologie ont été longtemps annexées aux collections d'Anatomie comparée, l'ostéologie ayant été la base des recherches de Cuvier, de de Blainville et de Paul Gervais. Elles n'en furent séparées que longtemps après la création d'une chaire de Paléontologie, qu'occupèrent successivement Alcide d'Orbigny et le vicomte Desmier de Saint-Simon d'Archiac, sans que ceux-ci eussent dans leur service les ossements fossiles. Ces ossements passèrent à la chaire de Paléontologie au cours de son occupation par Albert Gaudry qui donna à ces collections un grand essor soigneusement entretenu par le professeur Marcellin Boule. Elles constituent aujourd'hui un ensemble des plus impressionnants, en raison des magnifiques squelettes de vertébrés étranges qu'ils contiennent : Paréiasaures, Ichthyosaures, Plésiosaures, Diplodocus, Iguanodons, Mosasaures, Triceratos, Glyptodon, Megatherium, Diprotodon, Mammouth, Éléphant méridional, Hipparion, grands carnassiers des cavernes, etc. Mais elles contiennent, en outre, de nombreux Invertébrés, méthodiquement rangés et étiquetés avec le plus grand soin dans l'ordre de leur évolution paléontologique. Un mammouth en chair découvert dans un glacier de la grande île de Liascotsk, a été donné par le comte de Stenbock-Fermor.

Les restes précieux des plus anciens représentants de l'espèce humaine : L'Homme de Menton, l'Homme de la Chapelle-aux-Saints et de nombreux ossements de l'Homme préhistorique, font partie de ces collections.

Les *Annales de Paléontologie* publient les principaux mémoires faits dans ce service.

Les Galeries de Botanique du Muséum abritent : 1° les herbiers ; 2° des collections de produits végétaux ; 5° une magnifique collection de végétaux fossiles.

Les herbiers contiennent presque toutes les plantes connues, déterminées et rangées avec un ordre tel que l'on peut retrouver en quelques minutes l'une quelconque des espèces, représentées d'ailleurs par de nombreux échantillons. Ces collections ont eu pour point de départ les collections, précieusement conservées, des botanistes qui ont fondé la Science des végétaux : Tournefort, Lamarck, Michaux, de Jussieu, Humboldt, etc. Il s'y ajoute incessamment des collections recueillies par la plupart des voyageurs français et étrangers.

Les possesseurs des plus beaux herbiers connus ont tenu à assurer l'avenir de leurs collections de plantes en les confiant à l'administration du Muséum. C'est ainsi que lui sont venus les célèbres herbiers de plantes méditerranéennes de Cosson et ceux de Drake del Castillo, consacrés principalement à Madagascar et à l'Océanie, accompagnés du legs très important de la bibliothèque botanique, exceptionnellement riche, de ces savants. A côté de ces herbiers, le Service de botanique peut donc mettre à la disposition des travailleurs qui s'adressent à lui un des plus beaux outillages scientifiques qui existent. De nombreux jeunes gens y ont préparé leur thèse de doctorat et Ph. Van Tieghem y a puisé les principaux matériaux de ses savants travaux.

Aux herbiers vient s'ajouter une très riche collection de produits végétaux ; bois, textiles, graines, gommes, résines, etc. La collection des bois industriels est particulièrement remarquable.

La paléontologie végétale a été créée au Muséum par Adolphe Brongniart, qui a eu pour continuateurs Bernard Renault et Édouard Bureau. Les collections qui servent de base à son enseignement sont rattachées aux service de botanique. Elles comprennent environ 80 000 spécimens, parmi lesquels des types nombreux de Brongniart et de Bernard Renault.

Toutes ces collections constituent un ensemble incomparable, permettant de poursuivre avec fruit toutes les études de botanique concernant les végétaux vivants et fossiles.

Le Service de Botanique (Phanérogamie), sous la direction de son chef, M. Lecomte, publie en ce moment une *Flore de l'Indochine*, qui sera un monument de la plus haute valeur. En outre, au jour le jour, les espèces nouvelles découvertes dans l'herbier sont décrites dans un recueil spécial, les *Notulæ systematicæ*.

Quoiqu'une des dernières créées au Muséum, la chaire de Botanique cryptogamique est en possession d'un herbier d'algues, de mousses, de lichens et de champignons qui est un des plus riches du monde : il contient plus de 200 000 échantillons, parmi lesquels les types d'algues de Tulasne, de Desmazières, la collection entière des algues de Thuret et de Bornet, qui égale les célèbres collections d'Agardh à Lund. Aussi de nombreux étrangers viennent-ils consulter ce trésor, précieux instrument de détermination.

Il faut ajouter ici, pour compléter ce qui est relatif à la botanique, que, bien qu'elle ne possède pas officiellement de collection, la chaire d'Anatomie et Physiologie végétale, successivement occupée par de Mirbel, Adolphe Brongniart, Philippe van Tieghem, a été enrichie par eux d'innombrables préparations macro- ou microscopiques, qui sont une mine inépuisable de renseignements précis sur l'organisation des Végétaux.

Les collections de Géologie contiennent, outre des collections de roches, de très importantes collections de fossiles disposés dans l'ordre stratigraphique. Le nombre des échantillons classés s'élève au chiffre de 299 000 et s'accroît tous les jours. Parmi eux on trouve une magnifique série de météorites ou pierres tombées du ciel. Elle a été principalement organisée par Daubrée et son successeur M. Stanislas Meunier, et a permis de recueillir les documents les plus précieux sur l'origine de ces voyageuses qui apparaissent aujourd'hui comme les débris d'un même astre brisé. Une autre collection intéressante est celle des reproductions expérimentales des roches naturelles, reproductions qui ont donné, sur leur origine et sur les phénomènes géologiques les plus importants, tels que ceux du métamorphisme, des renseignements précieux. Ce sujet a pris assez d'ampleur pour servir de base à une science nouvelle, la *Géologie expérimentale*.

La collection de Minéralogie est un modèle de classement méthodique. Les collections de Daubenton, celles, particulièrement précieuses de Haüy, qui ont été exposées dans une vitrine à part, en ont été les premiers noyaux; mais, depuis, le nombre des espèces recueillies s'est graduellement élevé jusqu'à 40000, toutes admirablement présentées pour l'étude. En dehors des collections publiques, on peut examiner au laboratoire une collection complète de roches éruptives et métamorphiques, dont un très grand nombre d'échantillons ont été étudiés, analysés chimiquement et décrits. Au laboratoire également se trouve une magnifique série de lames minces, mises à la disposition des personnes qui désirent étudier la pétrographie. Les échantillons les plus importants concernent les roches volcaniques, les roches alcalines grenues, les contacts des granits, les enclaves de roches volcaniques; puis viennent des collections de roches de France, des Antilles, de la Réunion, de Tahiti, de Madagascar et des autres colonies françaises. Ces collections sont à la disposition de tous les étudiants et de tous les minéralogistes.

Il s'y ajoute les échantillons des pierres précieuses artificiellement reproduites par Frémy et Verneuil, comme Daubrée et M. Stanislas Meunier ont reproduit les roches.

IV. *La Ménagerie*. — La Ménagerie date de la Convention, qui fit transporter au Muséum, les animaux vivants des ménageries et des parcs royaux. En raison même de la nature des animaux qui y sont conservés vivants, elle est divisée en deux sections : la section des Mammifères et des Oiseaux et celle des Reptiles et des Poissons. Chaque Section est dirigée par le professeur chargé des Collections correspondantes, assisté d'une Commission spéciale.

La Commission détermine la liste des animaux à acquérir pour donner une idée d'ensemble des diverses séries ; elle indique ceux dont il convient de se défaire et les améliorations à apporter aux aménagements.

La ménagerie n'est pas seulement destinée à satisfaire la curiosité, d'ailleurs légitime, du public, elle a été instituée pour servir à des recherches importantes, telle que celle des lois qui, dans les croisements, président à la transmission des caractères des parents aux membres des générations successives, celle des lois de l'hérédité des caractères naturels, celle des caractères acquis accidentellement ou provoqués, ou encore à l'étude de la psychologie animale, sur laquelle nous savons si peu de choses.

Le cycle de nos animaux domestiques est fort restreint ; il est possible de dissocier leurs espèces en races susceptibles de fournir tel ou tel produit de préférence ; mais ne trouverait-on pas dans les espèces actuellement sauvages des éléments de domestication qui pourraient être fort utiles ou même des animaux de luxe qui pourraient devenir l'ornement de nos parcs et de nos jardins? Enfin nous ne sommes pas encore sans doute au bout de la liste de nos maladies. Les animaux en éprouvent beaucoup qui étaient tout à fait inconnues il y a une quinzaine d'années et qui peuvent gagner l'homme. La pathologie exotique est un sujet d'études presque neuf dont le Muséum est en mesure de favoriser l'étude.

La Ménagerie des Reptiles a été créée par Constant Duméril bien après la grande Ménagerie ; elle est devenue célèbre par les observations qu'y ont faites Auguste Duméril et Léon Vaillant sur les métamorphoses des Axolotls. Ces observations ont ouvert des horizons nouveaux relativement à l'influence du milieu sur les transformations des animaux. On y a étudié le venin des serpents, que le Dr Phisalix a trouvé le moyen de combattre efficacement ; celui des seuls lézards venimeux, les Hélodermes, a été de même l'objet de belles recherches de Mme Phisalix, qui y a étudié également le venin dermique des Batraciens.

Des installations spéciales permettent l'élevage des poissons d'eau douce et des essais d'acclimatation de nombreux poissons exotiques qu'il serait intéressant d'introduire dans nos étangs et nos rivières.

V. *Le Jardin botanique et les serres.* — Le Jardin botanique a donné son nom au Muséum tout entier, connu partout sous le nom de Jardin des Plantes, parce qu'il est la partie la plus ancienne de l'établissement, le noyau autour duquel toutes les autres se sont groupées. Il devint, au bout de peu de temps, une station où s'arrêtaient momentanément les plantes et les arbres exotiques avant de se répandre sur toute la France et de là en Europe. Le nombre des arbres aujourd'hui vulgaires et des plantes d'ornement dont on lui doit la propagation en France est à peine croyable et il y a parmi eux des arbres dont l'absence changerait tellement l'aspect de nos jardins et de nos campagnes qu'on a peine à s'imaginer qu'ils n'y aient pas toujours vécu. Tels sont l'Acacia vulgaire, dont le premier spécimen est encore vivant, les deux Marronniers d'Inde, les Paulownia, les Catalpa, les Sophora, etc. Les horticulteurs, entre autres plantes à fleurs, lui doivent les Dalhias; c'est encore lui qui introduisit à la Martinique le café, source de sa fortune, et qui a créé un grand nombre de nos variétés de pommes de terre. Les services rendus par lui, avec les plus modestes ressources, à nos Colonies sont incalculables; Tyselton Dyr, récemment directeur du célèbre Jardin Colonial de Kew, en Angleterre, l'avoue et nos Coloniaux français en témoignent.

C'est là que Charles Naudin, par des recherches qui ont duré vingt-cinq ans, a découvert les variations brusques des plantes, dont on n'a que récemment reconnu toutes les conséquences, ainsi que ces lois de l'hérédité qui sont la base de l'horticulture. Ces faits suffisent à indiquer quelles ressources les services de culture du Muséum offrent aux chercheurs. Au Jardin public sont annexés des terrains, d'une étendue relativement importante, où peuvent être institués tous les essais de culture ayant pour objet soit l'acclimatation d'espèces exotiques, soit la production de variétés nouvelles. De larges distributions de graines sont faites chaque année aux établissements publics. Ces graines peuvent être aussi acquises par des particuliers, aussi bien que les plantes en surnombre.

Le Jardin public, ouvert de 6 heures du matin au coucher du soleil, en été, de 7 heures du matin à la nuit, en hiver, présente deux

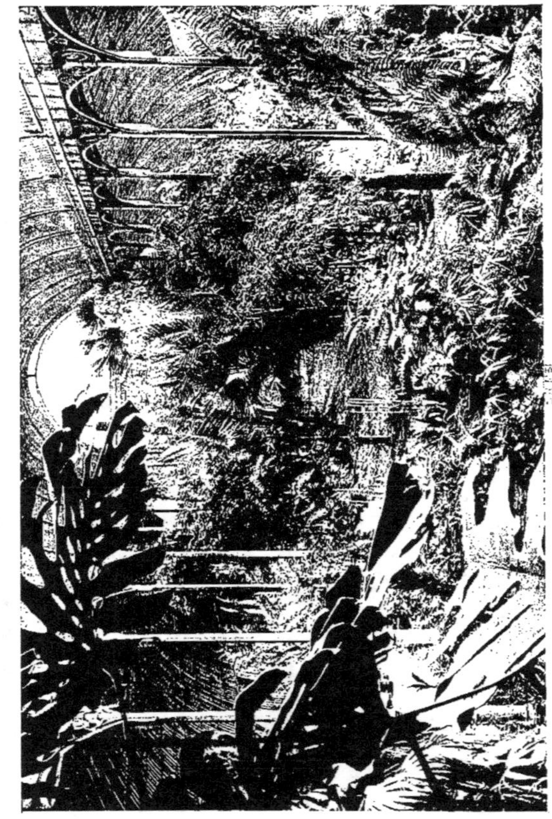

Pl. XXXVIII.

La Vie Universitaire à Paris.

carrés particulièrement intéressants pour les étudiants en médecine ou en pharmacie et les jeunes botanistes : 1° l'*École de botanique*, qui fut instituée dès le début de l'établissement, mais qui a été replantée par Adolphe Brongniart, suivant l'ordre de classification qu'il a proposé et qui est toujours en vigueur; 2° le *Carré des plantes médicinales*, où sont réunies les plantes utilisées en médecine qui peuvent se développer à l'air libre. Toutes les plantes cultivées dans ces carrés sont pourvues d'étiquettes indiquant, pour le second carré, leur nom scientifique, leur nom vulgaire et leurs propriétés.

Depuis du Fay, qui fit construire la première, les serres du Muséum ont été singulièrement agrandies et constituent actuellement un ensemble imposant. Outre l'Orangerie, qui sert à abriter les plantes peu délicates pendant l'hiver, elles comprennent deux serres tempérées et une série de serres chaudes dont l'une, la serre centrale, est en partie occupée par un bassin où a été cultivée la *Victoria regia* aux immenses feuilles arrondies. L'une de ces serres est consacrée aux orchidées et de superbes pieds de vanille y prospèrent depuis de longues années; une autre est consacrée aux fougères; une troisième aux plantes grasses; il s'y ajoute des serres de multiplication et un Jardin d'hiver.

Les serres de multiplication ont pour objet d'obtenir de jeunes plantes, soit par boutures, soit par ensemencement. Ce sont ces serres qui ont permis et permettent toujours d'envoyer à Madagascar, à nos colonies africaines et aux Antilles une foule de plantes utiles qui y ont prospéré et seront pour elles, avant peu, une source importante de revenus.

Grâce à tous ces moyens, le service de culture du Muséum, est devenu une véritable école d'horticulture coloniale, celle qui dispose des plus grandes ressources pour les progrès de cette industrie. Il cultive, en effet, 11 000 espèces de plantes herbacées, 5000 espèces de plantes ligneuses et 7000 espèces de plantes de serre.

L'École de botanique est ouverte pour l'étude de 6 heures à 11 heures et de 13 heures à 18 heures en été. Les serres adossées au grand labyrinthe sont visitées par le public les mardi, vendredi et samedi et le Jardin d'hiver tous les jours, sauf le lundi, de 15 heures à 16 heures.

Les serres coloniales, la serre de multiplication, celles qui sont placées au-dessous du jardin d'hiver, ne sont visitées que sur autorisation délivrée par le professeur de culture.

En outre, de nombreux échantillons sont délivrés sur leur demande aux étudiants qui veulent se familiariser avec les plantes, et aux sage-femmes qui veulent compléter leurs études. D'autres peuvent être vendus au public suivant un tarif déterminé.

VI. *Les laboratoires.* — Chacune des chaires du Muséum possède un laboratoire particulier. Ces laboratoires sont situés rue de Buffon, où ils occupent les numéros 45 à 63; par exception les laboratoires de Physiologie et de Physique sont dans l'enceinte du Jardin. Ces divers laboratoires, très vastes, on une triple destination : 1° Les collections qui arrivent incessamment eux chaires de Zoologie, de Paléontologie, de Botanique, de Géologie et de Minéralogie y sont déposées pour y être étudiées et préparées en vue de leur répartition dans les galeries publiques; 2° les matériaux qui sont en double et ne sont pas destinés aux collections servent aux recherches des naturalistes libres qui travaillent dans les laboratoires; une circulaire de 1903 les met également à la disposition des Facultés des sciences; 3° enfin ils servent aux études des jeunes gens qui se destinent à l'enseignement des sciences naturelles et qui ne peuvent trouver qu'au Muséum des ressources et des documents suffisamment étendus pour une sérieuse préparation à leurs futures fonctions. Un botaniste distingué, Achille Finet, l'a si bien compris qu'il a légué une véritable fortune au laboratoire de Botanique (Phanérogamie) pour assurer son entretien.

Les 18 laboratoires du Muséum forment un ensemble dont les travaux partent de la physique et de la chimie, qui envisagent les forces et les corps au point de vue de leur action sur les êtres vivants, déterminent la participation de ces derniers à la transformation des forces et à la formation des substances que l'industrie peut utiliser et s'élèvent graduellement, à travers l'étude des matériaux constituant le globe et du globe lui-même, à travers celle de toutes les formes vivantes, jusqu'à l'Homme. Toutes les productions du Globe y étant soumises à un examen approfondi, on y peut apprécier non seulement leur importance théorique, mais encore leur utilité; ils sont complétés par des laboratoires coloniaux dont il sera question plus loin. Les chercheurs qu'intéressent les productions coloniales y trouveront réunie toute la documentation dont ils pourraient avoir besoin, tous les renseignements théoriques et pratiques qui pourraient leur être utiles, et ceci s'adresse en particulier aux chefs d'exploitations agricoles des colonies, aux jeunes gens qui se préparent à aller les diriger, à ceux qui se destinent à l'administration coloniale.

A peine est-il besoin d'ajouter que, seuls, les laboratoires du Muséum, par l'énorme quantité de matériaux, venant de tous les points du Globe, qu'ils tiennent en réserve, sont en mesure de donner à de jeunes naturalistes une vision complète de ce qu'est la Vie à sa surface de la Terre, dans son immense variété. Outre ses éléments de travaux, chaque laboratoire possède un outillage complet pour les recherches physiques, chimiques et biologiques.

VII. *La Bibliothèque*. — La Bibliothèque du Muséum est riche d'environ 200 000 volumes. Elle est uniquement consacrée aux ouvrages relatifs à l'Histoire naturelle, aux voyages d'exploration et aux sciences physiques en général. La plupart des périodiques qui publient au jour le jour le mouvement de ces sciences y sont rassemblés. En outre, il existe, nous venons de le dire, dans les laboratoires, des bibliothèques spéciales, dont le catalogue se trouve à la bibliothèque générale et qui peuvent être consultées avec l'autorisation du professeur responsable. Il en est de même des deux bibliothèques de botanique, de première importance, qui ont été léguées à la chaire de Botanique (Phanérogamie), par le Dr Cosson et M. Drake del Castillo.

La riche bibliothèque algologique de M. Bornet se rattache à la chaire de Botanique (Cryptogamie).

La Bibliothèque générale est ouverte tous les jours, de 10 heures à 16 heures, sauf le mercredi. Les ouvrages sont communiqués au public dans la salle de lecture; ils peuvent être mis dans les laboratoires à la disposition des personnes qui y travaillent, sous la responsabilité du professeur.

Outre les publications relatives aux sciences physiques et naturelles, la Bibliothèque contient un grand nombre d'ouvrages anciens provenant, en partie, des bibliothèques des couvents supprimées par la Révolution; une magnifique collection de vélins dus aux meilleurs peintres de plantes ou d'animaux, parmi lesquels ceux qui appartenaient à Gaston d'Orléans. La Bibliothèque relève immédiatement de la Direction.

Parmi les papiers qui y sont rassemblés se trouvent de nombreux manuscrits des anciens naturalistes, qui constituent, au point de vue de l'histoire des sciences naturelles, des documents du plus haut intérêt.

Les Annexes du Muséum.

1. *Le laboratoire maritime.* — L'étude de la mer est devenue une condition indispensable des sciences naturelles; c'est là qu'on rencontre toutes les formes inférieures qui permettent de retrouver, autant que possible, le point de départ des séries zoologiques ou botaniques, d'en suivre l'évolution, de remonter jusqu'aux conditions premières des phénomènes biologiques, de la reproduction et de l'embryogénie, en particulier, et d'en pénétrer le sens. C'est dans ce but que le Muséum a créé un laboratoire maritime, à l'île Tatihou, qui dépend de la localité de Saint-Vaast-la-Hougue, illustrée par les recherches et les découvertes d'Henri Milne-Edwards, Armand de Quatrefages, Émile Blanchard, Édouard Claparède, Grube, Bornet, Thuret, Léon Vaillant, etc. De nombreux travailleurs s'y réunissent chaque année.

Les côtes de l'île réunissent les conditions les plus variées d'habitat des animaux marins, de sorte qu'elles constituent la région la plus riche de la rade de Saint-Vaast. Une vaste plage de sable s'étend vers Réville; une prairie de zostères entre l'île et la côte de Saint-Vaast; une zone herbacée et vaseuse entre l'île principale et l'islet; du côté de la haute mer, des roches accumulées offrent aux animaux fixés ou libres des abris où ils se multiplient

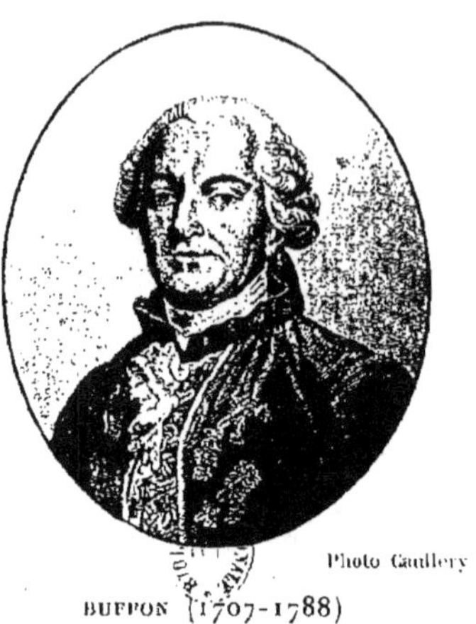

Photo Caullery

BUFFON (1707-1788)

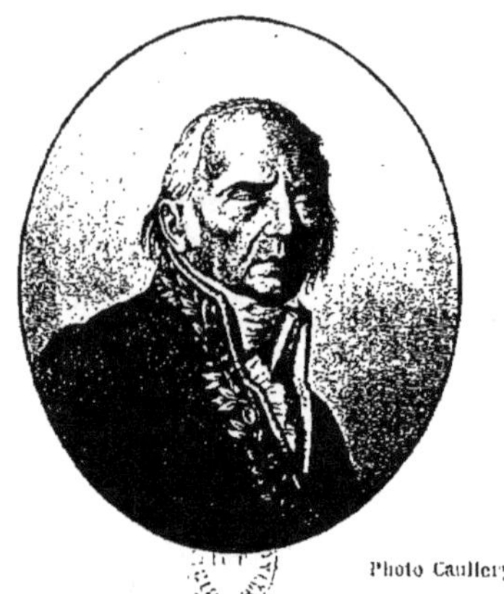

Photo Caullery

LAMARCK (1744-1829)

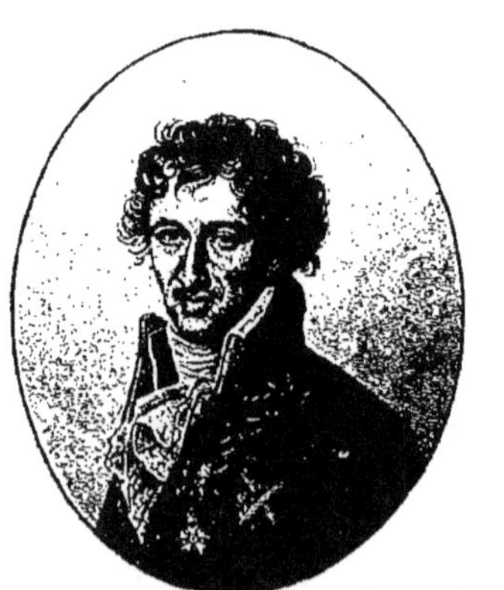

Photo Caullery

CUVIER (1769-1832)

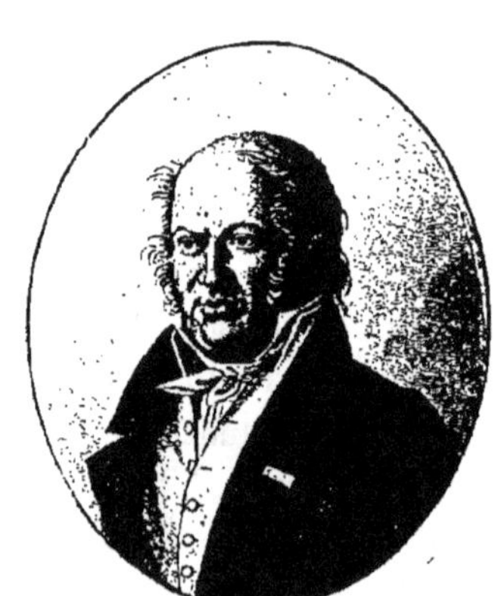

Photo Caullery.

ÉTIENNE GEOFFROY SAINT-HILAIRE (1772-1844)

La Vie Universitaire à Paris.

en nombre, et les interstices des pierres, des murailles, des
parcs à huîtres sont d'une richesse faunique et algologique inépuisable; les plages de Saint-Vaast et de la Hougue, l'eau
vaseuse de Morsalines peuvent être, d'autre part, explorées avec
d'autant plus de facilité qu'à basse mer, un isthme, le Rhun, que
l'on peut parcourir à pied sec, fait communiquer directement
Tatihou avec la terre; l'île de Terre de Saint-Marcouf est une
annexe du laboratoire. Celui-ci dispose des voitures et des embarcations nécessaires pour assurer, outre le service scientifique, les
communications avec la terre en tout temps. Un port spécial,
absolument sûr, permet d'abriter les embarcations. Il y en a deux,
l'une à voiles, l'autre pourvue d'un moteur à pétrole.

L'établissement comprend un aquarium pourvu de nombreux
bacs indépendants, un vaste vivier pour les grands poissons, où a
pû être organisé l'élevage du turbot; une salle d'incubation pour
les alevins; tout un ensemble de laboratoires particuliers pour les
naturalistes et les étudiants; une bibliothèque déjà importante; un
musée où sont conservés tous les animaux recueillis sur l'île et les
côtes voisines, de manière à en faciliter la détermination.

Les personnes travaillant au laboratoire y sont logées gratuitement et peuvent y prendre pension. Les chambres sont aménagées
en laboratoires. L'eau de mer et l'eau douce arrivent dans toutes,
et elles sont pourvues de tout le matériel de travail nécessaire.

Le laboratoire est ouvert toute l'année; mais sa saison active
s'étend du mois de juillet au mois d'octobre de préférence. Les
inscriptions sont reçues soit à la Direction du Muséum, soit au
laboratoire même, par le chef des travaux scientifiques qui y réside
à demeure.

2. *Le laboratoire colonial.* — L'extension prise par les colonies
françaises a nécessité la création au Muséum d'un laboratoire spécialement consacré, d'abord à mettre les services des colonies et les
colons eux-mêmes en rapport avec les nombreux services de
l'établissement, près de qui ils pourraient avoir à se renseigner sur
les productions du sol, leur utilisation et sur ce qu'on peut
attendre du sol lui-même; en second lieu, à aider le personnel de
ces services à trouver les renseignements demandés si cela est utile

et à faire même, sous la direction du professeur chef du service compétent, les recherches qui pourraient être nécessaires. A cet effet, le personnel du laboratoire comprend un zoologiste, un botaniste, un géologue, un commis et un directeur. C'est naturellement dans ce laboratoire que vont se former les voyageurs naturalistes et là que les étrangers peuvent également trouver les documents nécessaires pour préparer un voyage hors d'Europe, ou des indications pour trouver ces documents, qui sont soigneusement rassemblés.

Le laboratoire colonial est subventionné partie par le budget de l'École pratique des Hautes-Études, partie par les colonies. C'est un organisme de liaison entre le Ministère des colonies et celui de l'instruction publique. Un boursier de voyage y est attaché.

3. *Laboratoires annexes.* — Deux autres laboratoires, uniquement rattachés à l'École pratique des hautes études, et n'ayant pas de lien direct avec des services déterminés du Muséum y sont cependant établis : Le laboratoire de *productions végétales de l'Afrique équatoriale*, le laboratoire de *productions animales de l'Afrique équatoriale*. Ils sont tous les deux dirigés par des explorateurs ayant étudié sur place, à ces points de vue, notre grande colonie, et en mesure d'en faire connaître toutes les richesses.

Les renseignements pratiques rassemblés dans ces deux laboratoires complètent ceux que l'on peut recueillir dans les autres parties du Muséum. Les voyageurs et les colons qu'attirent l'Afrique occidentale et l'Afrique tropicale, y trouvent tout ce qui peut intéresser les productions, les cultures, l'acclimatation de ces colonies.

Un jardin d'acclimatation, relié au Muséum, a été fondé par M. Chevalier, à Dalaba, en Guinée.

Ajoutons que, sur des terrains du bois de Vincennes affectés par une loi au Muséum, un Jardin colonial, à l'administration duquel le Muséum est intéressé, doit concourir à la prospérité de notre agriculture coloniale.

S'appuyant sur des collections exceptionnellement riches en types originaux, qui datent de la fondation même des sciences naturelles descriptives et auxquelles s'ajoutent incessamment des types nouveaux, sur une série aussi complète que possible des diverses espèces appartenant aux trois règnes de la nature, sur des laboratoires de recherche parfaitement outillés et pouvant recevoir un grand nombre de travailleurs, sur une ménagerie, des jardins, des serres, où sont réunies des formes vivantes propres à toutes les recherches biologiques, sur un laboratoire maritime situé dans une des stations les plus riches de nos côtes, donnant, enfin, gratuitement un enseignement à la fois théorique et pratique, qui porte sur toutes les branches des sciences d'observation, le Muséum national d'histoire naturelle constitue un faisceau complet de moyens d'études.

Il existe une *Société des Amis du Muséum d'histoire naturelle*, dont les membres sont admis à visiter, sur présentation de leur carte, toutes les parties de la maison, sont renseignés sur tout ce qui s'y passe d'intéressant au point de vue administratif ou scientifique, et qui lui vient en aide pour ses dépenses exceptionnelles[1].

1. S'adresser soit à l'Administration, soit à la Librairie Masson, siège de la trésorerie, 120, boulevard Saint-Germain.

CHAPITRE III

L'ÉCOLE PRATIQUE DES HAUTES ÉTUDES

Nous avons eu l'occasion de dire comment, pendant les dernières années du second Empire, un ministre novateur, Victor Duruy, avait entrepris une réforme méthodique de notre Enseignement Supérieur. Les Facultés des lettres et des sciences donnaient un enseignement dont l'éclat n'était pas contesté, mais, n'ayant pas d'élèves proprement dits, pas de laboratoires, elles devaient se borner à vulgariser la science. Duruy eut l'idée de créer une École qui serait avant tout un organe de recherches, où l'on n'enseignerait par la science toute faite, mais où de jeunes travailleurs s'exerceraient à la faire sous la direction de leurs maîtres. C'est de cette idée que naquit l'École pratique des hautes études.

Primitivement, l'École devait comprendre cinq sections : sciences historiques et philologiques, mathématiques, physico-chimiques, naturelles et économiques. La dernière est toujours restée à l'état de projet qui n'a jamais été réalisé. En revanche, à une époque ultérieure, une section nouvelle fut ajoutée aux quatre précédentes : c'est celle des sciences religieuses.

D'après la conception initiale, l'École ne devait pas donner d'enseignement doctrinal : les études devaient être d'ordre exclusivement pratique. Conformément à ce principe, les trois sections consacrées aux sciences mathématiques, physico-chimiques et naturelles, ne comprirent dès l'origine, et ne comprennent encore aujourd'hui, que des laboratoires : elles n'ont ni chaires, ni conférences, ni cours d'aucune sorte. Ces laboratoires, distincts et indépendants les uns des autres, ne sont même pas groupés dans un local déterminé; ils sont rattachés à divers établissements d'Enseignement supérieur de Paris, les uns au Muséum, d'autres au Collège de France, d'autres encore à la Faculté des sciences ou à l'École Normale, suivant la nature des chaires auxquelles ils paraissaient ressortir le plus naturellement. Ces trois sections de l'École des hautes études n'ont donc en définitive qu'une existence nominale : dépourvues de tout siège attitré, de toute administration commune, nous ne les mentionnons que pour mémoire.

Mais il en est autrement des deux autres sections, celle des sciences historiques et philologiques, et celle des sciences religieuses qui constituent de véritables Écoles : elles méritent, à tous égards, de retenir l'attention du lecteur.

§ 1. — SECTION DES SCIENCES HISTORIQUES ET PHILOLOGIQUES

Par L. HAVET
Président de la section, Membre de l'Institut.

I. Sa fondation. — Dans la pensée du ministre qui a créé l'École en 1868, Victor Duruy, la section des *sciences historiques et philologiques* devait ressembler aux trois autres, celles des sciences mathématiques, physiques et physiologiques. Dans le fait, elle a pris tout de suite un caractère absolument différent, qui s'est communiqué plus tard à une section nouvelle, celle des sciences religieuses.

Seule des quatre sections anciennes, la section des sciences historiques et philologiques constitue une personne morale ; seule elle a un esprit commun qui se perpétue sans s'altérer, une continuité de tendance et d'inspiration qui n'a jamais été en défaut et que partagent tous ses maîtres et tous ceux qu'ils ont formés. Aussi, — grâce au libéralisme de tous les ministres qui se sont succédé depuis Duruy, — son gouvernement intérieur a-t-il pris et gardé la forme d'une autonomie. Comme elle a été longtemps seule à faire contraste avec les trois autres sections anciennes, il arrive à beaucoup de gens de dire *l'École des hautes études*, quand ils ont en vue la section historique et philologique seulement.

L'homme qui a déposé en elle un souffle de vie a été le premier de ses présidents, l'épigraphiste Léon Renier, dont les traditions ont été scrupuleusement entretenues par tous ses successeurs et par tous ses collègues. Léon Renier, d'ailleurs, n'a pas modifié la destination de la section, telle que l'avait conçue le ministre fondateur. La section historique et philologique, tout comme les trois autres, devait avoir et a pris en effet un caractère scientifique, propre à la distinguer des Facultés des lettres d'il y a cinquante ans; le mot *sciences*, d'ailleurs, figurait dans son titre officiel. Elle devait être chargée d'enseigner non une esthétique, mais une méthode de connaissance et de découverte. Seulement, au lieu des méthodes de déduction ou d'expérimentation qui caractérisaient les trois autres sections anciennes, sa méthode devait être la critique historique, appliquée à toutes les œuvres du passé humain.

II. **Son esprit.** — Scientifique est donc essentiellement, depuis l'origine, l'esprit qui anime la section historique et philologique, et qui a été constitué, il y a près d'un demi-siècle, par un accord durable des intelligences les plus diverses. La section a tenu à être toujours fidèle à cet esprit, mais elle n'aurait pas aimé à en avoir le monopole. Elle s'est réjouie de le voir se répandre progressivement dans les Facultés et les transformer d'une façon profonde, d'autant plus qu'elle peut se flatter d'avoir contribué indirectement à provoquer une telle métamorphose.

L'esprit de la section est d'ailleurs le même qui, dès auparavant, régnait au Collège de France : point d'arrière-pensées utilitaires, point de préparation directe à des carrières, recherche des vérités nouvelles pour elles-mêmes et pour elles seules. Aussi, à côté des maîtres qui se sont partagés entre elle et un établissement tiers, comme un Charles Thurot, un Édouard Tournier, un Gabriel Monod, un Abel Bergaigne, ou qui lui ont été propres, comme un Stanislas Guyard, un Charles Graux, un Ferdinand de Saussure, la section a-t-elle compté un grand nombre de maîtres qui enseignaient au Collège de France en même temps et qui parfois y avaient enseigné d'abord; outre Léon Renier, il suffira de nommer ici Michel Bréal, Gaston Paris, James Darmesteter, Auguste Longnon, Gaston Maspero.

Si on cherche en quoi, pour des enseignements comparables, il peut y avoir différence entre la section et le Collège, qui lui a servi

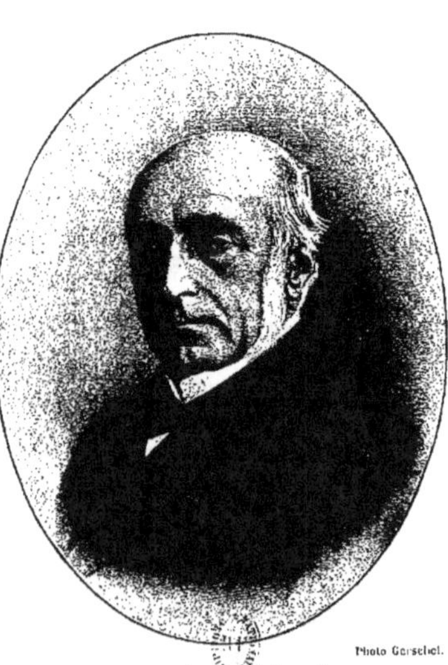

ALBERT RÉVILLE (1826-1906)

Photo Gerschel.

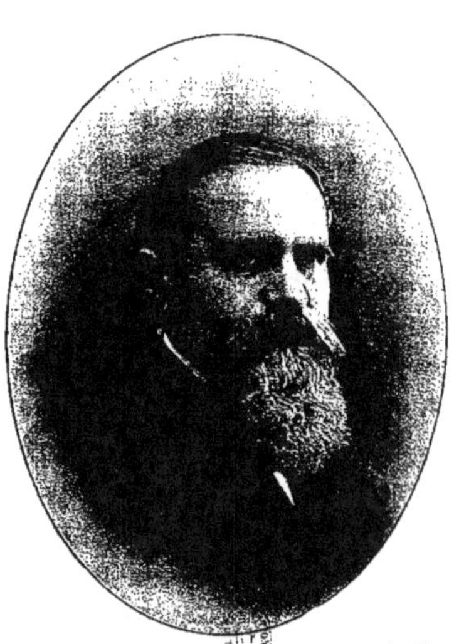

JEAN RÉVILLE (1855-1908)

Photo Pirou.

de modèle, on constatera que l'originalité de la section est exprimée
dans le nom général de l'École *pratique* des hautes études. *Pratique* est la section historique et philologique en ce que, pour
exercer les élèves, elle les associe au travail des maîtres, ce qui,
au Collège de France, n'est pas prévu règlementairement. Rien de
plus familier que cette collaboration ; maîtres et élèves sont assis
à la même table. Les novices comme les vétérans sont invités,
autant que possible, à poursuivre le nouveau par eux-mêmes. Les
plus expérimentés apportent en conférence des recherches méritant pleinement le nom de personnelles ; ils y formulent des conclusions qui peuvent être inattendues même du maître. Celui-ci
suggère donc l'esprit de découverte non seulement par son
exemple, mais par une action directe, celle des critiques, des
conseils et des directions, ce qui a chance de le pousser lui-même
à prendre plus nettement conscience de sa méthode en analysant
ses propres intuitions.

III. **Son enseignement.** — Le domaine de la section est l'érudition
historique sous toutes ses formes. La section étudie historiquement tout ce qu'a produit l'homme, œuvres individuelles comme
un livre, une inscription, et œuvres collectives comme la langue,
les institutions, les événements politiques ou sociaux. Ou plutôt,
elle peut étudier historiquement tout cela. Elle n'a pas la prétention de remplir à tout moment un cadre si vaste ; l'histoire de
l'art et celle du droit n'y ont jamais été traitées avec suite. Son
territoire diminue à la disparition d'un maître et s'accroît à
l'arrivée d'un autre. Il a subi une réduction de principe quand la
suppression des Facultés de théologie a suggéré de créer une
section spéciale pour celles des sciences historiques et philologiques qui s'appliquent à un sujet religieux.

Parmi les disciplines enseignées à la section historique et philologique, il en est dont les éléments font partie de l'instruction
générale (ainsi le latin, l'histoire de France) et d'autres, en grand
nombre, pour lesquelles la section peut avoir à donner l'initiation
première (ainsi l'épigraphie, les langues orientales). Ces dernières
disciplines comportant des leçons de degré inégal, et étant par
définition peu familières à la masse des gens cultivés, ce n'est pas

à propos d'elles que l'esprit de l'École se laisserait aisément préciser pour le public. Il en est autrement pour les disciplines dont tout le monde a une idée, et pour lesquelles, d'ailleurs, la section ne reçoit pas de purs commençants. A propos d'elles, toute personne éclairée peut comprendre en quoi l'enseignement normal et constant de la section historique et philologique diffère d'un certain enseignement moyen, que la préparation des examens continue d'imposer, à côté de leur enseignement scientifique, aux Facultés rénovées. De tous les points de vue auxquels un professeur peut se placer, la section a toujours choisi, et naturellement choisira toujours, les points de vue qui peuvent *le moins* être ceux de l'enseignement secondaire. Par exemple, un lycéen ne peut travailler le latin que sur des textes imprimés et réputés intangibles; un élève de la section est exercé de préférence sur des manuscrits ou des variantes de manuscrits. En histoire, un lycéen ne peut apprendre que des faits; un élève de la section étudie les sources. Une conférence historique, ayant pris pour sujet l'histoire de la Normandie aux xe-xie siècles, se vit amenée à entreprendre, pour le texte d'un certain chroniqueur, une édition critique.

C'est dans ce choix systématique des points de vue qu'a été au début l'originalité collective de la section historique et philologique; par l'exclusivisme de sa méthode se maintient l'action si puissante qu'elle exerce d'emblée sur l'intelligence des jeunes gens. Dès les premières leçons leur sont révélés des aperçus dont ils n'avaient pas même l'idée, et qui les obligent à repenser, renouveler et métamorphoser tout leur acquis intellectuel.

IV. **Ses élèves.** — La section se désintéressant de toutes questions de *grades*, ses élèves apprennent tous non pour répondre, mais uniquement pour savoir. Et le mot même de *savoir* n'a pas pour eux le même sens que pour des candidats en tant que candidats, car, sous toutes les formes et sans même avoir à y penser, on leur fait comprendre qu'il n'y a de science que là où il y a critique, contrôle et acquiescement personnel, et qu'ils n'ont pas à s'approprier avec soumission ou avec indifférence les conclusions d'un maître, mais à se rendre capables de les juger. Quand la

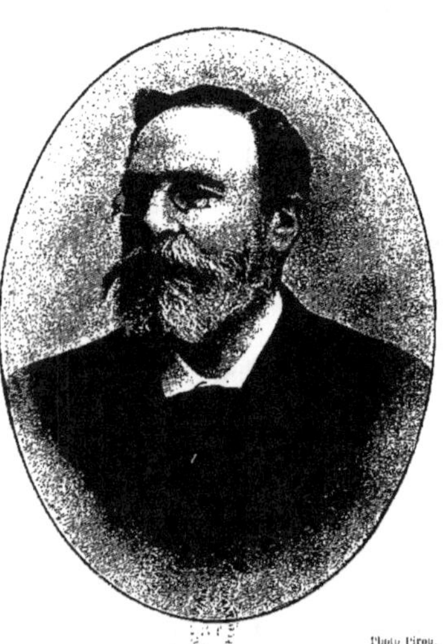

Photo Pirou.

GABRIEL MONOD (1844-1912)

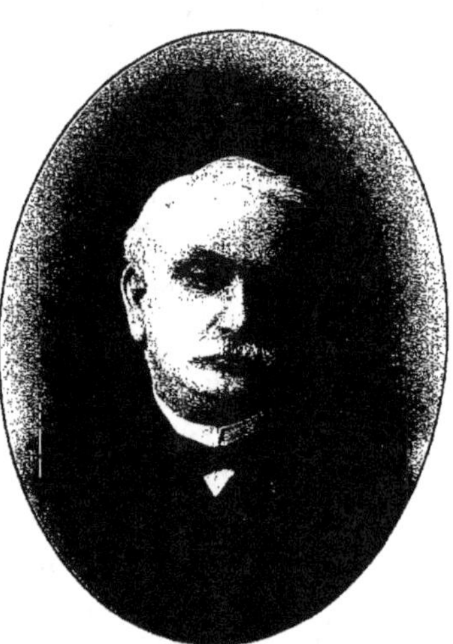

Photo Gerschel.

MICHEL BRÉAL (1832-1915)

section, au bout d'un an, propose au ministre d'accorder à un auditeur la qualification d'*élève titulaire*, elle ne donne pas par là une attestation d'assiduité ou d'activité matérielle ; elle déclare qu'elle a constaté dans l'élève une aptitude à raisonner par soi-même et à contrôler autrui, et ses maîtres d'abord.

Au début, la section n'était ouverte qu'au sexe masculin ; elle compte aujourd'hui beaucoup d'élèves femmes.

Un élève sortant ou sorti peut obtenir de l'École un *diplôme*, à condition d'avoir composé et publié une *thèse*. Le manuscrit en est présenté à la section par le *directeur d'études* qui a vu le travail se faire ; deux *commissaires responsables* sont désignés pour examiner la thèse manuscrite ; chacun de ces trois répondants prend la responsabilité publique de son approbation en signant une formule qui est imprimée avec la thèse ; le diplôme n'est conféré et le titre d'*élève diplômé* n'est acquis qu'après l'impression. Cette procédure a été calculée pour offrir un maximum de garanties scientifiques. Aussi la valeur morale du diplôme a-t-elle toujours été estimée très haute en France et à l'étranger, quoiqu'il ne comporte aucun avantage ou droit positif. D'une façon générale, le prestige de la section historique et philologique a été grand dès l'origine. Il a attiré constamment un grand nombre d'étudiants du dehors, par qui s'est répandue en Europe et en Amérique l'influence de notre érudition française. Les étrangers, souvent, venaient à Paris pour la section elle-même ou pour tel de ses maîtres, Gaston Paris par exemple. Quant aux étudiants français, il est à noter que souvent quelque autre établissement d'enseignement supérieur prête à la section une partie de son élite ; on est élève à la fois de la section historique et philologique et de l'École des Chartes, ou de l'École des langues orientales vivantes, ou de l'École normale supérieure, ou de la Faculté des lettres. A l'autre établissement l'élève demande l'ensemble de préparation professionnelle et scientifique dont il a besoin ; à la section, l'initiation à certaines disciplines plus spéciales ou d'intérêt moins immédiat.

Les disciples naturels de la section historique et philologique sont les jeunes gens ou les jeunes filles qui ont un pressentiment de ce qu'est la science en soi, et qui savent deviner qu'elle ne se confond ni avec le professorat, ni avec aucune fonction ou profession[1].

§ 2. — SECTION DES SCIENCES RELIGIEUSES

I. **Sa Fondation.** — En 1886, dix-huit ans après la fondation de l'École des hautes études, le Gouvernement de la République créait, à côté de la Section historico-philologique dont il vient d'être parlé, une section nouvelle, mais conçue d'après les mêmes principes et organisée sur le même modèle; c'est la section des sciences religieuses.

Les Chambres venaient de supprimer les Facultés catholiques de théologie, qu'on accusait d'être inutiles parce qu'elles ne jouaient

---

1. Voici, à titre d'exemple d'une année d'activité de la section, le programme fixé pour 1917-1918 : *Philologie grecque* (Jouguet) : Déchiffrement, lecture, commentaire de papyrus grecs; Serruys : (mobilisé). — *Philologie byzantine et néo-grecque* (Psichari : Explication philologique de l'Évangile selon Saint Marc, au point de vue de l'évolution du grec). — *Épigraphie et Antiquités grecques* (Haussoulier : Études d'histoire et de droit grecs). — *Paléographie grecque* (Lebègue). — *Philologie latine* (Havet : Exercices critiques sur le texte de Térence; Châtelain : Paléographie latine, étude des notes tironiennes). — *Épigraphie latine et Antiquités romaines* (Héron de Villefosse : Inscriptions relatives aux fonctionnaires des trois Gaules). — *Histoire* (Thévenin : Constitution politique de l'Allemagne, du XIIIe siècle aux temps modernes; Le Saint Empire romain de nation germanique, du XIIIe siècle au XIVe; Bémont : Histoire de l'Église d'Angleterre du XIIe au XIVe siècle; Formation territoriale et politique de la Grande-Bretagne, du XIIe au XVIIe siècle; Reuss : L'Alsace pendant la Révolution, depuis le 9 thermidor an II, jusqu'au 18 brumaire an VIII; Lot : Les romans de la Table ronde; Sciences auxiliaires et explication de textes; Poupardin : Étude du Livre des miracles de Grégoire de Tours; Explication de textes relatifs à l'histoire féodale, spécialement dans l'Ile-de-France; Prinet : La vie sociale au temps de Louis XI, d'après les chroniques; Recherches sur l'histoire des armoiries françaises; Poëte : Histoire de Paris, Le phénomène urbain). — *Histoire des doctrines économiques* (Simiand, Aupetit : mobilisés). — *Géographie historique* (Bérard : Suite des études odysséennes; La critique homérique depuis un siècle et les études de géographie antique). — *Phonétique* (Dauzat : Problèmes de géographie phonétiques; L'argot militaire). — *Grammaire comparée* (Meillet : Grammaire comparée de l'indo-iranien; Grammaire du vieux slave; Explication de l'*Avesta*; Piquet : Explication de textes moyen-haut-allemand et leur comparaison avec les originaux français). — *Philologie romane* (Jeanroy : Explication d'anciens textes français et provençaux; Morel-Fatio : Explication de textes espagnols, notamment de la *Célestine*; Mario-Roques : mobilisé). — *Dialectologie de la Gaule romaine* (Gilliéron : Études lexicologiques d'après les Atlas linguistiques de la France). — *Histoire littéraire de la Renaissance* (Lefranc : Explication de textes des *Essais* de Montaigne). — *Histoire littéraire* (Doutrepont : La Société française à la fin du moyen âge, d'après les romanciers et les poètes). — *Langues et littératures celtiques* (Gaidoz : Recherches sur l'ancienne Irlande; les influences étrangères subies par la langue gaélique; Explication du *Leabhar Gobhala*). —

aucun rôle dans la formation du clergé catholique[1]. Mais, ainsi que le disait le rapporteur du budget de l'Instruction publique[2], en proposant le vote des crédits nécessaires à la création de l'École nouvelle, « on a été généralement d'accord pour reconnaître qu'il y avait, dans les matières de l'enseignement théologique, une partie qui, si elle avait besoin d'être renouvelée, rajeunie et mise en rapport avec la science contemporaine, ne saurait disparaître totalement de tout enseignement dans notre pays. Il est évident, en effet, que les religions, quel que soit le point de vue auquel on les envisage, constituent une portion intégrante de l'histoire de l'humanité et qu'il y a lieu dès lors de les soumettre, comme l'histoire elle-même, à la comparaison, à la critique, et d'en montrer l'enchaînement et la filiation. »

C'est pour donner cet enseignement que fut créée la nouvelle section de l'École des hautes études. Elle constituait une importante nouveauté.

Sans doute, depuis longtemps, les religions de Rome et de la Grèce, étaient étudiées dans les Facultés des lettres par les historiens de l'antiquité classique, les religions de l'Orient dans les chaires consacrées à l'orientalisme; l'exégèse des Livres saints avait pris un caractère scientifique. Mais ce qui était sans précédent c'était une École où toutes les religions connues, depuis les plus simples et les plus primitives, jusqu'aux plus récentes et aux plus spiritualisées, seraient considérées d'un même point de vue et d'après une même méthode, où, par conséquent, la nature religieuse de l'homme serait étudiée à travers toutes les manifesta-

---

Langue sanscrite (S. Lévy : Éléments de langue sanscrite; Explication de textes). — *Langues hébraïque et syriaque* (Mayer-Lambert : Exposé des éléments de la grammaire hébraïque; explication du *Deutéronome* et de Jérémie; Grammaire syriaque; grammaire comparée des langues sémitiques). — *Langue arabe* (Barthélemy : Explication du Madjânî l'Adab de Beyrout et de la Mu'allaquat de Labît; Dialectologie arabe). — *Philologie et antiquités assyriennes* (Scheil : Explication de textes assyriens tirés de diverses chrestomathies; Déchiffrement de textes épistolaires (Harper). — *Archéologie orientale* (Clermont-Ganneau : Antiquités orientales : Palestine, Phénicie, Syrie; Archéologie hébraïque). — *Philologie et antiquités égyptiennes* (Moret : Explication de textes historiques et religieux; Correction de travaux; Leçons sur le verbe égyptien). — *Histoire ancienne de l'Orient* (Isidore Lévy : mobilisé).

1. Les Facultés protestantes de théologie furent maintenues parce qu'elles servaient à la formation du clergé protestant.

2. C'était M. Antonin Dubost, aujourd'hui président du Sénat.

tions par lesquelles elle s'est exprimée au cours de l'histoire.

II. **Son Esprit.** — L'objet ainsi assigné à la section en déterminait par avance l'esprit.

L'enseignement ne pouvait avoir de caractère dogmatique doctrinal, puisque toutes les doctrines et tous les dogmes devaient y être exposés, expliqués avec une égale curiosité. Mais, de l'aveu même des travailleurs ecclésiastiques, les religions ont leurs racines dans l'histoire; c'est dans l'histoire qu'elles se sont développées. Il est donc possible d'entreprendre tout un ensemble d'études strictement scientifiques en vue de rechercher ces origines, de retracer ce développement. C'est exclusivement à ce point de vue que se place la section. Elle ne se propose pas d'examiner les théologies à la lumière d'une théologie déterminée, ni de faire prévaloir contre les théologies du passé une théologie nouvelle, mais, suivant le mot de son premier président, M. Albert Réville, elle se préoccupe uniquement d' « étudier des faits, des témoignages, des textes, d'en faire ressortir le sens et la valeur, d'y appliquer les fécondes méthodes de la critique moderne, et de ne jamais permettre à la passion théologique d'envahir le *templum serenum* de l'érudition ».

La section est toujours restée fidèle à cette méthode. Aussi a-t-elle pu grouper des hommes d'origine et de religion très diverses, des protestants, des catholiques, des juifs, des croyants et des libres penseurs, qui tous, en dépit des divergences qui les séparaient par ailleurs, se sont unis pour étudier, dans le même esprit, les grands monuments de la pensée religieuse. Et parmi ces savants, il en était de la plus haute valeur qui ont été la gloire de la section : tels sont Ernest Havet, Abel Bergaigne, le grand Indianiste, Aug. Sabatier, Albert Réville, A. Esmein qui a renouvelé l'étude du droit canon, Léon de Rosny, Léon Marillier, etc., pour ne citer que les défunts.

III. **Son Enseignement.** — La section, quand elle fut créée, ne comprenait que douze enseignements. Elle en compte aujourd'hui une vingtaine.

L'enseignement qui s'adresse, comme nous le verrons, à des élèves qui sont déjà, pour la plupart, avancés dans leurs études, a

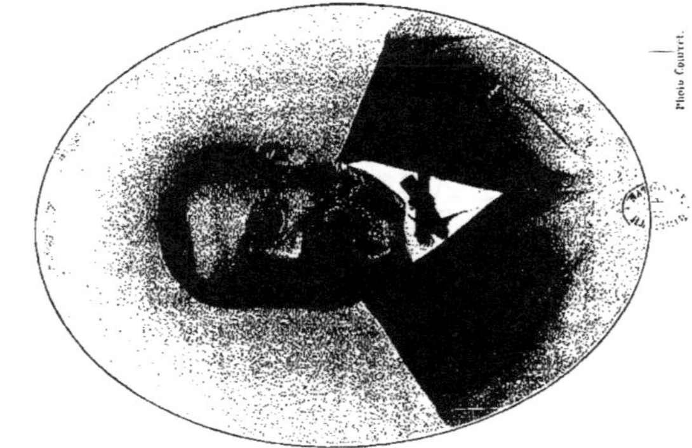

ESMEIN (1848-1913)

Photo Courret.

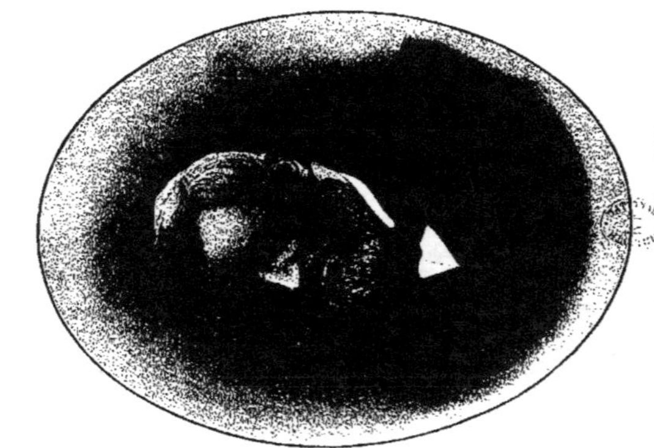

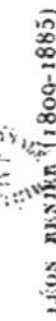

LÉON RENIER (1809-1885)

un caractère nettement esotérique et scientifique. Les sujets traités par les professeurs sont étroitement limités, évitent les généralités et la vulgarisation ; en principe, ils se renouvellent tous les ans [1].

IV. **Son Organisation.** — La section des sciences religieuses, tout comme son aînée, la section historique et philologique, est installée dans le palais de la Sorbonne. Les locaux qu'elle y occupe sont situés à l'Est, en bordure de la rue Saint-Jacques. On y accède par un escalier qui prend naissance à la rencontre de la galerie Richelieu et de la galerie Robert Sorbon.

[1]. Voici, au surplus, pour fixer les idées, le tableau des enseignements qui ont été professés pendant l'année scolaire 1913-1914.

Religions des peuples non civilisés (Mauss : Théorie de l'origine à la croyance de la vertu des formules ; Explication des documents concernant les rapports entre l'organisation juridique et l'organisation religieuse (Nouvelle-Guinée, Afrique équatoriale). — *Religions de l'Amérique précolombienne* (G. Raynaud : Histoire civile et religieuse de l'Amérique centrale, principalement d'après les documents indigènes (3° partie du *Popol-Vuh*, Annales des Xahila, etc.). — *Religions de l'Extrême-Orient* (N...). — *Religions de l'Inde* (A. Foucher : Explication de la *Chandogya-Upanishad*; Études d'archéologie bouddhique). — *Religions de l'Egypte* (Amélineau : Explication des textes de la Pyramide de Pepi Ier; Explication du *Livre des Morts*, à partir du chapitre cxxxvii). — *Religion assyro-babylonienne* (Fossey : en mission archéologique en Perse). — *Religions d'Israël et des Sémites occidentaux* (Vernes : Recherches sur les anciens sanctuaires d'Israël et sur les légendes qui s'y rattachent; Explication du *Livre de Daniel*). — *Judaïsme talmudique et rabbinique* (Israël Lévy : Les Apocalypses messianiques juives postérieures au ii° siècle; Étude du traité Tanna de Bè Eliabou). — *Islamisme et religions de l'Arabie* (Clément Huart : Explication du Coran (Chap. iv), à l'aide du *Commentaire* de Tabarî; La mystique persane dans le Methnevi de Djelâl-ed-Din Roûmi (liv. II). — *Religions de la Grèce et de Rome* (J. Toutain : Les cultes des montagnes et des hauts lieux en Grèce. — La religion et les cultes à l'époque romaine dans la province d'Égypte). — *Religions primitives de l'Europe* (H. Hubert : La mythologie irlandaise; Les monuments figurés de la religion des Gaulois). — *Littérature chrétienne et Histoire de l'Eglise* (E. de Faye : Origène, sa vie et ses écrits; De l'influence du gnosticisme sur les Actes apocryphes et des vestiges d'écrits gnostiques dans la littérature chrétienne pseudépigraphe; Explication des *Acta Thomæ*; Paul Monceaux : Les documents relatifs aux persécutions militaires du temps de Dioclétien; Études pratiques : l'épigraphie chrétienne du midi de la Gaule (Narbonnaise). — *Christianisme byzantin et Archéologie chrétienne* (G. Millet : Recherches sur l'Iconographie byzantine des grandes fêtes; Études pratiques d'archéologie et d'histoire religieuse). — *Histoire des doctrines et des dogmes* (F. Picavet : La persistance des doctrines philosophiques et théologiques du Moyen Age chez les philosophes et les théologiens du xvii° et du xviii° siècle, en particulier chez Descartes, Spinoza, Bossuet, Fénelon, Malebranche, Thomassin, Leibnitz et Kant; Les rapports de Dieu et des hommes, spécialement les formes de la révélation, d'après l'Ancien et le Nouveau Testament; travaux récents sur l'histoire des dogmes, des doctrines et de l'exégèse chrétienne du 1er au viii° siècle; — P. Alphandéry : Le Prophétisme dans le Moyen Age latin; Source de l'Histoire de l'érémitisme en Occident (xi°-xiv° siècles). — *Histoire du droit canonique* (N...). — Cours professé près la section des Sciences religieuses de l'École pratique des Hautes Études : *Histoire et organisation de l'Église catholique depuis le Concile de Trente* (I . Lacroix : His-toire de la Constitution civile du clergé).

Les salles qui lui sont affectées sont situées au premier étage. Elles sont d'une grande simplicité. Dans l'une d'elles, il n'y a même pas de chaire, mais seulement une large table de travail, autour de laquelle prennent place le maître et ses élèves. Tous sont de plain-pied. Cette disposition matérielle rend sensible un des traits les plus caractéristiques de l'enseignement que donne l'École: il est essentiellement intime et familier. Il n'a rien de dogmatique. Le maître ne parle pas *ex cathedra*; il n'a pas d'ailleurs, le titre de professeur, mais celui, très significatif, de directeur d'études[1]. Son rôle est non de munir ses disciples d'un bagage de connaissances toutes faites, mais de les orienter, de les diriger, de leur apprendre à *pratiquer* la science de leur choix. Aussi fait-il souvent appel à leur concours. Il leur confie un texte à élucider, une question à examiner. C'est avant tout un initiateur.

Les élèves peuvent, d'ailleurs, travailler à l'École, même en dehors des heures de conférences. La section, il est vrai, ne possède pas de salles d'études qui lui soient spécialement affectées; mais les élèves peuvent user des installations dont bénéficie l'autre section. De plus, ils peuvent librement communiquer avec la Bibliothèque de l'Université qui est toute voisine et dont les ressources sont à leur disposition.

L'enseignement est absolument gratuit. Pour être admis à le suivre, il suffit de se faire inscrire au Secrétariat de l'École, en présentant une pièce d'identité et en indiquant quels cours on désire fréquenter. Aucune autre condition, soit d'âge, soit de nationalité, soit de grade n'est réclamée pour l'inscription. Le baccalauréat lui-même n'est pas exigé. Le directeur d'études, chargé de la conférence, conserve toutefois le droit d'exclure ceux qui ne seraient pas préparés à suivre avec fruit l'enseignement.

Les élèves peuvent, comme dans la section des sciences historiques et philologiques, conquérir deux sortes de titres.

Après un an de stage, ils peuvent être admis définitivement comme *élèves titulaires*, s'ils ont fait preuve d'assiduité et d'aptitudes scientifiques.

—————

1. Il y a des directeurs d'études et des directeurs adjoints. Il existe aussi des maîtres de conférences.

Les élèves qui ont suivi les cours pendant deux ans peuvent obtenir le titre d'*élèves diplômés*. Pour cela, il faut qu'ils déposent, avec l'agrément du directeur de la conférence, un mémoire sur une question d'histoire et de critique religieuse. Ce mémoire est soumis à deux commissaires; c'est sur l'avis favorable de ces deux juges que le Conseil de la section décerne le diplôme postulé. Ce diplôme confère aux nationaux certains avantages. Pour les étudiants étrangers, il constitue une attestation officielle de la compétence qu'ils ont acquise dans l'un quelconque des domaines de l'histoire religieuse.

La section publie une *Bibliothèque*, qui compte déjà trente volumes. On y trouve des œuvres originales des maîtres, en même temps que les plus remarquables d'entre les mémoires qui ont valu à leurs auteurs le titre d'élèves diplômés. La section publie en outre, tous les ans, depuis l'année 1891, un *Annuaire* qui renferme, avec une étude de l'un des professeurs, un rapport sur l'exercice écoulé et le programme des conférences de la nouvelle année. Ces fascicules, sont actuellement au nombre de trente. On y trouve, écrite au jour le jour, toute l'histoire intérieure et extérieure de la section[1].

1. Un historique complet des vingt-cinq premières années a paru dans l'*Annuaire* de 1910-1911; il est de M. Toutain, secrétaire de la section.

CHAPITRE IV

L'ÉCOLE NATIONALE DES LANGUES ORIENTALES VIVANTES

Par Paul BOYER
Administrateur de l'École.

I. Historique. — La science des langues et des civilisations de l'Orient sémitique et musulman (la connaissance des langues et des civilisations de l'Inde et de l'Extrême-Orient ne devait venir que beaucoup plus tard) est une science d'origine surtout française. L'étude des Livres saints et des traductions ou imitations arabes d'auteurs grecs, et en particulier d'Aristote, en a été le point de départ; le Collège de France en a été le berceau.

Mais les cours professés au Collège de France portaient sur les langues orientales mortes (hébreu et syriaque en particulier) plutôt que sur les langues orientales vivantes (arabe parlé, persan, turc); et d'ailleurs, conformément à l'esprit de l'illustre maison fondée par le roi François Ier, ces cours étaient d'érudition pure et non point de science appliquée.

D'autre part, l'institution des Jeunes de langues, qui avait la charge de former les drogmans ou interprètes pour le Levant, et qui, organisée d'abord à Constantinople, avait été transportée, en 1700, au Collège Louis-le-Grand, à Paris, se bornait à enseigner à ses élèves la pratique des langues étudiées; aussi bien, le jeune âge de ceux-ci était-il un obstacle à une formation scientifique plus mûrie et de visée plus haute.

En somme, savants de cabinet et interprètes, professeurs du Collège de France et drogmans demeuraient généralement en deux groupes isolés, sans contact les uns avec les autres.

Ce devait être la tâche et ce fut l'honneur de l'École des langues orientales vivantes de les rapprocher en une féconde collaboration, de devenir le trait d'union entre la théorie et la pratique, de

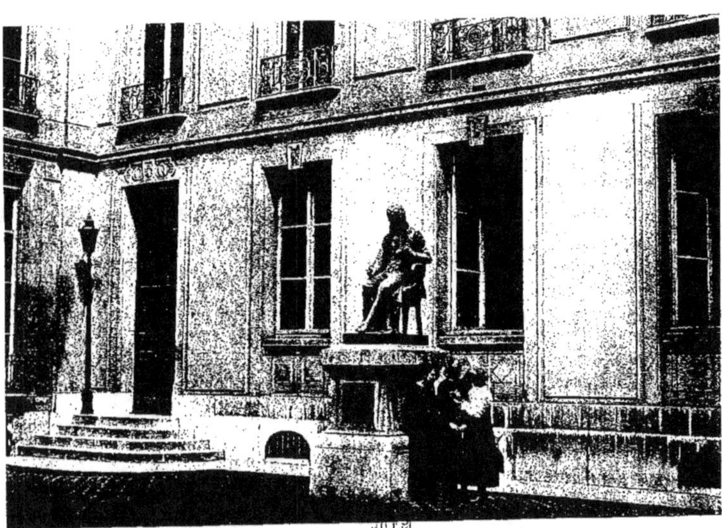

LA STATUE DE SILVESTRE DE SACY (1758-1838)
Cour intérieure de l'École.

satisfaire aux légitimes exigences de celle-ci sans perdre de vue les sévères obligations de celle-là.

L'École des langues orientales est en France le seul établissement d'enseignement supérieur dont l'objet exclusif soit l'enseignement de langues vivantes. L'École des langues orientales vivantes est donc proprement une école de linguistique.

Créée, sur un rapport de Lakanal, par un décret-loi du 10 germinal an III (30 mars 1795), placée tout d'abord sous le contrôle du comité d'Instruction publique, puis du ministère de l'Intérieur, placée ensuite, mais pour quelques mois seulement, sous la dépendance du ministère du Commerce et des Travaux publics (1831-1832), rattachée enfin, et définitivement, par l'historien Guizot, au ministère de l'Instruction publique (ordonnance du 11 octobre 1832), l'École Spéciale (aujourd'hui École Nationale) des Langues orientales vivantes a connu, depuis sa fondation, quatre statuts successifs :

1° Le statut défini par le décret-loi du 10 germinal an III (30 mars 1795), statut initial ;

2° Le statut défini par l'ordonnance royale du 22 mai 1838, laquelle, dans l'esprit de ses promoteurs, devait « arrêter l'organisation de l'École » ;

3° Le statut défini par le décret du 8 novembre 1869, portant « réorganisation de l'École Impériale des Langues orientales vivantes », statut que devait compléter, trois ans plus tard, le décret-règlement du 11 mars 1872 ;

4° Le statut défini par le décret du 8 juin 1914, portant réorganisation de l'École *Nationale* des langues orientales vivantes, et complété, le 2 juillet de la même année, par un arrêté portant règlement intérieur.

L'École, dans le principe, ne comprend que trois chaires : arabe littéral et vulgaire, turc et « tartare » de Crimée, persan et malais. Mais les hommes qui les occupent sont du premier ordre : Silvestre de Sacy (1796-1838) pour l'arabe ; Venture de Paradis (1797-1799), bientôt remplacé par A. Jaubert (1800-1847), pour le turc ; enfin Langlès (1796-1824) pour le persan, professeur et premier président-administrateur de l'École.

Bientôt d'autres enseignements sont ajoutés aux trois enseignements du début : cours de grec moderne en 1800; cours d'arménien en 1801; cours d'hindoustani en 1828, etc. Sans parler des langues enseignées au titre de cours libres, le nombre des langues actuellement enseignées à l'École des langues orientales est de vingt.

Les quarante premières années de l'existence de l'École sont glorieuses.

« Sous le point de vue scientifique, écrit M. de Salvandy, « ministre de l'Instruction publique, dans son rapport au Roi, du « 22 mai 1838, on peut dire avec vérité que l'École des Langues « orientales a jeté sur la France un vif éclat, et qu'il n'est pas de « pays qui ne nous envie cette belle institution. Depuis quarante « années, en effet, c'est à cette école que la plupart des grands « États de l'Europe ont envoyé leurs élèves, et les orientalistes « les plus célèbres de l'Allemagne, de l'Angleterre et de la Russie « s'honorent tous de lui avoir appartenu. »

Un nom surtout domine tous les autres : Silvestre de Sacy, « le plus grand des orientalistes actuellement vivants », écrivait en 1828 un jeune savant allemand (*Briefe über den Fortgang der asiatischen Studien in Paris*. Ulm, s. d., p. 5). Sa réputation était universelle. Des élèves de tout âge, et dont la moitié, au moins, étaient des étrangers, allemands surtout, s'empressaient à ses cours. Grâce à lui, Paris devenait la métropole des études arabes. Administrateur de l'École de 1824 à 1838 (il fut, à la même époque, administrateur du Collège de France), Silvestre de Sacy en était comme la vivante incarnation.

Il mourut en 1838; et l'on put se demander si, lui mort, tout n'allait pas « crouler avec lui ». C'est que, sous sa toute-puissante influence, le développement trop exclusif du rôle scientifique de l'École avait rejeté à l'arrière-plan le but immédiat et pratique des leçons professées. Silvestre de Sacy lui-même n'avait jamais séjourné en Orient : il ne possédait pas l'usage de l'arabe parlé. L'École, en cette période héroïque de son histoire, s'était appliquée à former des savants; elle n'avait formé que peu ou point d'interprètes.

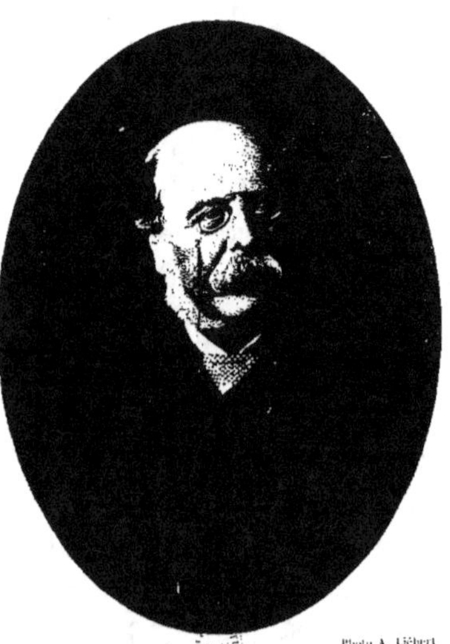

Photo A. Liébert

BARBIER DE MEYNARD (1827-1908)
Administrateur de l'École de 1898 à 1908.

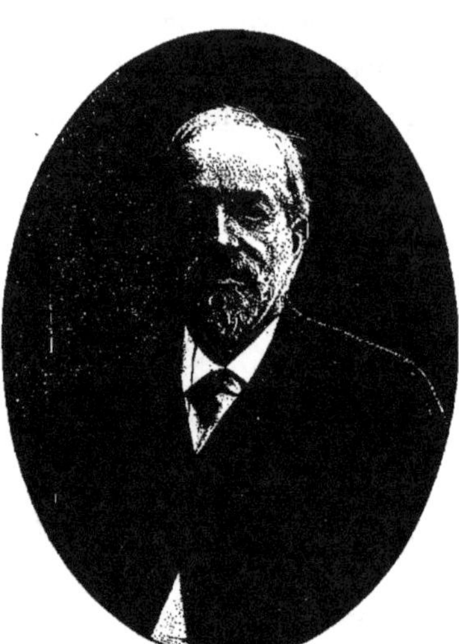

Photo Nadar.

CHARLES SCHEFER (1820-1898)
Administrateur de l'École de 1867 à 1898.

Une réorganisation s'imposait, qui ramenât l'École à sa « destination primitive », qui précisât son double objet de science et
d'application. Cette réorganisation, l'École l'attendit plus de
trente ans; elle fut l'œuvre, en effet, non pas de l'ordonnance
royale du 22 mai 1838, tombée en désuétude aussitôt que promul-
guée, mais du décret du 8 novembre 1869.

Préparé de concert par le ministre réformateur Victor Duruy et
par l'illustre orientaliste Charles Schefer, administrateur de
l'École de 1867 à 1898, le décret du 8 novembre 1869 inaugure une
brillante époque de renaissance.

Mieux défini, l'enseignement de l'École est plus efficace. Des
répétiteurs, choisis autant que possible parmi les personnes origi-
naires du pays dont ils auront à enseigner la langue, sont chargés
« d'interroger les élèves et de les exercer à la conversation et à la
lecture à haute voix ». Des examens annuels (le cours des études
est de trois ans) et un diplôme de fin d'études sont institués. Un
conseil de perfectionnement est créé : ce conseil délibère « sur les
améliorations et les réformes dont l'enseignement serait susceptible ». La bibliothèque, due à l'initiative personnelle de Charles
Schefer, prend rapidement un développement considérable :
4000 volumes en 1873, 20 000 en 1883, plus de 80 000 aujourd'hui.
D'autre part, l'École entreprend la publication parallèle de deux
collections d'ouvrages qui font honneur à l'orientalisme français
et qui portent respectivement les titres de *Publications de l'École
des Langues orientales vivantes* et de *Bibliothèque de École des Langues orientales vivantes*. Inaugurée en 1875, la première de ces
collections comprend surtout des travaux d'érudition : mémoires
originaux, textes inédits, traductions, commentaires. La seconde
commence de paraître en 1901 : elle est composée exclusivement
d'ouvrages d'enseignement, tels que grammaires, chrestomathies, manuels, vocabulaires, etc.

Époque de renaissance, disions-nous; et cette renaissance est
féconde. Citons seulement, pour ne parler que des morts : Charles
Schefer, professeur de persan (c'est en 1857 qu'il avait succédé en
cette qualité à Quatremère); Barbier de Meynard, professeur de
turc (de 1863 à 1908), administrateur de l'École de 1898 à 1908;

Hartwig Derenbourg, professeur d'arabe littéral (de 1879 à 1908) ; de Slane (1871-1878) et O. Houdas (1884-1916), professeurs d'arabe vulgaire ; A. Carrière, professeur d'arménien (de 1881 à 1902) ; Brunet de Presle (1864-1875) et Emile Legrand (1887-1903), professeurs de grec moderne.

Cependant, et cela dès les dernières années du dix-neuvième siècle, des circonstances nouvelles venaient élargir les cadres des enseignements orientaux et, du même coup, déterminer plus étroitement leur objet propre : développement croissant des services diplomatiques et consulaires et des missions envoyées hors de France (missions scientifiques, militaires, industrielles, commerciales) ; extension considérable du domaine colonial français ; nécessité de pourvoir au recrutement de l'Institut français d'archéologie orientale du Caire, de l'École française d'Extrême-Orient (à Hanoï), plus tard de la Mission scientifique du Maroc et de l'Institut français de Petrograd.

D'autre part, les progrès effectués par la linguistique et la technique de l'enseignement des langues vivantes permettaient des réalisations que les professeurs d'autrefois eussent estimées trop ambitieuses. Former, en trois années d'études, des jeunes gens qui fussent en état d'entendre, d'écrire et de parler correctement les langues étudiées par eux : longtemps il avait paru que la tâche était impossible. Cette tâche pourtant n'était au-dessus ni des forces de l'élève, ni des forces du maître, mais à une condition : c'est que l'organisation même de l'enseignement, s'inspirant des méthodes modernes, fît appel aux aptitudes pédagogiques du maître non moins qu'à sa science.

Donner satisfaction à des besoins nouveaux ; rajeunir, spécialiser, préciser les procédés d'enseignement : tel fut le but de la réforme consacrée par le décret du 8 juin 1914, portant réorganisation de l'École *nationale* des langues orientales vivantes, et que compléta, le 2 juillet suivant, un arrêté portant règlement intérieur, — ces deux instruments constituant le statut actuel de l'École.

Les idées directrices de la réforme accomplie peuvent être formulées comme il suit :

1° Détermination plus exacte que par le passé du double objet de l'École des langues orientales : « L'École nationale des Langues orientales vivantes a pour objet : 1° d'apprendre aux élèves à lire, écrire et parler les langues vivantes de l'Europe orientale, de l'Asie, de l'Océanie et de l'Afrique, et de leur enseigner la géographie, l'histoire et les institutions des pays où ces langues sont en usage ; 2° de contribuer, par des travaux et des publications, au progrès des études scientifiques se rapportant aux matières ci-dessus désignées. » (Art. 1er du décret du 8 juin 1914);

2° Augmentation considérable du nombre des heures de cours et de répétitions, le nombre des heures de cours étant fixé à cinq au moins par semaine (au lieu de trois) pour les professeurs et chargés de cours, celui des heures de répétitions étant fixé à huit au moins par semaine (au lieu de trois) pour les répétiteurs ;

3° Unification des programmes d'examens, tant aux épreuves écrites qu'aux épreuves orales, pour les différents cours, et adjonction d'un juge *externe* aux jurys tels qu'ils avaient été constitués par le décret du 8 novembre 1869 ;

4° Caractère obligatoire, aux épreuves orales des examens, des interrogations portant sur la géographie, l'histoire et les institutions des pays où sont parlées les langues pour lesquelles les élèves sont examinés.

Enseignement parallèle des professeurs et des répétiteurs, les premiers assumant, en même temps que la direction générale de l'enseignement, l'exposé théorique et didactique de la langue qu'ils enseignent, les seconds se consacrant plus spécialement à des exercices pratiques de conversation, d'écriture, de traduction orale, etc. : telle est actuellement la *formule pédagogique* de l'École des langues orientales, glorieuse aînée et modèle de l'Institut Lazarev de Moscou (1815), de la Faculté des langues orientales de Petrograd (1854), du Séminaire des langues orientales de Berlin (1887), de la toute jeune École des études orientales de Londres (1917).

Fermement appliquée, cette formule assure la constance du double « rendement » qui doit demeurer la règle de toute École supérieure de langues orientales vivantes : rendement scientifique et rendement pratique, progrès des études d'érudition et applications immédiates.

II. **Fonctionnement.** — Les vingt langues aujourd'hui enseignées à l'École nationale des langues orientales vivantes sont distribuées en trois groupes, :

I. *Langues de l'Asie antérieure et langues de l'Afrique* : Arabe littéral, Arabe oriental, Arabe maghrébin, Abyssin (Amharique), Berbère, Persan, Turc, Langues soudanaises;

II. *Langues de l'Extrême-Orient et langues de l'Inde* : Chinois, Annamite, Siamois (Thaï), Japonais, Malais, Malgache, Hindoustani, Tamoul;

III. *Langues de l'Europe orientale* : Grec moderne, Arménien, Russe, Roumain.

De plus, les cours de langues sont complétés par un cours de géographie, d'histoire et d'institutions des États musulmans, pour le groupe I; par un cours d'histoire, de géographie et d'institutions des États de l'Extrême-Orient, pour le groupe II. A plusieurs reprises des vœux ont été présentés aux pouvoirs publics tendant à la création d'un enseignement similaire de géographie, d'histoire et d'institutions des États de l'Europe orientale, pour le groupe III.

Aux cours permanents, ci-dessus énumérés, s'ajoutent encore quatre cours temporaires libres dont le succès même permet d'espérer le maintien : cours de cambodgien, de polonais, de tchèque et de serbo-croate.

Pour les cours d'arabe oriental, d'arabe maghrébin, de berbère, de persan, de turc, de chinois, d'annamite, de siamois, de japonais, de malgache, de grec moderne, de russe et de roumain, les professeurs ou chargés de cours sont assistés d'un répétiteur.

Le personnel enseignant de l'École, pour l'année 1917-1918, comprend 15 professeurs titulaires, 4 professeurs adjoints, 2 chargés de cours, 10 répétiteurs[1].

---

1. Nomenclature des enseignements réguliers (cours magistraux et cours complémentaires) pour l'année scolaire 1917-1918 :
I. **Langues de l'Asie antérieure et langues de l'Afrique.** — *Arabe littéral* (Gaudefroy-Demombynes, pr.). — *Arabe oriental* (Barthélemy, pr.). — *Arabe maghrébin* (William Marçais, ch. du cours). — *Abyssin*, cours complémentaire (Marcel Cohen,

L'École est placée sous l'autorité d'un administrateur, choisi parmi les professeurs, et nommé, par décret, pour cinq ans.

Les professeurs titulaires sont nommés par décret, sur une triple présentation : 1° de l'Assemblée des professeurs, 2° du Conseil de perfectionnement de l'École, 3° de l'Académie des Inscriptions et Belles-Lettres.

En cas de vacance de chaire, l'Assemblée des professeurs et le Conseil de perfectionnement sont appelés à donner chacun leur avis sur le maintien, la suppression ou la transformation de la chaire vacante.

La durée des études est de trois ans (sur les dispenses de scolarité, voir ci-dessous).

Les cours et les répétitions commencent le deuxième lundi de novembre et se terminent le 15 juin. Les examens (une seule session par an) commencent dans la deuxième quinzaine de juin.

L'École reçoit : 1° des élèves ; 2° des auditeurs libres.

Les élèves doivent être âgés de seize ans au moins et bacheliers, ou, s'ils sont étrangers, pourvus d'un certificat de fin d'études secondaires. A défaut du baccalauréat ou, pour les étrangers, d'un certificat de fin d'études secondaires, les élèves doivent subir les épreuves d'un examen spécial d'admission. (Deux sessions par an : première quinzaine de novembre et première quinzaine de juin.) [1]

Les élèves, à dater de leur admission en seconde année, peuvent obtenir des bourses. Ces bourses, dont le montant ne dépasse pas 1500 francs, sont accordées pour une année ; mais elles sont renouvelables.

pr. adj.). — *Berbère* (Destaing, pr.). — *Persan* (Huart, pr.). — *Turc* (Jean Deny, pr.). — *Langues soudanaises*, cours complémentaire (Delafosse, pr. adj.). — *Géographie, histoire et institutions des États musulmans*, cours complémentaire (Ravaisse, pr. adj.).

II. **Langues de l'Extrême-Orient et langues de l'Inde.** — *Chinois* (Vissière, pr.). — *Annamite* (Deloustal, pr. ; Przyluski, supp.). — *Siamois* (Lorgeou, pr.). — *Japonais* (Dautremer, pr.). — *Malais*, cours complémentaire (Cabaton, pr. adj.). — *Malgache*, cours complémentaire (Julien, ch. de cours). — *Hindoustani et Tamoul* (Vinson, pr.). — *Géographie, histoire et institutions des États de l'Extrême-Orient* (Cordier, pr.).

III. **Langues de l'Europe orientale.** — *Grec moderne* (Psichari, pr.). — *Arménien* (Macler, pr.). — *Russe* (Paul Boyer, pr., administrateur de l'École depuis 1908). — *Roumain* (Mario Roques, pr.).

1. Les élèves sont astreints à un droit d'inscription de 50 francs par semestre. La totalité des droits à acquitter pour la durée entière des études est donc de 300 francs, et cela quel que soit le nombre des cours et des répétitions suivis.

Les auditeurs libres ne sont soumis à aucune condition d'âge ni de grade. Leur inscription est gratuite. Ils sont admis aux cours et aux répétitions sur présentation d'une carte qui leur est délivrée, sans formalité d'aucune sorte, par le Secrétariat de l'École.

A la fin de chaque année scolaire, il est procédé à des examens publics pour chacune des langues enseignées. Ces examens comportent des épreuves écrites et des épreuves orales.

Après l'examen de fin d'études (fin de la 3ᵉ année), un *diplôme* de l'École des langues orientales est délivré aux élèves qui en sont jugés dignes. Ce diplôme, équivalent au « *degree* » conféré aux « *graduates* » par les universités d'Angleterre ou d'Amérique, mentionne la langue sur laquelle a porté l'examen.

Les auditeurs libres ne sont pas admis à se présenter aux examens. Mais, sur leur demande, ils reçoivent un certificat d'assiduité.

La bibliothèque est ouverte tous les jours aux élèves et aux auditeurs libres. Le prêt des livres, sans limitation du nombre des ouvrages prêtés, est largement pratiqué.

La durée régulière des études est de trois ans. S'ensuit-il qu'il faille imposer cette scolarité de trois années même aux étudiants, français ou étrangers, qui, antérieurement à leur entrée à l'École, ont étudié déjà, de quelque façon que ce soit, telle ou telle des langues orientales, et qui viennent demander à nos jurys d'examen de porter témoignage de leur savoir? Une telle exigence eût été en contradiction avec l'esprit d'extrême libéralité dont s'est inspiré le statut de 1914. La difficulté a été résolue de façon très simple : des dispenses de scolarité sont prévues pour ceux des élèves qui, antérieurement à leur inscription à l'École, ont étudié déjà une ou plusieurs des langues orientales qui y sont enseignées. Sur le vu de leurs attestations d'études, brevets ou *degrees*, ces élèves sont admis à s'inscrire d'emblée en seconde ou en troisième année.

D'autre part, dans ce même esprit de libéralité, et soucieuse d'encourager toutes les volontés d'étude, l'École autorise ceux de ses auditeurs libres qui en expriment le désir à convertir leurs inscriptions d'auditeurs libres en inscriptions d'élèves.

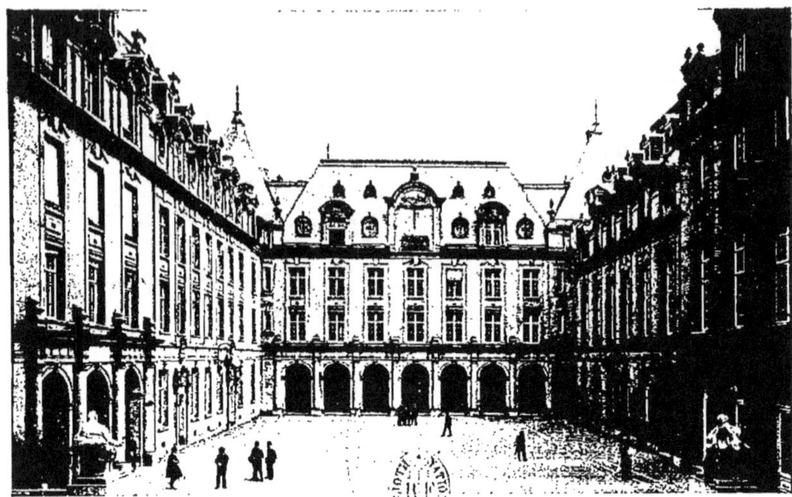

LA SORBONNE, LA COUR D'HONNEUR
La photographie est prise des marches de l'église.

Photo Neurdein.

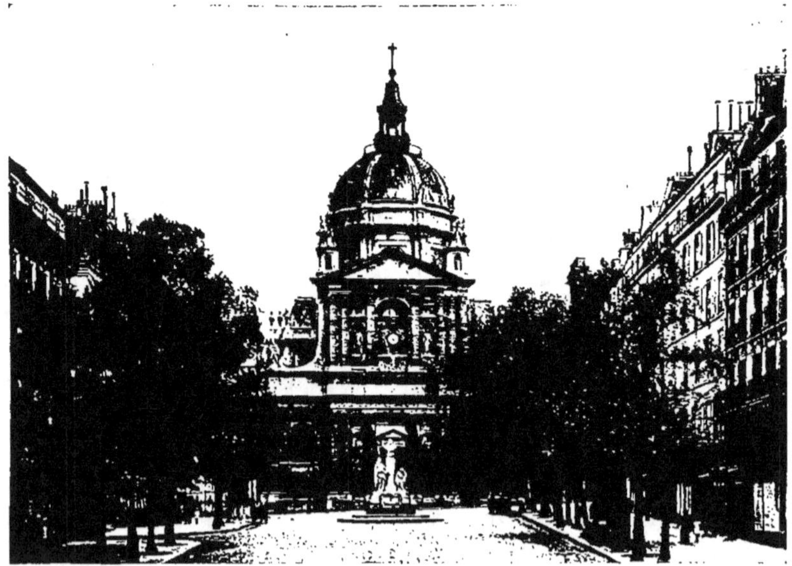

L'ÉGLISE DE LA SORBONNE, FAÇADE EXTÉRIEURE
Devant on voit le monument élevé en l'honneur d'Auguste Comte.

Le séjour dans le pays dont il étudie la langue est, pour l'étudiant, un complément presque indispensable des études poursuivies à l'École même. C'est pourquoi, à dater de leur admission en seconde année, les élèves sont engagés à profiter, dans la plus large mesure possible, des avantages que leur assure l'arrêté du 5 avril 1899, aux termes duquel les élèves admis en seconde année « peuvent être autorisés par l'administrateur, sur la proposition de leurs professeurs, à accomplir une partie de leur scolarité dans les pays où sont parlées les langues qu'ils étudient ».

Ce n'est pas tout. Aux termes de l'arrêté du 4 juin 1909, et dans les mêmes conditions, les élèves admis en seconde année peuvent également être autorisés à accomplir une partie de leur scolarité « près d'établissements universitaires ou de hautes écoles de l'étranger dont les programmes d'enseignement comprennent tout ou partie des matières enseignées à l'École des Langues orientales ».

Le temps ainsi passé à l'étranger compte pour la scolarité réglementaire. Les élèves qui ont obtenu des « *degrees* », brevets, diplômes ou certificats d'études délivrés par les établissements universitaires ou les hautes écoles du pays où ils ont résidé peuvent même être dispensés de l'examen de fin de seconde année.

III. **Élèves et auditeurs étrangers.** — L'École des langues orientales a toujours eu l'enviable privilège de compter un grand nombre d'étrangers parmi ses élèves et ses auditeurs libres. Et quelques-uns de ces étrangers portent des noms illustres dans la science.

La statistique des élèves et des auditeurs libres pour l'année scolaire 1913-1914 (dernière année avant la grande guerre) accuse les chiffres suivants : sur 114 élèves, 13 étrangers, dont 2 femmes ; sur 213 auditeurs libres, 53 étrangers, dont 14 femmes.

Les élèves et les auditeurs libres étrangers jouissent des mêmes avantages que les élèves et les auditeurs libres français.

IV. **Carrières auxquelles l'École prépare.** — Les principales carrières officielles qui s'ouvrent aux élèves de l'École nationale des langues orientales vivantes sont les suivantes : interprétariat des services du ministère des Affaires étrangères en Extrême-Orient

(chinois, siamois, japonais) et au Levant (arabe, persan, turc);
administration civile de l'Indo-Chine, de Madagascar, de l'Afrique
Occidentale Française et de l'Afrique Équatoriale Française; administration des communes mixtes en Algérie; contrôle civil en
Tunisie et au Maroc; douanes et postes chinoises; enseignement
public (licence et agrégation d'arabe, licence de russe); etc.

De plus, et en raison de la variété des débouchés qui s'offrent à
eux, un assez grand nombre des élèves de l'École, nombre croissant d'année en année, se destinent aux affaires : industrie,
commerce d'exportation, banque, travaux publics, exploitations
minières à l'étranger, etc.

Enfin, établissement scientifique en même temps qu'institut
pratique, l'École nationale des langues orientales vivantes est le
séminaire de tous ceux qui se destinent à l'étude des langues et des
peuples du proche Orient, de l'Afrique, de l'Inde et de l'Extrême-
Orient.

On a donc pu dire avec raison que le « rendement » normal de
l'École des langues orientales est double :

Neuf dixièmes de « praticiens» : interprètes, agents des carrières
diplomatique, consulaire ou coloniale, officiers des armées de
terre et de mer, journalistes, ingénieurs, hommes d'affaires, colons, etc.

Un dixième d'érudits, élèves aujourd'hui, professeurs demain :
linguistes, philologues, historiens, sociologues, ethnographes, etc.

V. **Les locaux.** — De 1796 à 1868, l'École est établie, conformément au décret-loi qui l'a instituée, « dans l'enceinte de la Bibliothèque nationale ».

De 1868 à 1873, l'École occupe une dépendance du Collège de
France.

Enfin, dans le courant de l'année 1873, l'École des langues
orientales prend ses quartiers dans un immeuble vraiment digne
d'elle et où ses divers services d'enseignement, de secrétariat et
de bibliothèque trouvent l'espace dont ils ont besoin. Cet immeuble,
occupé jusque-là par l'École du Génie maritime, est situé à l'angle
de la rue de Lille et de la rue des Saints-Pères, dans le VIIᵉ arrondissement, à quelques pas de l'École des Beaux-Arts.

Et pourtant, en raison des développements pris par ses divers enseignements comme aussi de l'accroissement très rapide de sa bibliothèque, l'École, dès maintenant, se sent à l'étroit. Des agrandissements, comportant en particulier la construction d'une salle de lecture, sont à l'étude.

CHAPITRE V

L'ÉCOLE NATIONALE DES CHARTES

Par M. PROU
Directeur de l'École, Membre de l'Institut.

I. **Historique.** — Les chartes, et plus généralement les actes
publics et privés, ont été de tout temps, utilisées par les historiens.
Toutefois, les chroniqueurs du Moyen Age ne les invoquaient qu'à
propos des faits même qu'elles avaient pour objet de constater;
par exemple, s'ils relataient les privilèges d'un roi en faveur d'une
église, c'était uniquement pour perpétuer le souvenir de ses libé-
ralités. Au contraire, à partir du xvi⁰ siècle, les historiens modernes
ont demandé aux chartes des renseignements de toute nature, très
différents de ceux que les rédacteurs avaient voulu fournir.

Tout d'abord, ils en ont tiré des renseignements biographiques
et un contrôle chronologique des annalistes. Plus tard, lorsqu'on
se tourna vers l'histoire des institutions, les actes publics et privés,
qui nous montrent ces institutions vivant et fonctionnant, devinrent
de précieuses sources d'informations. Quand, au xix⁰ siècle, on
entreprit de retracer l'évolution des langues romanes, les chartes
mirent entre les mains des philologues d'utiles jalons pour déterminer les formes dialectales de la langue et même pour restituer
aux textes littéraires leur physionomie primitive. C'est encore dans
les archives, spécialement dans les registres de comptes, et les
quittances que les historiens de l'art ont trouvé les plus sûrs éléments pour dater les monuments du Moyen Age. Enfin, les actes
fournissent, presque à l'exclusion de tous autres documents, les
matériaux de l'histoire économique.

L'importance des chartes comme documents historiques est
donc allée croissant à mesure que le domaine de l'histoire s'est
étendu. Mais pour que les historiens pussent tirer des chartes
toutes les ressources qu'elles contiennent, il leur fallait une technique. Dom Mabillon en posa les principes dans son livre *De re*

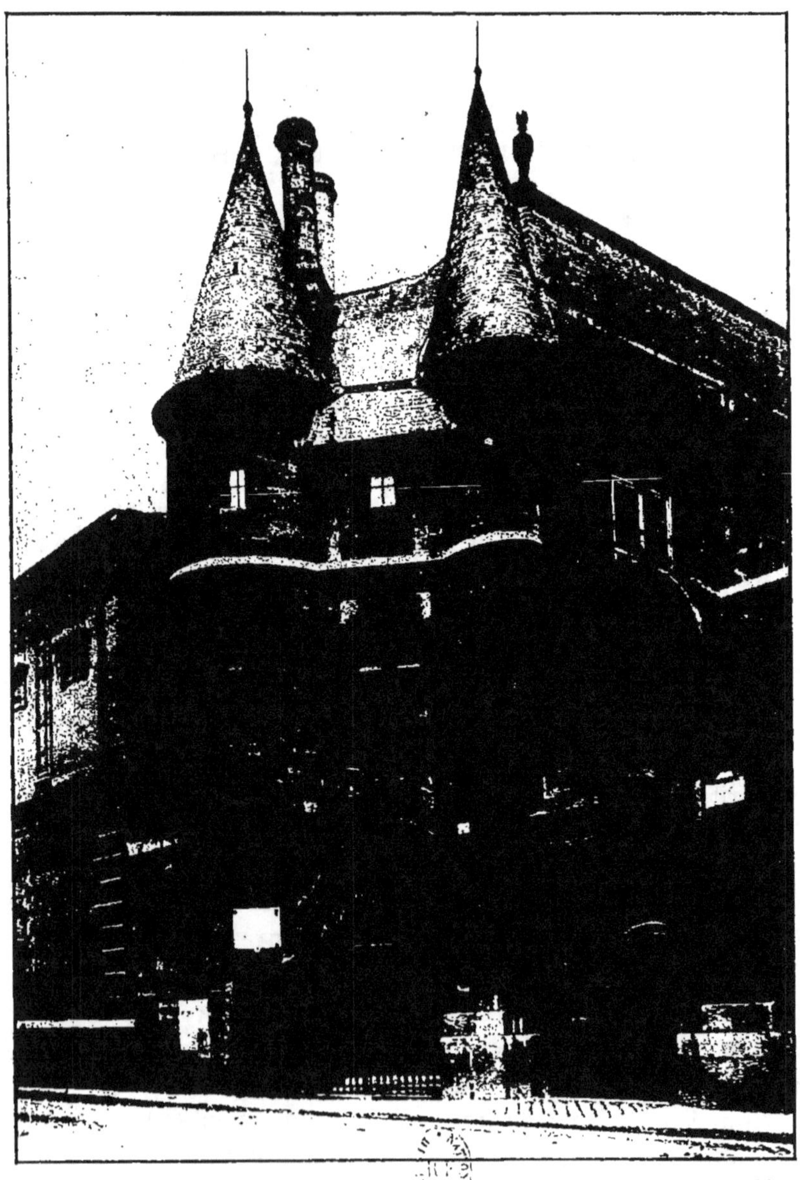

PORTE DE L'ANCIEN HÔTEL DE CLISSON
Entrée de l'École des Chartes de 1846 à 1866.

diplomatica, paru en 1681. Une fois ces règles fixées, les Bénédictins de la Congrégation de Saint-Maur les appliquèrent ; c'est ainsi qu'ils entreprirent et purent poursuivre en sûreté leur gigantesque travail de publication des textes littéraires, théologiques et juridiques. L'abbaye de Saint-Germain des Prés, à Paris, devint le foyer de l'érudition française. En même temps qu'un laboratoire, elle fut une école où les maîtres formaient les novices à la paléographie et à la diplomatique, et, plus généralement, à la méthode et à la critique historiques.

La Révolution dispersa ouvriers et matériaux. Le décret de l'Assemblée nationale qui abolit la Congrégation de Saint-Maur, avec tous les autres ordres religieux, porta un coup funeste aux études historiques. L'Institut de France, il est vrai, se fit en partie l'héritier des Bénédictins : il continua plusieurs de leurs œuvres inachevées ; ce qui lui fut relativement facile, car il comptait parmi ses membres des survivants de l'École bénédictine et de l'ancienne érudition française. Mais ni les établissements d'instruction publique créés par la Révolution, ni l'Université impériale ne comportaient d'organes appropriés à l'enseignement des sciences auxiliaires de l'histoire. La France était ainsi menacée de perdre, dans l'ordre des connaissances historiques, la supériorité que lui avaient acquise, par l'étude directe et critique des documents, les érudits des deux siècles précédents.

Un administrateur, qui était en même temps un esprit philosophique, le baron de Gérando, mesura l'étendue du péril et voulut y parer. Dès l'année 1806, étant secrétaire général du Ministère de l'Intérieur, il proposa à son ministre la fondation « d'une espèce de nouveau Port-Royal » où, sous la direction de maîtres compétents, de jeunes savants seraient préparés aux travaux de l'érudition. Un échange de rapports et de notes eut lieu au cours de l'année 1807, entre le ministre et l'empereur, qui tendait à créer un établissement de haut enseignement propre à réveiller le goût de l'érudition, avec des chaires de biographie, d'histoire, d'archéologie, même de philologie. Mais l'empereur n'avait pas de sympathie pour les choses de l'érudition. Le projet n'aboutit pas.

Le baron de Gérando le reprit en 1820. A cette date, il présenta au comte Siméon, ministre de l'Intérieur, le plan d'une école qui serait consacrée à toutes les branches des études de diplomatique, et, à la suite de ce rapport, une ordonnance royale de 1821, créa une École des Chartes, placée sous le patronage de l'Académie des Inscriptions et Belles-Lettres. Mais cette première École de Chartes n'eut qu'une existence éphémère; ce n'était, en effet, qu'un embryon d'école : elle ne comptait que deux professeurs en tout. Aussi, au bout de deux ans, les pouvoirs publics s'en désintéressèrent-ils, et elle tomba d'elle-même.

L'Académie des Inscriptions et Belles-Lettres s'émut de cette disparition dont elle était la première à souffrir, car elle n'avait plus d'auxiliaires pour ses travaux, ni même l'espoir d'en trouver pour l'avenir. Elle s'adressa au Ministère de l'Intérieur, dont ce devait être le souci de préparer des fonctionnaires capables de lire, de comprendre, puis de classer la masse de parchemins et de papiers que la suppression des administrations de l'Ancien Régime et celle des abbayes avaient entassés au siège des préfectures, où ils gisaient pêle-mêle dans le plus grand désordre. Les doléances de l'Académie furent entendues et, de concert entre elle et le ministère, un projet fut élaboré qui aboutit à une nouvelle ordonnance royale du 11 novembre 1829.

L'École était rétablie, mais l'enseignement y était renforcé : à la paléographie s'ajoutait le diplomatique. Le cours des études devait durer trois ans. A la fin de la troisième année, ceux des élèves pensionnaires qui en étaient jugés dignes recevaient un brevet d'archiviste-paléographe qui leur assurait, par préférence, la moitié des emplois vacants dans les bibliothèques publiques (la Bibliothèque royale exceptée), les archives du royaume et les divers dépôts littéraires. Le nombre des élèves était très limité, huit au maximum. Mais les personnes qui désiraient suivre les cours sans prendre la qualité d'élève pouvaient y être admises par le professeur, avec l'autorisation de l'Archiviste du royaume ou du Conservateur des manuscrits de la Bibliothèque royale. Ainsi, dès l'origine, l'enseignement de l'École ne fut pas réservé aux seuls élèves; les cours étaient, alors comme aujourd'hui, ouverts à tous ceux qui voulaient s'initier aux travaux historiques.

Ce régime de l'ordonnance de 1829 dura jusqu en 1846 et, si restreint que fût encore l'enseignement, les résultats en furent excellents. A peine l'École était établie que les préfets lui demandèrent des archivistes. Quand, en 1834, Guizot créa le Comité des travaux historiques et fit entreprendre la publication des documents inédits de l'histoire de France, il trouva à l'École des Chartes des collaborateurs. Les succès académiques couronnaient les travaux des chartistes ; sur 22 médailles décernées avant 1846 par l'Académie des Inscriptions, 12 furent données à des élèves de l'École, sans compter le prix Gobert, qui leur fut décerné deux fois sur quatre. Enfin, en 1839, la Société des anciens élèves fondait, sous le titre de *Bibliothèque de l'École des Chartes* une revue réservée aux mémoires des anciens élèves et des membres de l'Académie des Inscriptions. C'est d'ailleurs à cette époque, que se formèrent nombre de savants qui ont, depuis, illustré l'École, tels que Dareste de la Chavanne et Vallet de Viriville, qui ont renouvelé l'histoire politique ; des historiens du droit privé comme Rodolphe Dareste, Eugène de Rozière, Demante ; des paléographes comme Henri Bordier ; des numismates comme Duchalais et Anatole de Barthélemy ; un philologue, Guessard ; un sigillographe, Douët d'Arcq, et, dominant tous les autres, Jules Quicherat, à la fois historien, diplomatiste, philologue, archéologue, maître en tous les domaines de l'histoire de France, écrivain vigoureux et original qui, plus tard, comme professeur et directeur de l'École, donna aux études une impulsion dont les effets ne sont pas épuisés.

Les succès de la jeune Ecole attirèrent vite l'attention des lettrés. A la Chambre, plusieurs députés insistèrent, à diverses reprises, sur l'intérêt qu'il y avait à développer une institution aussi essentiellement nationale. Ces débuts provoquèrent une nouvelle ordonnance royale qui fut rendue le 51 décembre 1846, sur la proposition de M. de Salvandy, ministre de l'Instruction publique, et qui peut être regardée comme la Charte de l'École. Jusque-là l'enseignement était donné en partie aux Archives, en partie à la Bibliothèque nationale : l'École n'avait pas de siège unique. Désormais, elle en eut un, dans le Palais des Archives, l'ancien Hôtel de Soubise. Elle fut dotée d'une bibliothèque et de collections de fac-similés. Mais la réforme la plus importante fut l'extension de l'enseignement et la coordination des leçons. A la paléographie et à la diplomatique furent ajoutées toutes les autres sciences auxiliaires de l'histoire. L'enseignement fut confié à trois professeurs, un répétiteur général et trois répétiteurs spéciaux, placés sous l'autorité d'un directeur et d'un conseil de perfectionnement. Les trois premiers professeurs furent Champollion-Figeac, Benjamin Guérard et Lacabane; le répétiteur général, Jules Quicherat; les répétiteurs spéciaux, Guessard, E. de Rozière et Vallet de Viriville; le secrétaire, Louis de Mas-Latrie. Le directeur était Letronne, Garde général des Archives. L'École des Chartes devenait ainsi une véritable école d'histoire de France.

A la première promotion du nouveau régime appartenait Léopold Delisle, le savant qui, pendant un demi-siècle, resta le maître incontesté des études historiques du Moyen Age. Il y eut pour camarade Aug. Himly, qui devint doyen de la Faculté des lettres de Paris. Nous ne saurions passer en revue toutes les promotions qui, depuis 1847, se sont succédé à l'École des Chartes. Il convient cependant de sortir du rang quelques-uns de ceux qui ont le plus contribué à établir le bon renom de l'École : Adolphe et Jules Tardif, Anatole de Montaiglon, Henri d'Arbois de Jubainville, Boutaric, Léon Gautier, Siméon Luce, Paul Viollet, Gaston Paris, Louis Courajod pour ne citer que les morts.

Les dispositions de l'Ordonnance de 1846, sont restées, jusqu'à ce jour, la base de l'organisation de l'École. Le seul changement important qui se soit produit depuis cette époque est le transfert de l'École qui, en 1898, a quitté l'Hôtel de Soubise pour venir s'installer, au quartier latin, dans un bâtiment neuf, construit pour elle, encastré dans la Nouvelle Sorbonne, à côté de la Chapelle. L'École des Chartes est devenue ainsi la voisine de la Faculté des lettres avec laquelle elle a naturellement d'étroits rapports.

II. **Enseignement.** — Les cours de l'École des Chartes ont le caractère didactique. Chacun d'eux présente une vue d'ensemble sur toute une discipline scientifique; on y suit le développement complet d'un groupe de phénomènes ou d'institutions, par quoi ces cours se distinguent d'autres cours professés sur la même matière, dans d'autres établissements, et où l'on n'étudie qu'un point particulier. En outre, tous ces cours sont coordonnés de façon à concourir vers le même but, savoir donner aux élèves toutes les connaissances nécessaires au classement, à la publication, à l'interprétation et à l'emploi critique des documents historiques, de façon à former non seulement des éditeurs de textes, des archivistes et des bibliothécaires, mais aussi des historiens. D'un mot, ce qui caractérise l'École des Chartes c'est, comme l'a dit M. Ch. V. Langlois, que l'enseignement des sciences auxiliaires y est « organisé ».

Le premier travail de l'historien est la recherche des documents; il suppose la connaissance des *archives*; mais pour s'orienter dans ces dépôts, pour savoir où il trouvera les documents d'un genre déterminé, afférents à tel ou tel sujet, l'historien doit savoir comment les archives se sont formées et quelle en est actuellement la constitution. C'est là l'objet d'un cours qui s'ouvre par l'histoire des archives en France sous l'Ancien régime, pendant la Révolution et au xixe siècle. Cette introduction est suivie de leçons sur l'organisation administrative et technique des archives, et particulièrement sur les inventaires. Puis, le professeur étudie quelques fonds d'archives particulièrement importants, ceux des Cours souveraines et des administrations centrales de l'ancienne France : Trésor des Chartes, Parlement, Châtelet, Chambre des Comptes, Conseil d'Etat, Contrôle général des finances, à propos de quoi il montre le fonctionnement de ces institutions. Aux leçons théoriques se joignent des exercices pratiques et des visites de dépôts d'archives.

Le maniement des bibliothèques et des livres imprimés n'est pas moins utile que celui des archives. Les matériaux de l'histoire ne sont pas tous inédits; un grand nombre ont été publiés, qu'il importe de savoir retrouver avant même de commencer la recherche de nouveaux documents. Le cours de *bibliographie* répond à cette nécessité; il se divise en trois parties : la première passant en revue les principaux instruments d'études et de recherches historiques, bibliographies, encyclopédies, manuels, histoires générales, revues, collections de documents imprimés; la seconde, retraçant l'histoire du livre depuis l'antiquité jusqu'à nos jours; la troisième concernant le service des bibliothèques. Ces leçons théoriques sont complétées par des exercices pratiques, rédactions de notices bibliographiques et catalogues de livres.

Les documents découverts, reste à les lire. C'est l'objet de la *paléographie*. Si l'on veut faire des travaux originaux d'après les sources, et, non seulement apporter des notions nouvelles, mais aussi vérifier celles qui ont été acquises, il est nécessaire de savoir déchiffrer les manuscrits, chartes et livres. « Que la paléographie du Moyen Age, écrit M. Ch. V. Langlois[1], fasse partie du bagage obligatoire des médiévistes, comme la paléographie des hiéroglyphes de celui des égyptologues, c'est évident. Notons, toutefois, une différence. Personne n'aura jamais l'idée de se destiner à l'égyptologie sans avoir préalablement acquis des connaissances paléographiques; il n'est pas très rare, au contraire, que l'on entreprenne des études sur nos documents locaux du Moyen Age, sans avoir appris à en dater approximativement les formes et à en déchiffrer correctement les abréviations : c'est que la ressemblance de la plupart des écritures du moyen âge avec les écritures modernes est assez grande pour que l'on puisse avoir l'illusion de s'en tirer, avec du flair et de l'habitude, par des moyens empiriques. Cette illusion est dangereuse : les érudits qui n'ont pas subi d'initiation paléographique régulière se reconnaissent presque toujours à ce qu'ils commettent de temps en temps de grosses erreurs de déchiffrement, susceptibles parfois de vicier à fond leurs opérations subséquentes de critique et d'interprétation. Quant aux autodidactes qui parviennent à exceller, à force d'avoir pratiqué, l'initiation paléographique régulière dont ils ont été privés leur aurait épargné au moins des tâtonnements, de longues heures et des désagréments. »

La *paléographie* est la base des études historiques. Le cours professé à l'École des Chartes est peut-être le seul en France où l'on embrasse l'ensemble des variétés de l'écriture latine depuis le IVe siècle jusqu'au XVIe siècle, c'est-à-dire jusqu'à l'apparition de

---

1. Ch. V. Langlois et Ch. Seignobos, *Introduction aux études historiques*, p. 51.

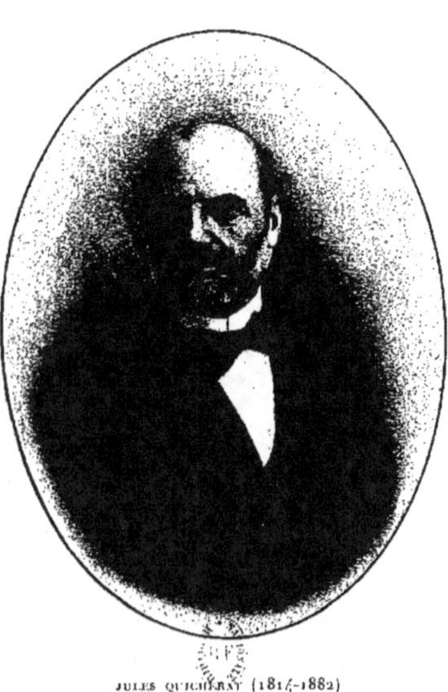

JULES QUICHERAT (1814-1882)

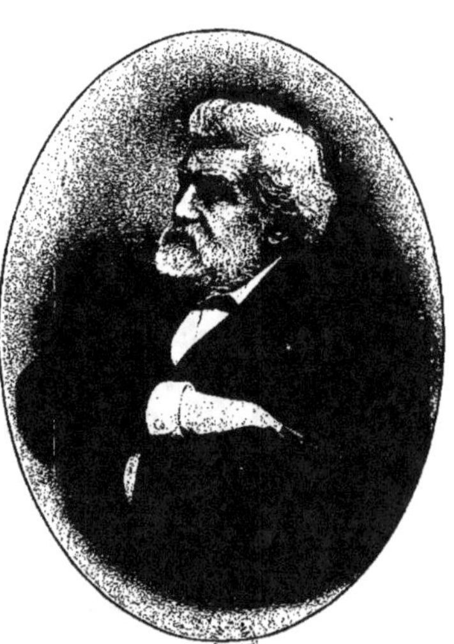

Photo P. Petit.

LÉOPOLD DELISLE (1826-1910)

l'écriture moderne. On y étudie les modifications successives de l'écriture, mais surtout on y apprend à lire les documents de toutes sortes, chartes et manuscrits proprement dits, depuis le déclin de l'Empire romain jusques et y compris le xvi⁰ siècle, que ces documents soient ou des textes latins ou des textes de langue vulgaire. Le professeur fait lire aux élèves des fac-similés.

L'École des Chartes possède une collection de 1245 fac-similés de chartes et manuscrits et de chacun un nombre d'exemplaires suffisant pour que chaque élève en ait un sous les yeux. Et, comme il n'y a pas de cours de latin du Moyen Age, ni à l'École ni ailleurs, le professeur de paléographie explique les documents lus à haute voix par les élèves, de façon à les familiariser avec la langue du Moyen Age et leur donner le sens des termes techniques.

Mais si des explications occasionnellement présentées, jointes à celles qu'on recueille dans d'autres cours, peuvent mettre des jeunes gens, ayant reçu l'éducation classique, à même de comprendre les documents latins, elles ne sauraient suffire à l'intelligence des documents en langue vulgaire. Une initiation méthodique est ici nécessaire. C'est à quoi vise la chaire de *philologie romane*, où l'on expose la phonétique et la morphologie de la langue d'oïl et de la langue d'oc; on y apprend à distinguer les divers dialectes de la France, ce qui est ici d'autant plus important que l'étude des chartes permet seule de déterminer les caractères de ces dialectes et d'en marquer les limites territoriales. Les élèves expliquent des textes français et provençaux, particulièrement des chartes, sous la direction du professeur qui leur montre à transcrire et à établir les textes de langue romane.

Avant de tirer parti d'une charte correctement lue, l'historien doit en avoir reconnu l'authenticité et la nature. Le document est-il bien ce qu'il prétend être? A-t-il été rédigé à la date sous laquelle il se présente? Et encore, quel a été l'objet du rédacteur? Quelle est la portée des expressions qu'il contient : sont-ce des formules, des phrases de style, ou bien des clauses propres à cet acte? L'étude des actes publics et privés fait l'objet du cours de *diplomatique*. Le professeur donne quelques leçons sur la chronologie technique, exposant les divers modes de division du temps, depuis le calendrier romain jusqu'au calendrier révolutionnaire, puis il donne des notions générales sur les diverses classes d'actes, leur mode de transmission, les caractères externes et internes communs à tous. Il passe ensuite à l'étude particulière des actes émanés de la Chancellerie pontificale et de ceux qu'a expédiés la Chancellerie royale de France, depuis les Mérovingiens jusqu'à l'établissement de la République française. Quelques leçons sont consacrées aux actes privés et particulièrement aux actes notariés, dont on sait qu'ils ont aidé, en ces dernières années, à renouveler l'histoire du droit, l'histoire économique et celle des arts. L'exposé théorique s'appuie sur des exemples présentés sous forme de fac-similé. Le professeur soumet aux élèves des chartes fausses ou interpolées qu'il les invite à critiquer, soit oralement, soit par écrit.

Les documents d'archives fournissent des faits ; les chroniques permettent d'en démêler les causes, les circonstances et les effets. Caractériser les divers genres de textes narratifs, énumérer ceux qu'il importe de connaître parmi les œuvres composées en France et dans les pays voisins, particulièrement en Angleterre, les grouper par école ou par sujet, en signaler les meilleures éditions, indiquer sur quelles époques, quelles régions, quels personnages ou quels faits chacun d'eux peut donner des renseignements, en apprécier l'autorité et, pour cela, en étudier l'authenticité, les auteurs, les influences sous lesquelles ils ont été écrits, rechercher les sources auxquelles ont été puisés les récits qu'ils contiennent, déterminer ce qu'ils ont d'original, enfin en distinguer les rédactions successives, tel est le sujet du cours de *sources de l'Histoire de France*, dont les matières s'étendent de la domination romaine à l'époque de la Renaissance, après laquelle la nature des textes historiques se modifie de telle sorte que la critique des écrits du Moyen Age met en état d'aborder en toute sûreté la critique, infiniment moins compliquée, de ceux des temps modernes.

Les documents historiques, c'est-à-dire diplomatiques et narratifs, une fois étudiés dans leurs caractères extérieurs, il reste à pénétrer au fond, ce qui demande la connaissance des institutions de droit public et de droit privé, sans quoi on ne saurait en tirer parti, ni reconnaître ce qu'ils ajoutent aux notions déjà acquises.

Le cours d'*Histoire des institutions politiques, administratives et judiciaires de la France* s'étend des origines gauloises à la fin du Premier Empire. Il nous fait donc assister à la formation de la France contemporaine. Il se divise en quatre parties : la première subdivisée en époque gauloise, époque romaine, époques mérovingienne et carolingienne ; la seconde, répondant à la féodalité, du ixe à la fin du xiiie siècle ; la troisième, à la reconstitution de l'unité politique, du xive siècle à 1789 ; la quatrième montrant la suppression de la féodalité, la création et le fonctionnement des organes de gouvernement pendant la Révolution française et sous l'Empire. A propos de chaque question, le professeur s'attache à marquer non seulement ce qui est acquis à la science, mais aussi dans quelles directions des études nouvelles doivent être poursuivies.

Le cours d'*Histoire du droit civil et du droit canonique* n'est pas moins indispensable dans une école qui prétend faire un usage continuel des chartes dans la reconstitution du passé ; car ces chartes sont des actes juridiques, dont la langue resterait lettre morte à qui ne connaîtrait pas les règles qui présidaient aux relations des particuliers entre eux pendant le Moyen Age et à l'époque moderne jusqu'à la promulgation du Code civil. On y expose les principes essentiels du droit romain appliqué en Gaule, du droit barbare, du droit coutumier et du droit féodal ; on y condense des matières qui, dans les Facultés de droit, sont exposées avec détail, mais réparties entre un grand nombre de cours. Un historien peut n'avoir pas étudié le droit, mais il est un certain nombre de notions qu'il est tenu de posséder s'il veut aller au delà de l'histoire politique et pénétrer dans la vie journalière des générations disparues ; ce sont ces notions que le professeur de droit est chargé de donner aux élèves de l'École des Chartes.

Ce n'est pas seulement sur le parchemin et le papier que le passé a laissé des traces. Les monuments sont, eux aussi, des documents historiques ; leur étude constitue l'*archéologie*. C'est là une discipline qui, jusqu'à ces dernières années, n'a été représentée dans l'enseignement que par la seule chaire de l'École des Chartes, au moins pour ce qui regarde le Moyen Age. Il faut prendre garde que ce qu'on professe en cette École, c'est non pas l'histoire de l'art, mais l'archéologie proprement dite. On s'applique moins à retracer l'évolution du sentiment artistique qu'à habituer les élèves à reconnaître l'âge des monuments et à les décrire. Étant donné une église, par exemple, il s'agit d'y distinguer la partie primitive des additions et des remaniements. On applique aux monuments la même critique qu'aux documents. Les premières leçons sont consacrées au vocabulaire architectonique du Moyen Age mis en relation avec le vocabulaire moderne; viennent ensuite des leçons sur la structure des édifices. Après quoi, le professeur aborde l'architecture religieuse, mettant en lumière les caractères des basiliques chrétiennes de l'Italie, de la Gaule, de l'Afrique, ceux des églises byzantines, et arrive à l'architecture romane; il insiste particulièrement sur les particularités des Écoles romanes. Les origines et le développement de l'architecture gothique et l'apparition du style de la Renaissance sont exposés en détail, et à l'aide de projections photographiques, qui font comprendre les transformations de l'art de bâtir et permettent l'application des méthodes d'analyse et de comparaison. De la même façon, on expose l'histoire des architectures monastique, militaire et civile. Le mobilier des églises, les vitraux, les tombeaux, l'iconographie, le costume entrent également dans le cadre du cours. Pour développer l'éducation de l'œil, le professeur fait faire à ses élèves de nombreuses visites dans les monuments, et ces excursions archéologiques, qui complètent si heureusement l'enseignement théorique, entraînent souvent l'auditoire loin de Paris.

Tel est le programme de l'École des Chartes.

III. **Organisation.** — Les candidats français au titre d'élèves de l'École des Chartes doivent être bacheliers, âgés de moins de 30 ans[1], et subir un examen consistant en épreuves écrites et épreuves orales. Les épreuves écrites, pour lesquelles les candidats ne peuvent s'aider d'aucun livre, pas même d'un lexique, comprennent : une version latine de prose classique, un thème latin, une composition sur l'histoire de la France avant 1815, une composition sur la géographie historique de la France. Nul ne peut

---

1. Des dispenses d'âge peuvent être accordées.

subir les épreuves orales si, à la suite des épreuves écrites, il n'a
été déclaré admissible. Les épreuves orales comprennent : l'explication d'un texte latin de prose classique, une interrogation sur
l'histoire de France avant 1815, une interrogation sur la géographie historique de la France, une interrogation sur la langue allemande ou l'anglaise, ou sur les deux langues, au choix du candidat.
Il est tenu compte de la connaissance des langues vivantes autres
que l'allemand ou l'anglais. Le nombre maximum des élèves admis
chaque année est fixé à vingt.

Pendant le cours des études, qui dure trois ans, les élèves
subissent chaque année deux examens, l'un à Pâques, l'autre au
mois de juillet. Le jury, composé des membres du Conseil de perfectionnement assistés des professeurs, prononce sur l'aptitude des
élèves d'une année à passer aux études de l'année suivante. Les
trois années terminées, l'élève doit présenter une thèse dont la
soutenance est publique. Cette thèse est déposée manuscrite ; on
n'en imprime que les positions. On n'a pas cru devoir imposer à
des jeunes gens des frais d'impression pour un travail qui, fait en
même temps que les études, ne saurait être que rarement poussé à
la perfection, et que son auteur a intérêt à retoucher après la
soutenance, en mettant à profit les observations que lui ont faites
ses juges. Cependant la thèse n'est pas une simple dissertation ;
elle représente généralement un véritable livre ; et l'on peut même
s'étonner que des jeunes gens entrés à l'École sans aucune notion
des méthodes historiques, puissent, tout en suivant des cours nombreux, et faisant les exercices pratiques que ces cours nécessitent,
tout en préparant deux examens par an, trouver le temps et la force
d'élaborer un ouvrage très largement documenté et le plus souvent
rédigé avec soin. Un grand nombre de thèses de l'École des Chartes
sont imprimées presque immédiatement après la soutenance, et
quelques-unes deviennent, sans remaniement, des thèses de doctorat. On en trouvera la liste à la suite des *Livrets* publiés par la
Société de l'École des Chartes.

Si dans ses commencements l'École s'est tenue au Moyen Age
et à la France elle a, depuis et peu à peu, comme on l'a vu plus
haut, élargi le cercle de ses études pour y comprendre les temps

modernes et les nations étrangères. Il convient de mentionner ici, à titre d'exemples, les thèses que soutinrent : en 1890, André Reville sur *Le soulèvement des travailleurs en Angleterre en 1381* ; en 1899, M. Chalandon sur *Le règne d'Alexis Comnène*; et en 1902, M. Jacques de Dampierre sur *Les Antilles françaises avant Colbert*, et dont une partie a été imprimée sous le titre d'*Essai sur les sources de l'histoire des Antilles françaises* (1492-1664).

La thèse a un rôle prépondérant dans le classement final des élèves qui, après l'avoir soutenue avec succès, reçoivent le diplôme d'archiviste-paléographe. C'est par la thèse que l'on peut juger de la valeur personnelle d'un élève et mesurer ses qualités intellectuelles : finesse de la critique, sens historique, esprit d'initiative.

Les élèves sont externes. Le lieu de leur réunion est la bibliothèque. Ils ont à leur disposition les livres les plus utiles à leurs études, et ils les prennent eux-mêmes sur les rayons. La bibliothèque comprend deux pièces principales, l'une réservée au travail silencieux, l'autre où les élèves peuvent se grouper pour travailler en commun, lire à haute voix, échanger leurs idées. Les professeurs leur font de fréquentes visites, s'intéressent à leurs travaux, leur donnent des conseils.

Les portes de l'École sont largement ouvertes, et l'enseignement, loin d'être réservé aux seuls élèves, est libéralement et gratuitement distribué à tous ceux qui désirent le recevoir. Il suffit, pour suivre les cours, de se faire inscrire au Secrétariat et de demander une carte d'auditeur libre, laquelle est donnée aux étrangers comme aux Français sans paiement d'aucun droit d'inscription. Ceux des auditeurs dont l'assiduité est constatée obtiennent même la permission de travailler dans la bibliothèque. Le nombre moyen des auditeurs libres est de cinquante par an ; ce nombre s'est même élevé à 73 en l'année scolaire 1911-1912. Les étrangers forment la moitié du contingent des auditeurs.

Il y a plus. Les étrangers peuvent être admis à l'École à titre d'élèves, sur l'avis du Conseil de perfectionnement, sans subir les épreuves du concours d'entrée, sur le vu des certificats ou diplômes délivrés par les établissements d'enseignement supérieur de leur pays d'origine. Nommés élèves, ils suivent les cours et prennent part à tous les exercices scolaires dans les mêmes conditions que les Français ; ils subissent les mêmes examens et, s'ils y satisfont, ils reçoivent, après la soutenance de la thèse, le diplôme d'archiviste-paléographe.

Dès l'origine, des étudiants étrangers sont venus chercher à l'École des Chartes la formation historique. Faut-il rappeler que Sickel s'est assis sur le même banc que Léopold Delisle et a saisi toutes les occasions de louer « l'organisation » des études à l'École des Chartes. Il a même déclaré en 1887 que la France doit à cette organisation de tenir « le premier rang dans les études paléographiques ». Sickel fut l'un des créateurs de l'Institut d'histoire autrichien, fondé en 1854 sur le modèle de l'École des Chartes. Tournons-nous vers nos alliés ; nous ne les trouverons pas moins empressés à reconnaître le mérite de l'École des Chartes. Quand, en 1909, on voulut restaurer l'École d'histoire locale de Liverpool, on ne crut pouvoir mieux faire que de la rétablir d'après le type de l'École des Chartes. Et puisque, s'il est peu convenable de se louer soi-même, il est permis de recueillir et de répéter les éloges qui nous viennent d'autrui, nous terminerons cette notice par un extrait du discours du prochancelier de l'Université de Liverpool lors de l'inauguration de cette École d'histoire : « La célèbre École des Chartes à Paris, qui depuis plusieurs générations a fourni aux bibliothèques et archives de France une splendide succession d'élèves formés aux traditions d'une exactitude rigoureusement scientifique, a été longtemps un exemple et un modèle que l'Angleterre a été malheureusement trop lente à imiter complètement »[1].

1. Voici la liste des cours professés à l'École des Chartes pendant l'année scolaire 1917-1918 :

Première année. — *Paléographie* (Elie Berger, membre de l'Institut). — *Philologie romane* (Clovis Brunel, chargé de cours). — *Bibliographie et service des bibliothèques* (Charles Mortet).

Deuxième année. — *Diplomatique* (Maurice Prou, membre de l'Institut). — *Histoire des institutions politiques, administratives et judiciaires de la France* (Dupont-Ferrier). — *Source de l'histoire de France* (H.-F. Delaborde, membre de l'Institut). — *Service des archives* (Eugène Lelong).

Troisième année. — *Histoire du droit civil et du droit canonique* (N.). — *Archéologie du Moyen Age* (Eugène Lefèvre-Pontalis). — *Sources de l'histoire de France* H.-F. Delaborde, membre de l'Institut).

CHAPITRE VI

L'ÉCOLE DU LOUVRE

Par Henri MARCEL
Directeur de l'École.

I. Origines et Esprit général. — L'École du Louvre, ainsi dénommée parce qu'elle a son siège dans notre grand Musée national,
dont elle est comme une dépendance, est le plus récent des établissements parisiens d'enseignement supérieur. Elle fut fondée en
1882, sur l'initiative de M. Louis de Rouchaud, Directeur des
Musées nationaux. L'enseignement de l'histoire de l'art était alors
presque inexistant. Sans doute, les Facultés des lettres s'étaient
ouvertes, en petit nombre d'ailleurs, à l'archéologie classique;
mais l'histoire de l'art chrétien et de l'art moderne ne figurait pas
sur les programmes. M. de Rouchaud comprit que cette lacune de
notre enseignement public était aussi préjudiciable au recrutement
des Conservateurs de nos Musées qu'à la bonne renommée et à
l'action intellectuelle de la France.

Il conçut donc le projet d'une École qui serait constituée dans
le Musée lui-même et étroitement associée à sa vie. Elle aurait
pour directeur le Directeur même des Musées nationaux, pour
professeurs les Conservateurs. La salle des Cours communiquant
avec les salles d'exposition, les instruments d'études seraient
moins les livres des bibliothèques que les œuvres d'art elles-mêmes
qui pourraient être, directement et immédiatement, mises sous les
yeux des auditeurs. L'École aurait ainsi un double caractère : elle
serait à la fois une école professionnelle et une école d'enseignement général. Elle initierait ses élèves aux grandes questions
d'histoire de l'art en même temps qu'aux méthodes d'analyse
technique et aux recherches de muséographie.

Telle est la conception originale qui a donné naissance à l'École
du Louvre. A cette conception, l'École est restée fidèle; aussi
n'a-t-elle rien perdu de son utilité, bien que l'enseignement de

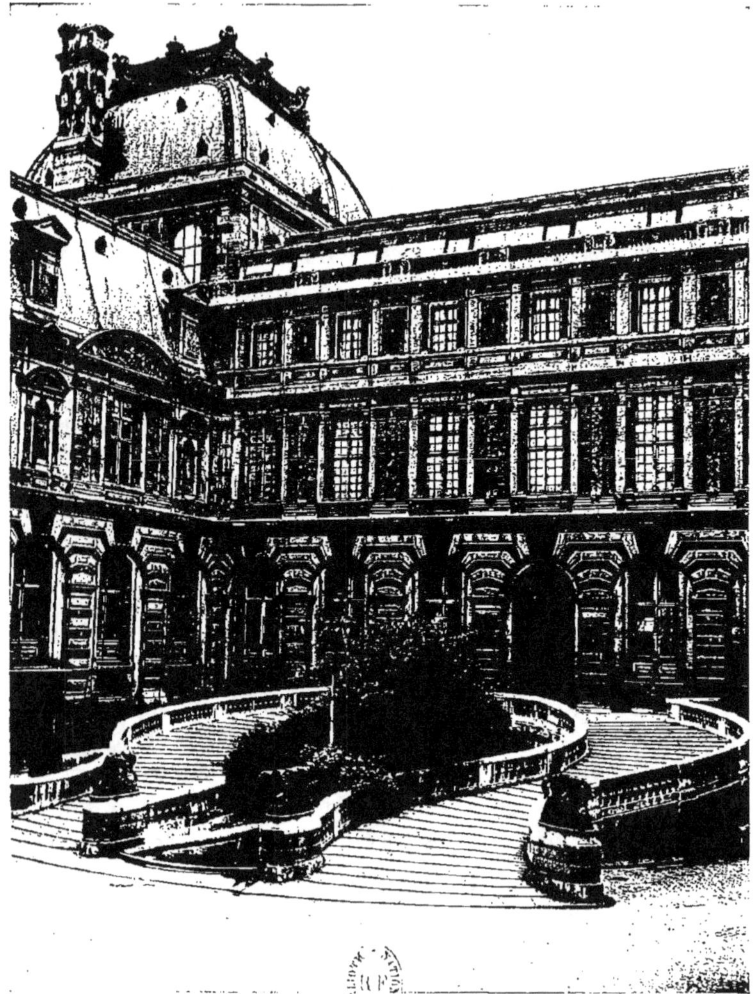

La Vie Universitaire à Paris.

l'histoire de l'art ait fait de notables progrès dans nos Universités.

II. **L'Enseignement.** — Les premières chaires fondées à l'École furent surtout archéologiques et techniques. Antiquités nationales d'une part, langues et paléographie égyptienne, démotique, chaldéenne d'autre part, en constituèrent les premiers programmes.

Mais trois années n'étaient pas écoulées qu'on sentit la nécessité d'élargir ce cadre trop étroit. Comment n'y pas faire une place à l'histoire de la peinture, et à celle de la sculpture du Moyen Age, de la Renaissance et des Temps modernes? Le premier de ces cours fut confié à M. G. Lafenestre, Conservateur du département des peintures, et le second à M. Louis Courajod, alors Conservateur adjoint du département des Sculptures et Objets d'Art. L'enseignement de M. Courajod jeta un vif éclat sur l'École naissante. Ce savant joignait à une érudition aussi étendue qu'exigeante un goût passionné pour les idées générales, une véritable fougue de prosélytisme et un sentiment très vif des choses de l'art. Aussi vit-il très vite se grouper autour de sa chaire une foule d'étudiants et de curieux de toute sorte. Quelques-unes de ses leçons, par les polémiques qu'elles suscitèrent, émurent même le grand public.

Le jour où les Objets d'art du Moyen âge, de la Renaissance et des Temps modernes furent séparés de la Sculpture pour constituer un département indépendant, un enseignement spécial fut créé pour ce département nouveau : M. Émile Molinier en fut chargé. Ivoires, tapisseries, meubles, petits bronzes, émaux devinrent l'objet d'un cours très suivi, d'où sortirent d'importantes publications sur ce qu'on appelait jadis les arts mineurs et industriels.

M. Ed. Pottier, membre de l'Institut, Conservateur adjoint du département des Antiquités Orientales et de la Céramique antique, avait été chargé plus spécialement de l'enseignement de l'Histoire de la céramique grecque, des vases peints, qui, par leur décor, sont un des répertoires les plus utiles de l'histoire et de l'archéologie grecques. Dès le début, son cours a attiré un auditoire qui est allé sans cesse grandissant et où les étudiants étrangers sont presque aussi nombreux que les étudiants français.

C'est ainsi que, d'année en année, le programme de l'École s'est complété. Aujourd'hui, chaque département a sa chaire. Un décret récent a, en effet, ajouté à la liste des cours celui de M. de Nolhac qui, à Versailles même, dans le parc comme dans le palais, enseigne l'histoire de l'art français aux xviie et xviiie siècles, et celui de M. Léonce Benedite qui, au Musée du Luxembourg[1], professe l'histoire de l'art contemporain.

III. **Le Public.** — Le public qui fréquente l'École est de composition très variée.

Il y a de simples *auditeurs*, qui ne sont soumis à aucune obligation. Ce sont des amateurs, des gens du monde, des dames et des jeunes filles cultivées qui viennent s'initier à l'histoire de l'art plus pratiquement et plus sérieusement qu'ils ne peuvent le faire ailleurs.

Il y a, en second lieu, des *élèves* réguliers. Ce sont des élèves de l'École des Beaux-Arts, de l'École des Chartes, de la Faculté des lettres qui désirent compléter par un apprentissage technique leurs études antérieures. Parmi ces élèves, les étrangers et les étrangères sont en nombre croissant. On pourrait citer, parmi les conservateurs des musées hollandais, anglais et américains, plus d'un ancien élève de l'École du Louvre. Pour satisfaire les besoins particuliers de ces élèves, plusieurs professeurs ont été amenés à instituer, à côté du cours public, des conférences spéciales — exercices pratiques, promenades dans les salles du Musée — que la présence d'un trop nombreux auditoire rendrait impossibles.

Les élèves réguliers sont astreints à trois années de présence. A la fin de chaque année scolaire ils subissent un examen qui porte sur le cours ou sur les cours qu'a suivis le candidat. Ces examens sont exclusivement oraux, sauf en troisième année, où il y a, en outre, une épreuve écrite. Enfin, tout élève qui a subi avec succès cette série de trois examens successifs peut, quand bon lui semble, présenter une thèse sur un sujet accepté par un professeur. Cette thèse, soutenue publiquement à l'École, donne, à l'élève qui a obtenu la note nécessaire, le titre d'élève breveté du

---

1. Le Musée du Luxembourg est spécialement consacré aux peintres et aux sculpteurs contemporains.

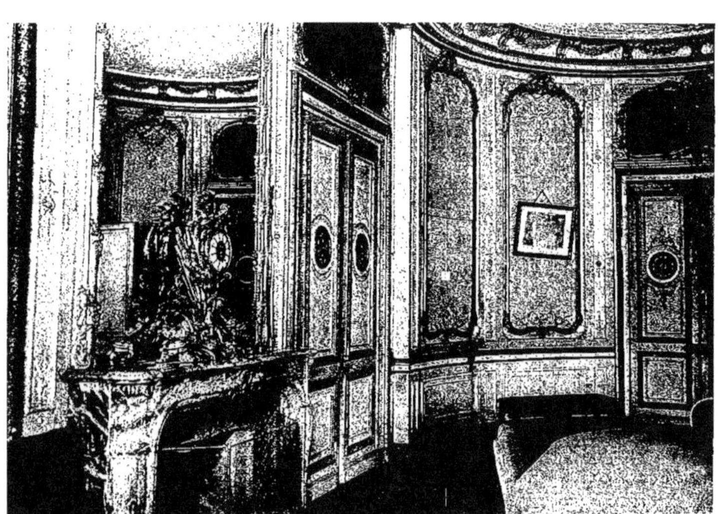

LA SALLE DES EXAMENS

Louvre. Ce diplôme le désigne pour les fonctions de conservateur dans nos Musées nationaux.

Les auditeurs sont affranchis de l'obligation de l'examen : c'est ce qui les distingue des élèves. Pas plus que les élèves ils ne sont astreints, par des sanctions, à l'assiduité. La seule formalité obligatoire est l'inscription aux cours, au début de l'année scolaire. Cette inscription est toute gratuite.

La meilleure preuve des services que rend l'École et de son prestige croissant est le nombre des auditeurs et des élèves qui s'élève tous les ans. En 1884, on comptait en tout 121 inscriptions; il y en avait 464 en 1894, 765 en 1904 et enfin 949 en 1913. Ces chiffres sont significatifs.

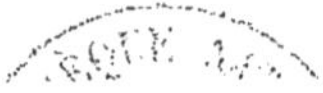

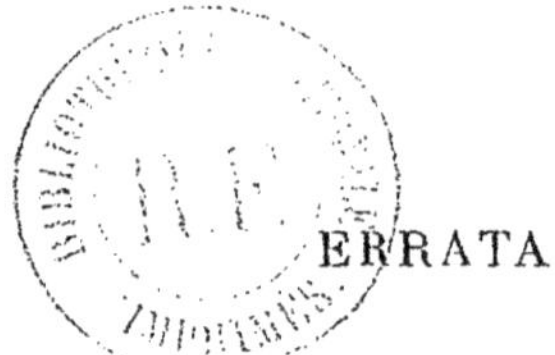

ERRATA

1°. — Page 84, ligne 26, au lieu de : *la législation française des finances et la science française,* lire : *la législation française des finances et science financière.*

2°. — Page 94, ligne 16, au lieu de : *le grand humoriste,* lire : *le grand humaniste.*

TABLE DES ILLUSTRATIONS

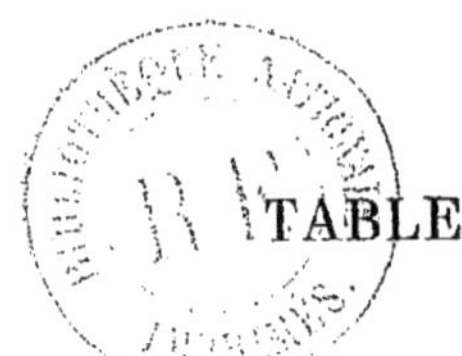

ÉCOLE NORMALE SUPÉRIEURE

FACULTÉ DE DROIT

FACULTÉ DE MÉDECINE

ÉCOLE SUPÉRIEURE DE PHARMACIE

COLLÈGE DE FRANCE

MUSÉUM D'HISTOIRE NATURELLE

ÉCOLE DES HAUTES ÉTUDES

ÉCOLE DES LANGUES ORIENTALES

ÉCOLE DES CHARTES

ÉCOLE DU LOUVRE

TABLE DES MATIÈRES

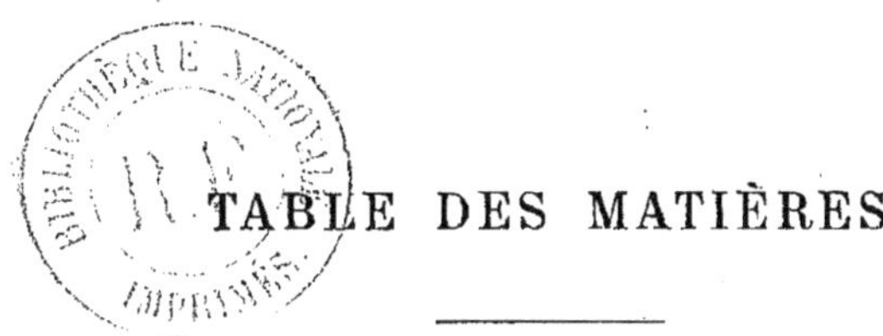

DEUXIÈME PARTIE

LES ÉTABLISSEMENTS D'ENSEIGNEMENT SUPÉRIEUR EN DEHORS DE L'UNIVERSITÉ

79 921. — Imprimerie LAHURE, 9, rue de Fleurus, à Paris.

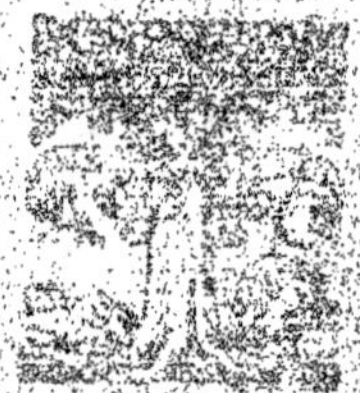

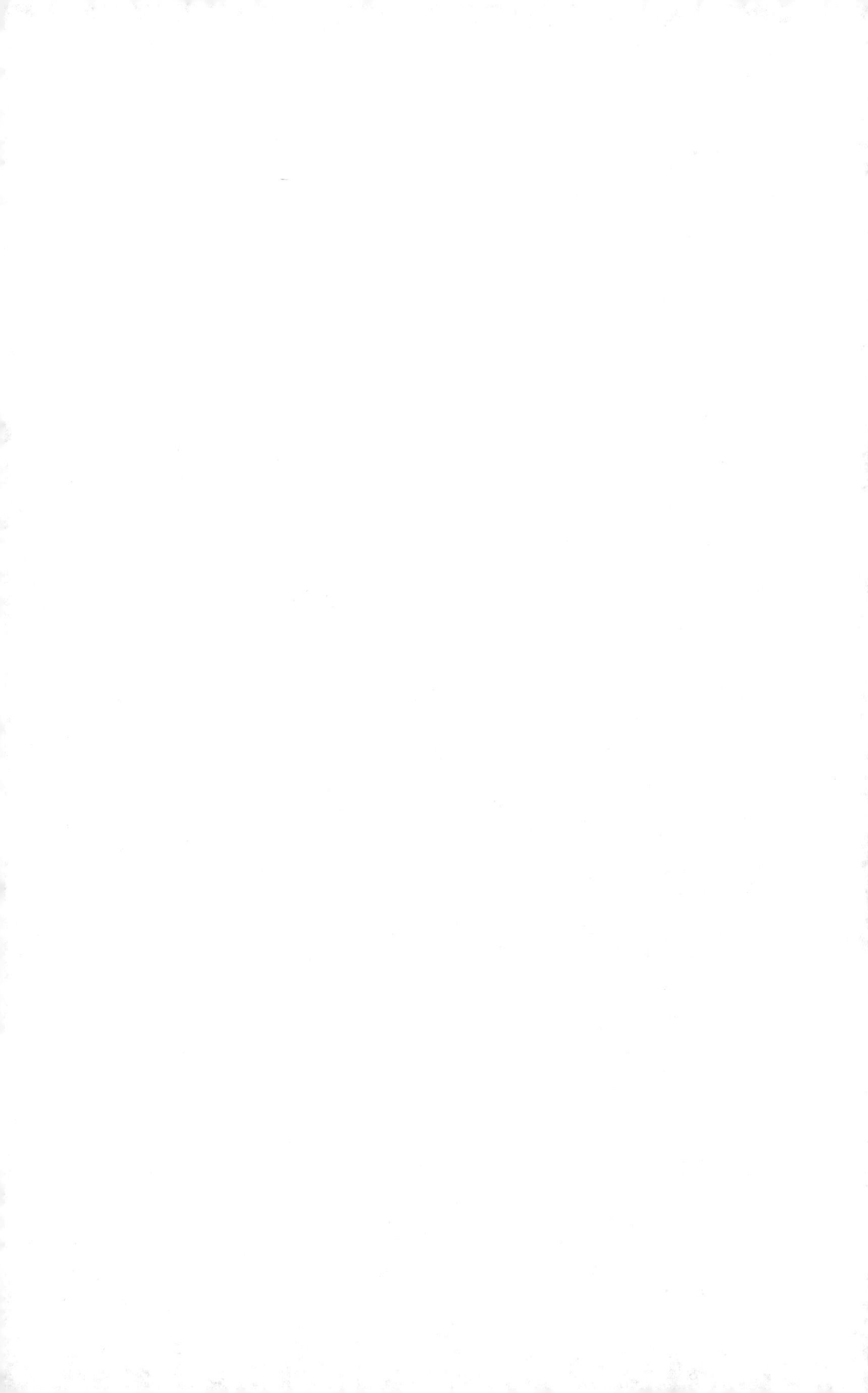